U0142323

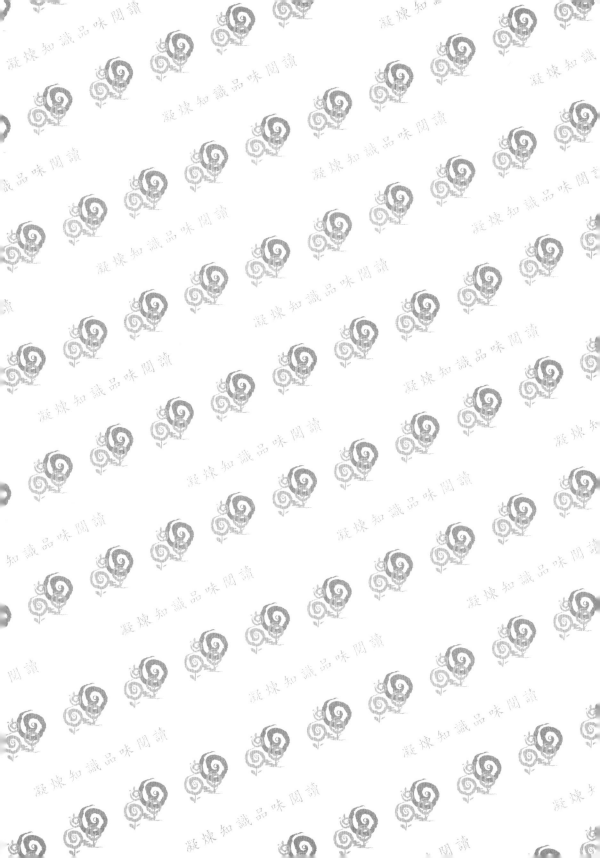

老年醫學

Geriatric Medicine

謝瀛華　總校閱

謝瀛華／高明見／林忠順／李汝禮／陳永煌／林芳仁／洪啟文／村上理美／
馬兆強／張瓊文／張瑞欽／方廣恆／陳柏臣／蘇修達／陳建翰／詹曉雯　等著

五南圖書出版公司 印行

特別感謝

曾淑娟、林敬恩、蕭如雅、黃小鳳、

胡瑞貞、蘇芳萱、賴柏佑、陳治宇、黃姚睿、

蔡明智及所有編輯與製作成員。

總校閱序

　　臺灣隨著時代變遷，科技的發展，老化速度超越日本，成為亞洲之冠。根據資策會 MIC 的推估，臺灣至 2020 年時，老年人口占總人口比例將達到 16.2%，推估至 2050 年則邁入超高齡社會，老年人口占總人口比例將倍速成長至 35.9%。在醫學進步、專科化的同時，興起了強調對老年醫學的研究，也包含與國家、社會、文化等不同面向的議題。而老年醫學更是所有醫護人員必須認識學習的一門核心醫學。本書以系統性的方式編寫，強調整合性與實用性。全書共五篇 28 章，包括：如何認識老年人、老年人與社會、老年人的飲食與營養、老年人的健康促進與疾病預防、居家照護，以及分項敘述老年人的常見疾病等。此書希裨於國內醫師、護理和醫事人員、社會工作人員及全體民眾更了解老年醫學，促進老年人身心靈與社會的健康。

　　我們知道臺灣國民壽命延長，從國家政府醫藥政策、健保制度，各層級醫療院所及醫療相關單位，到一般的家庭，都面對老化問題給予我們新的困難與挑戰。對醫界同仁這也是新興不斷進步的一門科學，與過往學生時期在醫學院、公衛學院的授課過程裡不同。而目前刊載於報章雜誌上的老年相關健康議題，其幅度不見完備，內容也未必適用，所以為了給予醫療界同仁一個整體而完整的老年醫學概念而特撰此書，希望能推動臺灣老年醫學上的發展，在未來給予臺灣年長者更完善的醫療照顧。

　　本書動員了二、三十位醫界同仁，群策群力，集思廣益，引用最近的期刊和文獻，參考臺灣老年醫學的發展現況，再由八位教授修改潤稿而成

的智慧結晶，文思獨到，創意有見地，是值得醫界和民眾仔細閱讀的一本家用好書。

再者，美國疾病控制中心（CDC）在 2011 年到來時再次提醒，有 50% 的疾病與生活方式息息相關。如何在癌症威脅，慢性病併發症日益嚴重，以及生活壓力越來越大的潛在危機下，經營身心的健康，追求長壽的健康、防癌抗老的新策略，已是每個現代人防老最關切的問題。畢竟，在未來醫治病人的重心，不再埋首於實驗室或開刀房中研究，而是從改變人們的生活方式著手。得到了全世界，卻喪失了自己的生命，還有什麼意義呢？「身心經營」和「養生防癌」，比起「生涯規劃」和「個人理財」，更顯得不可或缺。追求健康和長壽，必須掌握「多蔬果、少油脂」的原則，擬定適合自己的藍海策略，並確實履行在每天的生活方式中。

舉例來說，老人醫學的基礎結論，包括氧化損傷的機轉是不成對的電子或原子，是老化的元兇，會損害體內細胞、破壞免疫系統及導致感染與各種退化病變。可由飲食中攝取天然的抗氧化劑，例如：SOD 和維他命 ACE 及硒、鋅等，以協助體內清除過多廢物。

抗老就是防癌，惡性腫瘤的發生及發展是有一定特點的，亦即「早期慢，後期快」，最後形成「暴崩」狀態，癌症便油然而生了，多半都是早期慢慢累積危險因子，等到危險因子累積足夠量，身體免疫力無法承受癌細胞的統治時，往往也才發現身體的不適，到發現時也都是後期的狀態了，因此後續的抗癌就更為棘手了，故先了解癌症的特性，再依據其弱點，去修理它。

癌症的新生血管作用（Angiogenesis）令人恐懼，因為當它儲存的能量夠大時，會由新生血管擴大勢力，吸取正常細胞血管內的養分，使自己茁壯，讓正常細胞營養不良，導致正常細胞凋亡（Apoptosis），當癌症細胞的勢力足以從一個器官跨越到另一個器官時，也就開始出現癌細胞轉移的

現象了。對於它們的這些特性，人們也擬出一套對抗癌症的策略。目前癌症治療方式不外乎腫瘤放射治療、化學治療或外科的切除療法，免疫療法正逐漸受到重視。

許多研究顯示，養生防癌的飲食原則就是「少煙燻、低脂肪、高纖維、多蔬果」的特點。主要糧食多樣，粗細糧兼吃，少食用動物性脂肪。長壽老人喜歡吃黃豆及豆製品，每天都要進食大量新鮮蔬菜。這種飲食特徵，基本上符合老年人的營養要求，對防癌抗老和延年益壽極有裨益。

現代科學技術和老年醫學的發展，使人類已經可以期望透過先進的醫學技術來延遲人的衰老過程，以延長壽命。抗衰老方法的探索，包括：控制體細胞的衰老、控制免疫功能的衰老、降低體溫、抗老藥物、人體冷凍技術及遺傳工程的研究等方面。此外，隨著防癌保健的全球策略，和改變生活方式有關養生領域的進展，人類的平均壽命還將會有較明顯的提升。積極做好飲食防癌、避免致癌劑的汙染，是老人醫學的核心知識，本書均有提到相關重點，值得大家細細閱讀，共同為國內老年醫學領域一起努力耕耘。

臺北醫學大學萬芳醫院老人醫學科主任

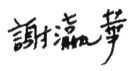

目錄

第一篇

老年人

第一章　序論

　　臺灣隨著時代變遷，科技的發展，老化速度超越日本，成為亞洲之冠。根據資策會 MIC 的推估，臺灣至 2020 年時，老年人口占總人口比例將達到 16.2%，推估至 2050 年則邁入超高齡社會，老年人口占總人口比例將倍速成長至 35.9%。在醫學進步、專科化的同時，興起了強調對老年醫學的研究，也包含與國家、社會、文化等不同面向的議題。而老年醫學更是所有醫護人員必須認識學習的一門核心醫學。本書以系統性的方式編寫，強調整合性與實用性。全書共五篇 23 章，包括如何認識老年人、老年人與社會、老年人的飲食與營養、老年人的健康促進與疾病預防、居家照護，以及分項敘述老年人的常見疾病等。此書希裨於國內醫師、護理和醫事人員、社會工作人員及全體民眾更了解老年醫學，促進老年人身心靈與社會的健康。

　　我們知道台灣國民壽命延長，從國家政府醫藥政策、健保制度，各層級醫療院所及醫療相關單位，到一般的家庭，都面對老化問題給予我們新的困難與挑戰。對醫界同仁這也是新興不斷進步的一門科學，與過往學生時期在醫學院，公衛學院的授課過程裡不同。而目前刊載於報章雜誌上的老年相關健康議題，其幅度不見完備，內容也不正確適用，所以為了給予醫療界同仁一個整體而完整的老年醫學概念所以特撰此書，希望能推動台灣老年醫學上的發展，在未來給予台灣年長者更完善的醫療照顧。

第二章　如何著手評估一位老年患者

學習目標

當閱讀完這個章節之後，我們將會學習到：

1. 各類病史與身體檢查並分辨老年人與年輕人評估上的差異。
2. 克服老年人照護的問題。
3. 老年病人在臨床照護上的差異。

前言

對於患有多項疾病的老年病人，醫師的評估與治療時間都會延長。因為醫師必須先將病人依問題分類後再做進一步的評估，因此對於初診病人較為耗時。依下面所述的步驟問診，可以減輕雙方的焦慮並節省時間。

看診前，診間的其他工作人員也可以藉由問卷及病人過去的疾病史提供醫師更多資訊。好的治療包括充分告知病情與衛教資訊。對於新病人來說，適合的診察時間是一小時，而回診追蹤的病人平均診察時間大約是 30 分鐘。

完整的家庭訪問可以對病人日常生活提供很有價值的資訊，例如：病人的生活環境、營養、藥物與服藥情形、社交互動、家庭照護等；為特殊的族群提供團隊照護與治療有助於提升整體社會健康、維持生活機能，並可減少醫療資源的浪費。

照護機構

門診診間

　　老年病人通常需要舒適而安全的看診空間，而且老年人常患有自律神經失調，在太冷或太熱的環境中都很容易感到不適，因此診間通常維持在24度左右，而明亮的光線對於醫師的診察有所幫助，也幫助眼力退化的老年人看清楚醫師的表情與指示。聽力減退（超過50%的老年病人都有這樣的問題）會影響醫病溝通，高音頻聽覺喪失的老人家即使在安靜的環境中仍可能聽不清楚，這時候用較低的頻率說話有助於溝通，正面面對病人也可以方便病人辨認唇形。

　　此外，務必請病人攜帶眼鏡、假牙、助聽器等前來看診，還有稍高的診察椅與有扶手的診察床有助於老年病人移動，至於門簾或窗簾則不要低於病人的腳踝，以免引起病人跌倒。

急性病房或安養中心

　　對於正在住院或住在安養中心的老人而言，病床通常是醫師診察並實施治療的地方。因為病人通常需要臥床，所以老年人的需求和一般人沒有太大的不同，主要還是以安全和舒適為主，設施設置重點和門診相同。診察時盡量維持病人的隱私，例如拉起門簾或要求同房的病友暫時離開。在安養中心裡，則須注意無論是在診療室或公眾的生活空間，都須維持病人一定程度的隱私。

病史

　　雖說快速的發現病人的需求並予以解決是十分重要的，但問診太快而讓疑似失智或基本病歷不完整的病人離開診間是不智的行為。問診時最好

從人、事、時、地、物等方面開始進行，有助於快速了解病人的心智、精神狀態及病人口述資訊的可信度。即使面對長期患有嚴重疾病的病人，詢問目前的病況仍可提供十分有用的資訊。

　　不論病人是否神智異常，他們通常由家人陪伴前來看診。永遠要記得問病人是否需要單獨看診，並且絕對尊重他們的要求。也許不少病人會覺得有親朋好友陪同比較自在，不過把選擇權留給病人是對他們的尊重。比較好的方法，是由同來的親友陪同病人進行問診和身體檢查，但保留少許時間給病人單獨和醫師討論其本身的問題及期待，這時候病人也會告訴醫師某些不願意透漏的隱私。如果有親友陪同問診，要由病人自己回答所有的問題，親友只擔任補充或確認的角色，萬一病人有某程度的認知障礙，家人或過去病歷可加以補充。

　　老年病人的主訴很少是單純的，他們時常患有多種疾病，可能同時出現不同的症狀和主訴。因此，傳統的病歷寫作格式會花很多時間，甚至讓醫師感到挫折，最好將病人目前的問題列舉出清單，並寫明接受過的治療與近期病況。面對初診病人，應為他們建立完整的病史資料；問診時盡量使用開放式問答，例如：最近最影響他日常生活的問題是什麼。開放式問答通常可以很快地讓病人和醫師進入問題核心。

　　一般病人的疾病通常較為單純，即使有許多南轅北轍的症狀，也可能可以找到一個單一的疾病來解釋所有的問題。但不要預設這種情況會發生在老人家身上。他們通常擁有多種疾病及其伴隨的多種症狀需要被仔細的診斷並給予治療。

　　詳細的詢問並記錄病人所服用的醫師處方或非處方藥物是非常重要的。老年人可能因為接受多位醫師診治，服用雙倍藥量、重複用藥，甚至是服用藥性相互衝突的藥物。病人服用的所有藥物，包含：補品、草藥、維他命、瀉劑、安眠藥、感冒藥等，最好請病人都一併帶到診間（此外，

有關食物及維他命、補品的攝取等資訊也要特別詢問）。許多病人自行採用某些替代療法卻忘記告訴醫師，而醫師也可能因此忽略未列在病人處方箋上的藥物。應把所有藥物的清單列出，並且詢問病人服藥的劑量、頻率與藥物的適應症。藥囑最好三個月更新一次。另外，肺炎鏈球菌、流行性感冒或破傷風等疫苗的施打也可以當作是用藥紀錄的一部分。

在病房內，病人服用的每一項藥品都應該標示警告標語。毒性累積常發生在病人沒有依照醫師指示服藥的時候。而在安養機構，則需特別注意病人是否多吃了不必要的藥品。他們可能因為先前的感染或其他原因而使用某些鎮靜劑、抗憂鬱劑、利尿劑、抗生素或抗心律不整等藥品，出院後卻沒有停藥。所以每三個月確認病人使用的藥物或在病人出院後重新開立處方是很重要的。

建構一個完整的社區病人照顧架構，需要考慮病人平日的社交狀況，了解是否已經有任何人事物可以在病人生病時提供幫助居家訪問可以提供有效的幫助，了解病人家中的樓梯、地毯、門檻、火源或衛浴設備等設施可能造成的危險和傷害。讓病況穩定的病人居家休養，可以滿足病人對家庭的渴望並節省醫療資源。社交狀況對於病人的生活機能與預後都是很重要的一環，因此，臨床醫師宜審慎評估病人的社交網絡並建議病人多與外界交流互動，例如鼓勵老人家多參與社區活動中心提供的各式活動，不僅可以減少孤獨感，增加社會互動，且可提升生活機能。

即使許多老人都可以得到充足的營養，營養不良或過剩的情形，在老人族群中的比例仍高，特別是老人家可能因為慢性疾病直接或間接影響營養吸收，而造成營養不良。患有口腔或腸胃道疾病、服用影響食慾的藥物、患有系統性疾病，或精神病人者都需要特別注意。詢問一些簡單的問題，例如：近期飲食狀況、體重變化、購買食物的數量和頻率，就可以篩選出可能有問題的病人。此外也可詢問其他問題，例如病人有沒有刻意減

肥、是否患有飲食性疾患等。血清白蛋白的量是可以用來評估病人過去三個月的營養狀況，並且和病人死亡率有關。白蛋白指數則是用來評估病人近二十天的營養狀況。詢問病人是否有抽菸、喝酒、嚼檳榔等，也是營養紀錄的一部分。適度介入並建議病人減量或戒斷是很重要的。

　　一般而言，老年人仍有性行為能力，除非他們找不到伴侶、罹患降低性慾的疾病、性交疼痛等情形，不然性行為能力還是應列入評估項目。醫師說話的方式會影響雙方討論性行為的態度。一些簡單的開放性問題，例如：談談你的性生活吧、你對你的性生活滿意嗎，可以鼓勵病人提供更多資訊。

　　要評估病人的生活機能，可以詢問病人日常生活對他人的依賴程度。簡單的動作像是上床、穿衣、購物、煮飯等。如果有問題，就要進一步評估日常活動量表（Activities of daily living），包括：行為、盥洗、上下床、上廁所、大小便是否失禁、穿衣、衛生、飲食等。其他像是視力、聽力、大小便、情緒控制等問題也應注意，並且持續追蹤。

　　了解病人對於醫療照護的認知是有其必要的，包括病人對於科技介入以延長生命的信任度，什麼樣的生活品質才讓他覺得值得活下去。重點式的討論、立下生活的意向，或是為病人指定醫療和法定代理人，都是幫助病人的方法，尤其是那些因疾病限制而無法參與決定者。

老人症候群

　　一位 85 歲患有心臟病的胡老先生因為跌倒造成腳扭傷，來到門診做進一步的檢查。詳細詢問以後發現老人家最近一個多月來都有陣發性眩暈的問題，受傷當天因為上完廁所起身後突然感覺到一陣暈眩，重心不穩就跌倒了。評估胡先生的病史以後才發現胡先生不只有心臟病，還有高血壓及糖尿病，目前合併多種藥物在使用。跌倒當時可能是因為心臟功能不佳，

加上快速變換姿勢所引發的姿勢性低血壓，使得腦部血液供應量不足造成的眩暈所導致。胡老先生的情況其實正符合「老年症候群」的症狀。

　　近幾年來在台灣的出生率一直沒有顯著上升的情況下，相對的老年人口也逐年增加。以聯合國的定義來說，一個國家如果有 7% 以上的人超過 65 歲，即進入老化社會。而當 65 歲以上老年人口比率達 14%，則進入老年社會。而台灣早在民國 83 年時老年人的比率就超過 7%，且預計在民國 120 年時台灣的老年人口比例將會達到 20%，相當於 530 萬人之多。相較於世界上其他的國家，台灣極有可能成為世界上老年人口增加最快速的國家之一。如何面對快速老年化的社會，成為台灣醫療體系的一大挑戰。

　　在照護老年人口上，醫療機構面對了許多的問題。例如慢性疾病患者人數持續增加，也相增加了用藥的種類與數量，進一步造成更多的藥物副作用及交互作用。此外，老年人口不只在身體機能上退化，感官與心智功能同時也跟著退化，增加了醫囑遵從性與藥物使用安全性的困擾。在同樣的疾病方面，老年人的症狀往往跟年輕人不太一樣。老年人患病時，常見全身性症狀特徵，例如，受到感染時有時並不是以發燒來表現，而是以胃口不佳、體重下降、虛弱、呼吸加快、心跳加速等等，很多時候會提升診斷上的困難度，造成預後不佳。因此認識「老年症候群」是老年醫學領域中重要的核心之一。

初步診斷

　　所謂的老年症候群，指的是因為許多因素的健康狀況如生理老化再加上原本的罹病狀況發生在同一個老年人身上，累積造成多重器官系統的功能受損，而造成個人不易應對所遭受的生理及心理挑戰。美國老年醫學會指出，常見的老年症候群的症狀有：行動力減損與步態不良、暈眩、骨質疏鬆、憂鬱、失智、譫妄、多重用藥、失禁、壓瘡、跌倒、衰弱、體重減輕、睡眠問題、感官功能改變等。當老年症候群的出現時，常會發現背後

隱藏著許多的問題，包括身體、心理或是照護等。如果上述的症狀有出現其中一項，可以針對該症狀找專科的醫師診治，但如果有兩個症狀以上，就建議找老年醫學科看診。

由於老年疾病常常是多重疾病或是潛隱性疾病，加上老人家有時會隱瞞症狀或是表達能力不如一般成年人，很多時候會歸因於老化，等到病況嚴重才有症狀出現。因此國內的老年醫學專家提出了一套老人照護的方向：首先是要養成定期檢查的習慣。衛福部國健署目前有針對65歲以上的成人每年做一次免費的健康檢查，包含一般理學檢查、實驗室檢查、健康諮詢、服藥史、憂鬱檢測等。而已有慢性疾病的患者更應定期門診追蹤，並且視情況做必要之檢查。此外也要注意用藥的安全，除了按照醫囑服用藥物外，如果有多個科別及多院所的用藥，應請教醫師加以整合。才不會發生重複用藥的狀況。另外家人或照顧者也應該要協助患者正確的用藥，以防發生忘記服藥或是重複吃藥的情況。還有一個值得注意的是，許多老人家喜歡自電台購買及服用來路不明的健康食品甚至藥物，有可能造成身體器官的傷害，應該加以避免。如果家人在照顧方面有困難，可以向相關單位詢問是否有相關的社區資源協助家中老人照顧的問題，如老人日間照顧中心、居家照護等。

事實上老年症候群中有一個值得關注的議題，即為本文最開始胡先生之案例中所提到的「老年眩暈症」。老人家約有九成有頭暈的經驗，有人幾乎天天發作，嚴重影響日常的生活作息而使情緒低落。常見症狀為頭暈、看東西天旋地轉、行走不穩、頭重腳輕，或伴有惡心、耳鳴、眼花、出汗等。老人家的頭暈常與老化的相關疾病有關，如白內障、老花眼、聽覺器官退化、關節疾病致平衡失調等。加上老年患者原有的慢性疾病如高血壓、糖尿病、心臟病與腦中風等，都會使老年人頭暈或眩暈的機會增加。而老年人暈眩主要分為兩類：一個是周邊型的暈眩，如良性陣發性眩暈、梅尼爾氏病、前庭神經炎等。此類的眩暈是由內耳神經所引起的不平

衡，通常是因為年紀增長造成生理平衡系統較不敏銳所導致。另一個則為中樞型的暈眩，此類多為後大腦動脈血液供應量不足所造成，如腦幹缺血、偏頭痛等。發生的原因有可能是因為心臟血管所引起的血液輸出不足、心肌梗塞或缺氧造成。此外，姿勢性低血壓或是貧血，甚至較嚴重的疾病如感染或是腦部腫瘤等也都有可能造成眩暈。而且部分老年人的眩暈並不是單一病因所引起的，常會有多個病因同時存在。所以建議老年人一旦發生眩暈，就應該及時到醫療院所就診查明原因。

如果家中有老人家是因為老化而造成的慢性眩暈，照護者要特別注意跌倒的預防。跌倒為老人死亡的高風險因子，而且大部分的跌倒發生在浴室、臥室和廚房。因此適當的輔具使用如拐杖、助行器等，與居家無障礙空間（防滑地板與走廊扶手）的規劃可以有效的減少跌倒之風險。且建議老人家在起身時，要放慢動作，大約停留 10 到 20 秒再開始走路，避免快速變換姿勢而導致暈眩。

其實只要身邊的的人多加關心，老年症候群並不可怕。很多嚴重的後果往往是因為忽略而造成的。照顧老年人，除了需要愛心與耐心之外，更要有相當的同理心。老人家因為視力與聽力的減退，常會造成溝通上的困難。另外，肌力與關節退化也常會造成行動上的不便，這些都需要照顧者細心與用心的觀察來發覺問題之所在。

理學檢查

整體外觀表現

老年病人的整體外觀，包括：所有重要的特徵、活動力、顯著表現年紀的表徵，或是任何臨床問題（例如：尿液和糞便的氣味、受虐的痕跡、忽略、貧困、衛生和裝扮）都值得注意。觀察病人要花多少時間、需要多少協助去進行理學檢查，就已經是個評估生活功能的好方法。

生命徵候

　　生命徵候並不會隨年齡改變，低體溫可以說是相當常見，所以準確且易判讀的溫度計是必備的，尤其是在急診室或是冬季。測量血壓應該要在病人平躺休息至少十分鐘後進行，然後請他站起來三分鐘後再測量一次。直立式低血壓定義為收縮壓下降 20mmHg，或是任何幅度的下降伴隨典型的症狀。急性中等程度的失血時，以姿勢性的低血壓來評估低血容積的發生，雖然有不錯的特異性，不過敏感度並不好。由於老年人對於血壓反射的鈍化，以站立時的心跳加速來評估老年人容積是否充足並不可靠。

　　即使在年紀很大的病人身上，若呼吸速率每分鐘超過 25 次，則可能是下呼吸道感染或是阻塞性肺病的徵象。體重是評估老年病人營養不良最可靠的依據，所以我們應詳加記錄並比較前後的差異。疼痛現在被視為第五個重要的生命徵候，記錄時統一以 0～10 分的疼痛分數紀錄。

皮膚

　　隨著年齡增長皮膚會出現許多變化，包括脫水、變薄、失去彈性等。日晒和吸菸所造成的皺紋往往比老化來得更明顯。許多增生的病灶無論良性或惡性，與日光的曝晒都有很密切的關係。所以無論基底細胞、鱗狀細胞或是黑色素細胞的癌化，最常出現在和日光接觸的區域。因為皮膚的老化、腫脹並不一定代表水分過多。身上所有的皮膚都需要檢查，注意有無壓瘡或是瘀血紫斑、皮下出血，除了可能的創傷外，也不排除可能有受虐的情形。

頭頸部

　　頭頸部要仔細檢查日光曝晒區域是否有惡性的病灶。要特別注意大於兩公分的頸部淋巴結是否有惡性徵兆。聽診注意是否有頸動脈雜音

（Bruit），這可能代表著頸動脈血管狹窄的情形亦表示有冠狀動脈疾病和對側大腦的中風的高風險存在。

視力和聽力

視力和聽力的篩檢是必要的，因為老年人的視力和聽力缺損是極為常見的。臨床上使用拿在眼前 14 吋做檢測的口袋視力表，往往比掛在牆上的視力表來得實用。在耳邊輕聲細語可以與音響儀達到同樣的敏感度，不過機器測量還是較為客觀，而且可精準的比較變化情形。在發現聽力缺損時，使用耳鏡去評估外耳道和鼓膜是必要的，清除阻塞的耳垢常常能夠很快的解決問題。

口腔檢查

口腔的檢查包括了牙齒、牙齦和假牙造成的潰瘍，評估口腔癌是必要的，檢查時要將假牙取出後仔細視診和觸診。紅色無痛的病灶是惡性口腔癌最早期可見的表現，若其持續存在兩個禮拜以上，就要進行切片檢查。口腔癌好發於長期抽菸、飲酒，或是口腔衛生習慣不良的族群。

乳房檢查

老年女性由於脂肪減少，所以乳房組織和腫瘤相對容易由觸診來發現。常規性的乳房攝影篩檢應每年或每兩年進行一次，持續到決定不治療腫瘤為止；乳癌的發生率在 85 歲以前，隨年齡增長而上升，不過治療的成效並沒有證據顯示會因年紀而下降。目前對於乳癌篩檢的建議是 69 歲前每年都做乳房攝影，不過也有人主張應將年齡上修到 74 或 79 歲，甚至是取消年齡上限。單單根據年齡去決定篩檢與否，依舊有許多爭議。在進行任何檢查前，無論如何都應該了解如何去應用檢查結果，以得到最好的治療效果。

心肺檢查

在檢查老年病人的肺部時要特別注意囉音，而肺部塌陷時細微的爆裂音是最常見的徵象，此外還要考慮是否有肺炎、肺積水的可能。老年人的心臟檢查方面就須特別注意一些重點，如常出現無症狀的心房或是心室的期外收縮。S4 心音在沒有心臟病的老年人身上也很常被聽到，S3 心音則是和鬱血性心衰竭有很大的關連性。S2 心音在主動脈區域減弱、脈搏壓區間變窄、頸動脈充血量下降都指向主動脈狹窄，不過這些徵象很可能都觀察不到或是被錯估。現在認為主動脈狹窄會增加心肌梗塞、心衰竭、中風的風險。

腹部和直腸檢查

糞便嵌塞在老年人體內亦相當常見，無論有無抱怨便秘的問題，病人都應接受適當的方法幫助排便。排便或排尿的失禁應該是相當容易被發現的，如果病人有長期膀胱過脹的情形，更要懷疑有失禁的問題。肛門指診除了用來篩檢攝護腺癌外，也可發現鈣化和過度增生等情形，良性的病灶比惡性的要來得多。良性的腺體增生和尿道阻塞以及慢性攝護腺病症其實沒有太大關係，腺體前方侵犯到尿道才會引起症狀，但是利用指診能夠評估的只有後外側的部分。藉由檢測糞便潛血來篩檢結腸癌，其改善死亡率在各年齡層都已經被證實。

肌肉骨骼檢查

老年人常抱怨肌肉骨骼問題，藉由一些簡單的檢查就可以發現他們功能上的限制。要求病人用手去摸自己的後腦勺，或是試著拿起湯匙，都是評估上肢的好方法。要求坐著的病人站起來往前走三公尺，然後轉身再走回原來的地方坐下，行走時要求每一步腳都要離開地面，這樣的測驗甚至比標準的神經肌肉檢查更能預測功能性的障礙。當問題被發現之後，要進

行更仔細的評估，也包括了物理治療師的介入治療。

骨盆檢查

　　萎縮性陰道炎伴隨尿失禁、搔癢或是性交疼痛等是非常容易治療的病症，治療的成果也都令人相當滿意。停經十年以上的婦女有明顯可觸摸到的子宮或卵巢，可能要考慮病理性的變化，最常見的是腫瘤。年齡超過 50 歲若發現任何的附屬器官腫塊，都要視爲惡性病灶，直到病理報告得到證實。如果臥姿會讓患有關節炎或是身體虛弱的婦女感到不適，那麼側躺配合膝蓋彎曲也是可以進行內診和抹片採樣的。受虐的徵象有時候也許只有在進行骨盆檢查時才可以發現。

神經檢查

　　神經檢查異常可依照兩項標準來分類：1. 可歸因於某種疾病或是獨立的異常；2. 是否隨年紀增長而更爲常見。若是找不到可能的疾病，且異常的情形在年長者身上相當普遍，那麼就可以定義爲神經系統的老化。若是沒有發現疾病，這種神經學的異常又不隨年齡增長而增加，那麼可能和老化無關，而是由個人的變異性所造成，常見的情形包括異常的變化發生在 65 歲以前，加上缺少明顯的惡化。

　　由於老年人神經學的異常和疾病並沒有很高的相關性，所以對於任何檢查的結果要更仔細去評估其代表的意義。出現原始反射被當作辨別失智症或是帕金森氏症的依據，可是在被排除罹患上述疾病的老年人中也有一定比例會出現那些徵象，所以很難把它當作診斷的參考。腳踝反射在許多相對健康的老年人身上也不會出現，也許是比較難引發而已，又或者是因爲操作者的技術和使用工具不良使然，基本上反射的消失無法單單歸因於老化的結果。

結論

　　我們身體功能會隨著年齡增加而退化，但事實上自然的老化卻不會影響個人日常生活活動。所以許多以前認為可能是老化的症狀，結果其實是某些疾病的早期表現。老年人症狀較非典型，而且老年人會因心智問題或其他精神疾病而無法適當表達描述症狀，加上若照顧者不注意等，結果會導致治療延誤。我們在一開始評估老年人時，有別於一般人，其重點應該著重老年人的日常生活功能、身體、心理、社交、居家環境等多方面完整的評估。並運用簡便的篩檢方法，得到充足及有效的資訊，經由整個醫療團隊的討論，用以執行後續的醫療計畫，並持續追蹤成效，希望能由系統性的評估與治療，使老年照顧更加完善。

參考文獻

1. William; Blass, John; Halter, Jeffrey; Ouslander, Josep Hazzard: Principles of geriatric medicine and gerontology. Fifth edition New York: McGraw-Hill, 2003, 95-110.

2. Karl EM, Robert GZ, John BS: The geriatric patient: a systemic approach to maintaining health. Am Fam Physician, 2000; 61: 1089-104.

3. Joseph J. Gallo, Terry Fulmer, Gregory. J. Ph. D Handbook of Geriatric assessment, Fourth Edition, 2006.

4. Robert Kane, Joseph Ouslander and Itmar Abrass Essentials of Clinical Geriatrics: sixth edition. 6th Edition, Sep 2009.

5. Cathy Jo Cress. Hand book of Geriatric Care Management, 2nd Edition, 25-42.

第二篇

老年人自然生理上的改變與營養

第三章　老年人在生理上的改變

學習目標

當閱讀完這個章節之後，我們將會學習到：

1. 目前各種的老化機制學說。

2. 老年人在生理學重要的觀念。

3. 老年人在生理上的改變。

前言

老化是一種亙古不變的自然定律，為何人類會老化，老化的原因是什麼？綜觀來看，目前常見的老化學觀點，分為：生物學觀點（基因說理論、免疫論）及非生物學觀點。非生物學觀點，包含：環境觀點（物理、化學刺激之老化理論）、心理學觀點（人格發展理論）、社會學觀點（退隱理論、活躍理論、角色理論）等。而在生物學觀點上分為兩大理論派別：結構損害理論（The structured damage theories）和已計畫性的器官退化理論（The programmed obsolescence theories）。以下介紹生物學上的兩大理論及非生物學上的社會學理論，及常見造成老化的相關因子。

生物學理論

結構損害理論（The structured damage theories）

細胞長時間累積下來，而失去應有之功能及產生故障，最後導致細胞損害死亡。下面有幾個較為普遍的理論來說明這種現象：

耗損理論（Wear and Tear Theory）

　　如同它字面上的意思，人類的身體就像機器一樣，隨著時間的消逝，會因為不斷的使用而逐漸耗損。像是退化性關節炎，關節軟骨因為長期耗損而退化最後不堪使用。

粒線體傷害理論（Mitochondrial Damage Theory）

　　身體因為暴露在外來的各種刺激物之下（例如：太陽輻射及化學物質刺激），經由這些刺激易造成染色體的傷害。而長年的變性傷害造成細胞本身完整性的缺損，其結果就造成身體在老年期細胞突變而老化的原因。

錯誤累積理論（Error Accumulation Theory）

　　細胞在不斷的複製更新過程當中，偶而會出現些複製上的錯誤，雖然大部分的時候都會被細胞複製的驗證程序發現，但是還是會有錯誤的漏失，而這些微小的錯誤，經過長時間的累積造成細胞本身完整性的傷害，於是就造成老化的結果。

自體免疫理論（Autoimmune Theory）

　　人體老化現象的產生，可以歸因於人體內部預定的免疫系統機能的衰退。這個理論主張老化是由於體內免疫系統隨著時間的演變而產生錯亂，因此除了對於外來物（蛋白質、細菌和病毒）產生免疫反應，也會開始製造攻擊自己身體組織的抗體。而這樣的說法也就能解釋，像癌症、糖尿病及自體免疫疾病等，會隨著年齡的增長而發生率會逐漸地增加。

自由基理論（Free-Radical Theory）

　　自由基為帶著不成對電子的原子、離子或分子。自由基是自然地存在人體內。在新陳代謝時，因氧化反應而產生出自由基，並不是所有自由基都有害，像是一氧化氮有益於心血管，能降低膽固醇，並能消滅腫瘤細胞。但是不正常或過多的自由基會傷害人體細胞膜、蛋白質、DNA等，長期會導致身體器官老化及疾病產生。

已計畫性的器官退化理論（The programmed obsolescence theories）

老化在這個理論中被視爲預先設定下的模式，也就是說每個物種都有其專屬的生物時鐘，決定該物種的最長的壽命及器官受損老化的速率。最能解釋此現象的是染色體理論（Telomere Theory），動物的老化與染色體複製時減少的端粒體有關。每當細胞分裂或重新複製新生的細胞時，因爲DNA 複製機轉的緣故，每次的過程都會造成端粒體不斷的減少，直到無法再維持細胞的正常分裂時，其結果就是該組織細胞的老化與死亡。平時端粒體的存在有維持染色體穩定的功能，所以一旦缺乏便會造成組織細胞正常的運作與分裂，而正常的組織細胞的運作一旦受到干擾，可以想見就會造成個體的老化與衰敗。

非生物學理論

社會疏離理論（Social Disengagement Theory）

這個理論主張年老的個體與社會漸行漸遠是一種正常的、適當的對雙方面都有益處的過程。疏離理論最早由 Elaine Cumming 與 William Henry 兩位學者所提出，在老人學的範疇中也廣爲人知，但是同時也招來很多批評。

這兩位學者的研究原始資料源自於一群堪薩斯州的老人，樣本數並不多，而其研究的結果指出老人會從其在人類社會中的角色逐漸變得超然，慢慢變成過著隱居的生活，然而這樣的「疏離」並不單純全來自於老化（aging）的關係。

社會活動理論（Social Activity Theory）

與疏離理論相反，這個理論主張老人會有更多的活動並享受他們的生活，也懂得如何過好日子從生活中得到滿足與快樂。這個觀點已經有很長一段的歷史，老人必須靠著持續參與社會活動來得到生活的延續。而到了

現在，就是廣為人知的活動理論（Activity Theory）。然而就像是前面提過的疏離理論一樣，對於某些人的心理情況是無法合理的解釋的，更多的情況下，這與每個人不同的生長生活環境，還有人格特質顯然有更明顯的影響。而根據活動理論所述，更好更多的社會活動是否就能有更好的老人生活也是令人質疑的地方。

社會繼續理論（Social Continuity Theory）

這個理論傾向於年老的人會去盡力維持他們年輕時的人格特質、興趣習慣與生活風格。社會繼續理論（Social Continuity Theory）指出在老年的生活中，老年人會慢慢適應並且知道如何把過去跟現在改變的生活達成連結，而越好的連結越能夠讓老年生活過得更加愉快。不論是社會疏離理論（Social Disengagement Theory）、社會活動理論（Social Activity Theory）、社會繼續理論（Social Continuity Theory），它們都是一種關於老年社會學的理論，解釋的範圍與情況各有所長，而非準則。

相關因子

動脈硬化（atherosclerosis）

血液中的膽固醇沉積在血管壁上造成粥狀動脈硬化。血管壁最內層是內皮細胞的，這個內皮細胞在正常狀態下，膽固醇並不會成粥狀積存在血管壁上。但如果內皮細胞剝落，則膽固醇或血小板會被包進去，而逐漸堆積起來。不僅如此，這時還會聚集巨噬細胞去收拾囤積在血管壁上的膽固醇。當血管發生動脈硬化，管腔會變得窄小，失去彈性，此即所謂的動脈硬化。若動脈硬化繼續下去，就會逐漸阻塞，使得氧氣或營養素無法順利運送。另一方面，也有證據顯示，動脈硬化少的人就能活得長久。根據日本病理學會的調查，100 歲以上的人其中只有 5～7% 有腦部血管栓塞，

而從他們死後的解剖可以知道，他們全身的動脈硬化情況都屬於輕微的程度。相反的，年紀輕輕就因爲腦中風或心臟病送醫的人，動脈硬化都比其他人來得嚴重。

高血壓（hypertension）

動脈硬化的形成過程中，會傷害內皮細胞並造成其剝落的最大因素就是高血壓，因高血壓造成動脈硬化，而使人類血管老化。

糖尿病（diabetes mellitus）

進食後血糖值會上升，這時候胰臟會分泌胰島素，提供對身體各部位細胞使用血糖時的協助。健康的人能順利完成這樣的過程，因此血糖值會在短時間內降到平常值。可是糖尿病的病人無法順利完成這個過程，血糖值始終保持在超標值，也就是說體內一直流動著高血糖的血液，會對血管壁造成傷害影響，進而導致動脈硬化。

對於老年人生理學重要的觀念

1. 許多與老化相關的改變歸因於功能逐漸的衰退，其實衰退現象從早期的成人階段就開始了，但由於大多數的器官系統都存有多餘能力；除非大量衰退，否則其功能不會有太嚴重的影響。
2. 大部分老年人的生理實驗室數值都應該是正常的。

老年人的生理改變

表 3-1　老年人在生理上的改變

項　目	型　態	功　能
整體	• 身高減低（椎間盤擠壓及脊椎歪斜造成的駝背） • 體重減輕（80 歲後） • 體脂肪比例增加 • 體液減少（水占體重比例下降） • 皺紋增加	• 活動功能下降，體力減退，容易發生脫水
皮膚	• 汗腺萎縮 • 皮脂線萎縮 • 皮膚各層變薄 • 局部黑色素細胞異常增生	• 皮膚變薄、變鬆 • 皮膚乾燥 • 老人斑
毛髮	減少	• 頭髮白 • 眉毛變濃變長
指甲	生長慢	較粗厚
口腔	• 唾液腺萎縮 • 齒槽骨萎縮 • 口腔黏膜萎縮和微血管減少	• 口腔乾燥 • 牙齒掉落 • 白斑
心血管系統	• 心臟竇房結及傳導系統的退化 • 心臟瓣膜與傳導系統纖維化 • 動脈增長且彎曲 • 動脈內皮層增厚 • 動脈中層纖維化 • 瓣膜硬化	• 心輸出量減少 • 對壓力時的心跳反應減少 • 周邊血管的彈性降低 • 周邊血管的阻力上升 • 血管硬化 • 易姿勢性低血壓發生

（續）

項　目	型　態	功　能
腎	不正常的腎絲球數增加	• 肌酸酐廓清率降低 • 腎血流量減少 • 尿液的最大比重減少
肺	• 肺泡表面積以每十年大約4% 的速度減少 • 彈性下降 • 纖毛數目及活動力降低	• 肺容積和最大呼氣量下降 • 最大氧攝取量降低 • 咳嗽反射下降
肝	• 減少重量 • 微小體釋放酵素減少	• 正常 • 藥物代謝和解毒功能下降
胰	脂肪含量上升	正常
腸胃道	• 胃酸減少 • 食道擴張	• 蠕動減慢 • 延遲排空
骨骼	• 骨關節炎 • 骨質流失	
眼睛	• 瞳孔變小 • 水晶體增厚	• 調節力下降 • 遠視（老花眼） • 視力敏銳度（acuity）減退 • 顏色感減退 • 距離感減退
聽覺	• 聽小骨退化 • 外聽道萎縮 • 耳蝸毛細胞萎縮 • 聽神經元減少	• 高頻感受力下降 • 音調的區分力降低
味學	味蕾減少	口味變重
免疫系統		T 細胞活動力降低

（續）

項　目	型　態	功　能
神經系統	• 腦重量減少 • 皮質細胞數減少	• 精神活動減慢 • 智力表現減退 • 學習力降低 • 睡眠時數減少 • 睡眠快速動眼期減少
內分泌系統	• 甲狀腺素減少 • 未結合的睪固酮降低 • 胰島素增加 • 正腎上腺素增加 • 副甲狀腺素增加 • 血管加壓素增加	新陳代謝下降
骨骼肌肉		顳下頜骨關節易脫臼

結論

- 人類老化的理論分為生物學及非生物學兩大類，其中生物學中又包含結構損害理論及已計畫性的器官退化理論；而非生物學包括社會疏離理論、社會活動理論及社會繼續理論。
- 老化的相關因子，包括動脈硬化、高血壓及糖尿病。
- 老化的改變是由於器官功能之衰退，而這些老化的現象從早期的成人階段就緩慢的開始，一般並不會影響生理上的需求，故大部分的實驗數值都應該是正常的。
- 老化的現象在身體的各部位都可以發現。

參考文獻

1. William; Blass, John; Halter, Jeffrey; Ouslander, Josep Hazzard: Principles of Geriatric Medicine and Gerontology. Fifth edition New York: McGraw-Hill, 2003, 95-110.

2. Biology of Aging and Longevity . Immunology of Aging 35-52.

3. Robent Arking. Biology of Aging: Observation and principles. Oxford university press page 135-346.

4. Harry R. Moody Aging: Concepts and controversies, 2009. Page 27-128.

5. Healthy Aging: Guide to Your well-Being. by Andrew Weil M.D, 2007 Page 59-148.

第四章　老年人的飲食與營養

學習目標

當閱讀完這個章節之後，我們將會學習到：

1. 評估老年人的營養狀況和需求。
2. 營養缺乏對於老年人造成的結果
3. 年輕人和老年人於營養需求方面的差異。

前言

儘管目前國人營養過剩的情形相當常見，但隨著年齡的增長，體重下降及過低的問題也隨著增加，並且常常伴隨著蛋白質、熱量及其他營養的缺乏。

能量的需求

衰老會減少人體的能量需求（表 4-1），這是因為隨著肌肉質量的下降、活動力減少的緣故。而熱量（食物）的攝取決定於對熱量的需求。通常熱量需求每下降 30%，食物的攝取就會下降 30%。相較於年輕人，70 歲以上老年人熱量的需求大約只剩下 1/3。但衰老造成的飲食下降並不包含其他許多的營養物質，也因此食物攝取的下降會造成其他營養攝取的不足。若此時因疾病造成營養需求上升，可能導致嚴重的營養攝取不足，這些情況尤其常見於住院老年病人中。

表 4-1　老年人對於能量與蛋白質需求的變化

熱量需求	蛋白質需求
• 熱量需求降低（30%） • 肌肉質量下降 • 活動力減少 • 其他疾病	• 蛋白質需求可能增加 • 在急性疾病發生時上升更多 • 對於傷口癒合十分重要 • 對於白蛋白的需求沒有顯著下降

資料來源：Adapted from Lipschitz DA. Nutrition. In:Cassel CK, Leipzig RM, Cphen HJ, et al., eds. Geriatric Medicine, 4th ed. New York: Springer, 2003:1009-1021.

蛋白質的需求

　　先前提過肌肉質量下降是造成蛋白質需求下降的原因。目前建議健康老年人每日應攝取蛋白質的量爲——1g（蛋白質）：1kg（體重），如：體重 60kg 的人每日應該攝取 60g 的蛋白質；而疾病會造成蛋白質需求的增加，尤其在傷口癒合與患有慢性疾病的時候，如此一來，若蛋白質攝取不足更會影響疾病的預後。

脂肪的需求

　　衰老並不會影響脂質的需求。年歲漸增之後，肌肉質量下降而脂肪質量上升。體內脂肪堆積的增加要一直到 60～70 歲左右才會趨緩，之後常可以看到有體重、脂肪儲存下降的情形。雖然老年人相較於年輕族群較少有肥胖的問題，但在大於 65 歲的老年人中仍有約 20% 的人過重，也上升了心血管疾病及中風的危險性。

　　由此看來，美味且可接受的飲食是十分重要的。但若要改變老年人的飲食習慣時必須小心處理。在某些情形下，改變太多原本的飲食習慣不見得對老年人有益。尤其是住院病人對於醫院安排的膳食往往缺乏食慾，進而造成營養缺乏、體重下降。此外，血清 HDL 來預測往後心血管疾病的發

生率，在老年人身上是較年輕人來得差。因此，對於 70 歲以上的老年人藉由飲食或藥物嚴格控制膽固醇，其對於心血管疾病的預防效果仍有待釐清。

水分的需求

由於老年人較容易出現脫水或水分滯留（由於腎功能不佳或其他疾病造成）等情形，故水分的平衡是相當重要的。一般來說，水分攝取應當爲 1mL/kcal 或 30mL/kg 體重。脫水相當常見於住院的老年患者，且常造成老年人的急性精神混亂及譫妄（delirium）。脫水的因素是因爲衰老所造成對於口渴的感受力下降，此外於呼吸道或泌尿道等感染性疾病時所引起的發燒，造成新陳代謝的增加，更加重了體液流失等問題。

礦物質及維生素的需求

許多研究指出，相當多的老年人對於礦物質及維生素的攝取，皆遠低於每天建議攝取量（Recommended Dietary Allowance, RDA）（表 4-2）。研究指出老年人對於每日維生素的攝取也是不足的，包括：葉酸、硫胺素、維生素 D，及維生素 E 等攝取可能少於 50%。其他研究顯示許多維生素的攝取皆不及每天建議攝取量的 66%（表 4-3、4-4）。

表 4-2　國人膳食營養素參考攝取量定版（民國 91 年修訂）

營養素	年　齡			
	51 歲～		71 歲～	
	男	女	男	女
身高（cm）	165	153	163	150
體重（kg）	60	52	58	50

（續）

營養素		年　齡			
		51歲～		71歲～	
		男	女	男	女
熱量 （kcal）	低	1,750	1,500	1,650	1,450
	稍低	2,050	1,800	1,900	1,650
	適度	2,300	2,050	2,150	1,900
	高	2,550	2,300		
蛋白質（g）		54	47	58	50
鈣（mg）		1,000		1,000	
磷（mg）		800		800	
鎂（mg）		360	315	360	315
鐵（mg）		10		10	
氟（mg）		3.0		3.0	
硒（μg）		50		50	
維生素 A（μg RE）		600	500	600	500
維生素 C（mg）		100		100	
維生素 D（μg）		10		10	
維生素 E（mg-TE）		12		12	
維生素 B_1 （mg）	低	0.9	0.8	0.8	0.7
	稍低	1.0	0.9	1.0	0.8
	適度	1.1	1.0	1.1	1.0
	高	1.3	1.1		

（續）

營養素		年　齡			
		51 歲～		71 歲～	
		男	女	男	女
維生素 B_2（mg）	低	1.0	0.8	0.9	0.8
	稍低	1.1	1.0	1.0	0.9
	適度	1.3	1.1	1.2	1.0
	高	1.4	1.3		
維生素 B_6（mg）		1.6		1.6	
維生素 B_12（μg）		2.4		2.4	
菸鹼酸 B_3（mg NE）	低	12	10	11	10
	稍低	13	12	12	11
	適度	15	13	14	12
	高	17	15		
葉酸 Folic acid（μg）		400		400	
泛酸 B_5（mg）		5.0		5.0	
生物素（μg）		30.0		30.0	
膽素（mg）		450	360	450	360

表 4-3　老年人對於水溶性維生素的攝取考量

維生素 C	研究指出，老年人往往維生素 C 攝取不足。維生素 C 的補充有助於傷口及潰瘍癒合。
硫胺素 維生素 B_1	臨床上，維生素 B 缺乏於老年人中較少見。但在酒精成癮的老年人中可能造成如認知異常、神經病變，甚至心肌病變等問題。

（續）

葉　酸	臨床上葉酸缺乏於老年人中較少見，葉酸缺乏也在酒精成癮的老年人中較為常見。在服用抑制葉酸代謝藥物，或是與增加葉酸需求相關疾病（如溶血性貧血、紅血球生成不良等）的病人中也較容易發現。葉酸缺乏可能造成認知功能異常或是憂鬱症，對於有失憶問題老年疾患也需要評估是否有葉酸缺乏情形。
維生素 B$_{12}$	約有 10% 的健康老年人有血清中維生素 B$_{12}$ 濃度較低的問題。許多研究顯示，惡性貧血是維生素 B$_{12}$ 不足最常見的原因。維生素 B$_{12}$ 不足會造成大球性貧血。此外維生素 B$_{12}$ 不足，會造成步態及感覺或運動神經失調，以及明顯的失憶問題。因此在患有認知異常或憂鬱症的老年人，常規檢查血清維生素 B$_{12}$ 濃度有其必要之處。

資料來源：Adapted from Lipschitz DA. Nutrition. In:Cassel CK, Leipzig RM, Cphen HJ, et al., eds. Geriatric Medicine, 4th ed. New York:Springer, 2003:1009-1021.

表4-4　老年人對於脂溶性維生素的攝取考量

維生素 A	研究指出年紀越大與消化道吸收維生素 A 越好，並伴隨著肝臟攝取下降，以上兩點容易造成老年人在攝取維生素 A 過多時造成毒性。每天額外多攝取超過 50,000 IU 會產生一些副作用，如頭痛、疲倦、白血球數量下降、肝功能受損及骨頭疼痛。儘管維生素 A 在視覺形成方面扮演著相當重要的角色，但目前尚未有證據指出維生素 A 的補充，能改善因衰老而伴隨的視力減退。
維生素 D	近年來研究指出，維生素 D 不足在老年人是個相當重要的議題。除了已知維生素 D 在骨頭的新陳代謝位居要角，它也會影響巨噬細胞的功能，尤其是肺部的巨噬細胞。因此，維生素 D 不足可能造成肺結核的侵犯。
維生素 E	由於維生素 E 富含於飲食之中，故維生素 E 不足較少見。維生素 E 與細胞膜、免疫力等相關。近期研究指出維生素 E 可增強老年人的免疫力並減少感染疾病的發生；另外亦可能有助於阿茲海默症的預防及治療。

（續）

| 維生素 K | 維生素 K 與凝血機制中的內在、外在途徑都有關係。有證據指出在有原因不明的凝血酶原時間（Prothrombin time）過長的老年人中，給予維生素 K 對其凝血功能有所助益。然而，即使飲食適當，亦有可能因藥物使用（如抗生素）影響了維生素吸收或腸道菌叢，而造成維生素 K 缺乏。 |

資料來源：Adapted from Lipschitz DA. Nutrition. In: Cassel CK, Leipzig RM, Cphen HJ, et al., eds. Geriatric Medicine, 4th ed. New York:Springer, 2003:1009-1021.

診斷評估

　　營養問題的評估對於老年人是十分重要的，尤其在於患有一些與營養缺乏有關疾病的病人，如酗酒、認知問題、吸收不良症候群，以及慢性的心、肺、腎的功能不全與使用多種藥物處方等。此外，在有症狀像是厭食、易飽、噁心、腸胃習慣改變、疲倦、冷漠或失憶等的病人，更需額外注意他們的營養是否有缺乏的問題。理學檢查要觀察的包括維生素缺乏常導致的症狀，如牙齒脫落或受損、唇炎、口角炎及舌炎等。而壓力性潰瘍、傷口癒合不佳、水腫、脫水、牙齒健康情形不佳等狀況，更常見於嚴重營養不良的病人之中。往往造成老年人營養缺乏的結果（請見表4-5）。

表4-5　老年人體重減輕的常見原因

• 厭食症 • 憂鬱症 • 藥物使用 　毛地黃 　血清素回收抑制劑（SSRI） • 疾病 　癌症	• 吞嚥疾病 　神經性 　食道念珠菌症 　食道窄縮 　牙周病 • 代謝性疾病 　甲狀腺疾病

（續）

慢性器官衰竭（心、肺、腎）	糖尿病
• 慢性感染	肝病
結核病	• 社會性問題
• 風濕病及血管性膠原疾病	失依
• 營養素攝取缺乏造成食慾減少	貧困
維生素 A	孤單
鋅	藥物濫用
• 吸收不良	偏食
腸道缺血性疾病	

資料來源：Geriatric Medicine, 4th ed. New York:Springer, 2003:1009-1021.

病人有體重減輕的現象嗎？

　　體重減輕是人體營養不良最重要的徵兆。從以前就有研究清楚地指出，如果重大疾病病人出現體重減輕的徵兆時，代表著預後非常不良、高感染率，以及高死亡率。更明確地說，體重減輕的現象必須要是非自願性的，且要達到在六個月內減少超過 10% 以上的體重，或是三個月內減少超過 7.5%，或是一個月內減少超過 5%。在老年人身上，不是因為體液流失造成體重減輕，更該嚴肅以對。總之，只要有顯著非自願性的體重減輕，可能代表著營養攝取不足，無法供給老年病人日常所需的情況。

病人是否體重過輕？

　　要判定病人是否達到體重過輕的標準，首先要評估身體質量指數（Body mass index）。無論男女，因為脊椎的骨質流失、脊椎支持韌帶的逐漸鬆弛、椎間盤空間的窄縮及姿勢改變，在超過 20 歲以後，身高就會每十年減少約一公分。對於老年人，過往的身高測量往往是不精確的，而現階段的測量，對於那些長期臥床的病人或姿勢嚴重異常的患者來說，又非常

困難。因此，專家建議在這些情況時，以身體組成的發展來替代身高的測量，或使用上臂的長度及膝高度，來作爲替代性的良策。

　　大抵說來，體重逐步的增加約莫發生在男人 40 出頭的年紀，而對於女人則多發生在 50 出頭。超過 70 歲後，體重減輕的問題則慢慢增加。肌肉質量在超過 25 歲後，每十年就會以大約 6.0% 的速度減少；到了 70 歲，男人的肌肉質量平均已減少 12 公斤，女人則約減少 5 公斤。所以，在老年人身上，脂肪占了全身重量相當大的比例。

　　脂肪的分布也隨著年紀變動。軀幹與腹腔內的脂肪逐漸增加，伴隨著四肢脂肪的減少。皮脂厚度的測量（Skinfold Measurement）常用來評估身體脂肪與肌肉的含量。對於老年人，在男性最好測量鎖骨下和恥骨上的皺摺；而女性則是測量三頭肌和大腿的皺摺。「身體質量指數」，也就是人們口中所說的 BMI 指數，算法是「體重」（Kg）除以「身高」（m）的平方。一般來說，65 歲以上，應該將 BMI 指數保持在 24～29 之間。正常來講，BMI 低於 22 及視爲顯著的體重過輕，而超過 29 則視爲肥胖。

病人是否有蛋白質及能量需求增高的營養不良？

　　人在面對極大壓力時，人體代謝系統會相對提高對於蛋白質及能量的需求。

　　但這些壓力像是創傷或是感染，會造成體內荷爾蒙改變及活化細胞激素，使病人會有厭食等食慾下降的的症狀。尤其在老年人身上，這種情況更可能發展迅速。而其會衍生一種病變，也就是蛋白質—熱能營養不良（Protein-Energy Malnutrition），病人體內儲存的蛋白質會減少、白蛋白降低（亦稱爲白蛋白營養缺乏症：少於 3.0g/dL），嚴重蛋白質缺乏時更可能導致：1. 肝病變；2. 藥物毒性清除率降低及副作用增加；3. 皮膚乾燥；4. 免疫不全症；5.腸道黏膜生長受損，更減少了營養的吸收而造成惡性循環。

再進展下去會出現意識不清、低血壓及全身惡化性的營養不良，使得病人狀態每況愈下。如果營養狀態沒有迅速在 2～3 天內補充，病人的免疫系統、肝循環系統及腸胃系統的功能會顯著的下降，大幅增加了住院天數、感染情況和死亡率。

病人是否有單一營養素缺乏？

其實單一營養素缺乏的情況在老人中較少出現，除非是一些比較特別的情況。鋅的缺乏可能會升高壓力性潰瘍的發生率，更使得潰瘍復原的效率較差。而維生素 D 的缺乏就更常見了，會使得免疫力不佳及硬骨軟骨化，常發生在獨居老人或住在收養機構的老年人身上。而吸收不良或是長期酒精上癮的成人，則容易引發葉酸缺乏，維生素 B_{12} 缺少也常在年紀大的患者中發生，只要是記憶力減退的病人就有檢查維生素 B_{12} 含量的必要，並在不足時給予適當的補充。

對於體重減輕及過輕的治療評估

當懷疑病人有體重過輕或體重減少過快時，處理的第一步應該先詳盡的確定造成體重喪失的主因。如果碰到的情況像是使用毛地黃、百憂解藥物造成體重減輕的副作用，或甲狀腺毒症和憂鬱症，則經過停藥或是治療其疾病，可以很快的觀察到體重的回升。如果是因為：1. 社經地位的不足；2. 煮食或餵食食物方面的困難；3. 牙齦或是吞嚥方面的問題；4. 偏食的狀況，則經過適當處置後，體重將會逐漸回復至正常。

年紀比較大的病人若有體重減輕的情況，多半是因為吸收的卡路里不能符合病人現在的需要。因此，治療方針將會針對能增加卡路里的食物。除了那些因為營養上或是身體情況上的原因外，因無法治癒其潛在疾病而體重遲遲無法上升的病人，通常預後較差。

對於蛋白質及能量攝取導致營養不良的治療評估

在蛋白質—熱能營養不良急性期的病人，治療方針是：感染的管控、血壓的控制、代謝問題的調整、離子與體液的恆定。在這個關鍵時期，體液與養分的攝入都應確實記錄，以了解未來的治療方式能否有效。一旦這些急性期的症狀被控制下來，每日的卡路里攝取應回復正常且應鼓勵他們多吃多健康。目標是要以每日攝取理想體重每公斤 35 大卡，這裡須注意的是用理想體重乘以每公斤 35 大卡而非用患者現在的體重。

在臨床的經驗中，患有蛋白質—熱能營養不良的年長患者只有 10%，可自願性地吃下足夠營養的食物。因此，大部分的患者需要更密集的營養介入，例如確保他們能在住院後的 48 小時內，開始攝取到足夠能量的食物。對於那些僅需短期照護（少於十天）的病人來說，周邊血液的營養補給也是一種治療的選擇。它的方式是藉由一條周邊靜脈，提供胺基酸溶液、10% 葡萄糖（dextrose）及脂質，來達到適量卡路里及蛋白質的需求。

腸胃道營養供給

若是意識不清的老年人，應避免使用鼻胃管來餵食，因為有可能使食物吸入肺部而造成吸入性肺炎，此外，還須盡力防止老年人將這些令人不舒服的管子拔掉的情形。如果是需要人工餵食長達六週以上的病人，會建議直接做胃造口術或小腸造口術。不管是鼻胃管餵食或是造口術餵食，裡面的灌食液都須先使用未稀釋的複合營養液，以每小時 25 毫升的速率灌食。營養液的熱量不超過每毫升 1 大卡，因為如果是高熱量的灌食液會過於濃稠，而不易通過管道。在 48 小時後，再慢慢增加每小時的灌食量到病人所需的目標。

灌食最常見的副作用是水分滯留過多，當開始供給營養後，可以在 2～3 天內見到體重上升。這反映了水分滯流體內的情形，也易導致白蛋白與血

紅素因為水分稀釋而過低。平均說來，這段期間體重大約增加 1.3 公斤，而白蛋白約在第三天從 2.8g/dL 降至 2.3g/dL。在腎功能不佳的老年病人，灌食不正確可能產生四肢水腫，甚至心臟衰竭。緊急處置是，使用利尿劑或改用高能量（濃度）的灌食液。整體來說，低血鈉、低血鈣、低磷酸血症和低血鎂也會遇見，這些電解質異常會導致意識不清與譫妄的發生。高血糖及高尿糖也偶爾可見。嚴重的腹瀉也常發生，而這可由降低灌食速度來緩解。切勿以食塊灌入，這會增加病人吸入性肺炎及嘔吐的風險。

結論

1. 老年人會發生體重減輕、體重過輕及蛋白質—能量營養缺乏的問題，確定並治療潛在病因是重建營養的重要處置。

2. 確保病人的能量及蛋白質攝取充足，規劃完善的飲食計畫與營養補充品，也是非常重要的。

3. 體重減輕的治療評估包含下面幾個必要問題：
   - 病人真的有體重減輕嗎？
   - 病人真的有達到體重過輕的標準嗎？
   - 病人有否蛋白質—能量營養缺乏症？
   - 病人有否單一營養素缺乏的問題？

參考文獻

1. Silver AJ, Morley JE. Role of the opioid system in the hypodypsia associated with aging. J Am Geriatr Soc, 1992; 40:556-560.

2. Sullivan DH, Walls RC. Impact of nutritional status on morbidity in a population of geriatric rehabilitation patients. J AM Geriatr Soc, 1994;

42:471-477.

2. The Nutrition Screening Initiative. Incorporating Nutrition Screening and Interventions into Medical Practice: A Monograph for Physicians. Washington, DC:Nutrition Screening Initiative, 1994.

第三篇

老年預防醫學及臨床評估

第五章　老年人的健康促進與疾病預防

學習目標

當閱讀完這個章節之後，我們將會學習到：

- 老年人常見疾病的篩檢與預防。

前言

對老年人健康而言，疾病預防和健康促進是很重要的。生活型態的調整、風險因子的管理和初級或次級預防的介入，可以完全或部分預防一半以上的疾病發生。目前醫學上還是贊成許多預防方式是有意義的，然而民眾卻未能充分地利用這些服務，這也是醫學上的大問題。

初級預防、次級預防和三級預防都是很重要的。初級預防是在疾病開始之前就設法避免它的發生（例如每年的流感疫苗施打）。次級預防是篩檢人體上已存在卻未知的疾病，在它出現症狀之前尋找疾病的早期指標，然後早期介入來提供良好的預後（例如子宮頸抹片、高血壓和高血脂的篩檢）。三級預防著重於積極治療，避免疾病自然進程中併發症的發生（例如服用阿斯匹靈可以預防第二次的心肌梗塞或缺血性中風）。

決定哪些疾病應實行初級或次級預防介入的一些重要準則都詳細列在表 5-1 中（這些適用在所有年齡，包括 65 歲以上的老人）。此外對老年人何時該實行預防性介入著重的是，老年人預期的生命期限和生活品質。

篩檢準則

表 5-1 篩檢準則

1.	這個疾病必須對病人的生活品質有顯著的影響。舉例來說，尋常疣的篩檢可能是簡單且便宜的，但是它的發生對健康而言並無有害的影響，因此我們不需要特別去篩檢它。
2.	疾病被篩檢出來後，必須有可以治療的方法。假如民眾經過篩檢之後發現一個潛在嚴重疾病的早期階段，但是經過治療後可以明顯地減少此疾病的發病率，那麼這樣的篩檢就變得更有意義了。假如篩檢出來之後卻無有效的治療方法或者是病人沒有能力接受治療，那麼這樣的篩檢就沒有必要。
3.	該疾病早期治療的預後應該要比晚期治療的預後還要好。假如早期治療不能提供較好的預後，那麼這樣的篩檢就不該採用。
4.	這個疾病必須有一個無症狀的時期，而且在這期間發現並治療的話，可顯著地減少發病率和死亡率。篩檢應該是在民眾無症狀的時候實行，如果症狀已經出現了，那麼任何的檢查就會變成了診斷。
5.	篩檢必須是方便使用且花費合理的。有些人提倡用電腦斷層來對吸菸者篩檢肺癌，這項檢查費用昂貴，而且何時適合開始做電腦斷層及多久該做斷層掃描均未有定論，因此電腦斷層目前並不太適合當作篩檢肺癌的工具。
6.	被篩檢的疾病必須有一定的發生率。假如發生率太低的話，用大量的花費做篩檢，卻找不出一、兩個病例，變成只是浪費資源而已。

高血壓的篩檢

在老年人裡，高血壓是一種可以預防的慢性疾病，病人通常是沒症狀的，而且它可以安全且有效的治療。治療高血壓在老年人扮演著關鍵性的角色，可以顯著地減少充血性心臟病、心肌梗塞和中風的發病率和死亡率，控制高血壓也可以減少腎臟疾病、視網膜病變和動脈瘤破裂的風險。

所有型態的高血壓（不管是只有收縮壓或舒張壓過高，又或者是兩者都過高）應該每兩年就做一次篩檢和治療。對於那些近期舒張壓在 85～89mmHg 之間或收縮壓在 130～139mmHg 之間的病人，建議一年做一次篩檢。對老年人而言，量血壓要有適當的壓脈帶與正確的技術，而且和年輕人一樣，至少要在不同的三天且每天有一次以上不正常的數據，才能評斷為高血壓。

高血脂的篩檢

目前臺灣是在老年人健康檢查中做血脂篩檢，不過假如超過 75 歲且沒有冠狀動脈疾病的話，篩檢就比較沒意義了。然而有些研究顯示，對老年人而言，冠心症的死亡率和高血脂並沒有關連，不過這個結果可能會有誤差，因為有些身體虛弱的老年人的血脂可能會比較低。一個調查 4,066 件案例的研究中顯示，這些虛弱的老年人，若總膽固醇越高，越會增加冠心症的死亡風險，而且年紀本身就是一個冠狀動脈疾病的風險因子（男性大於 45 歲，女性大於 55 歲）。

目前美國預防醫學工作小組（United States Preventive Service Task Force; USPSTF）建議對老年人和中年人做例行性的血脂篩檢。對老年人而言，沒有最理想的篩檢間隔，也沒有規定幾歲以上就該停止篩檢，對於那些在先前的血脂檢查中，認為是低風險的老年人，其篩檢的間隔可以超過五年，然而對那些有高風險血脂數值異常的老年人，則應該增加篩檢的頻率，而從未篩檢過的老年人則應該要做篩檢。

美國預防醫學工作小組（USPSTF）建議測量總膽固醇和高密度膽固醇，但是它沒有明確的證據去支持或反對測量三酸甘油酯。美國醫師協會（American College of Physicians）已經訂定了冠心症的高風險範圍：總膽固醇超過 240mg/dL，低密度膽固醇 160mg/dL 以上和三酸甘油酯超過 400mg/dL，高密度膽固醇小於 40mg/dL。

糖尿病的篩檢

在老年人裡，第二型糖尿病是一種隨著年齡逐漸增加的疾病。簡單的生活型態改變，例如減肥和多運動，可以明顯地減少糖尿病的風險。基於篩檢的目的，美國糖尿病協會（American Diabetes Association）建議把超過45歲成年人的正常空腹血糖數值降低到小於126mg/dL，而且每三年就要檢查一次。雖然沒有明確的證據顯示嚴格的血糖控制對預防老年人的糖尿病末端器官損害（三級預防）是有幫助的，但是專家們還是相信它對老年人是有幫助的。

骨質疏鬆的篩檢與預防

在老年女性裡，甚至是在那些沒症狀的人身上，骨質密度（Bone mineral density, BMD）常是偏低的。National Osteoporosis Risk Assessment 研究發現在200,160個停經後的女性，接受骨質密度篩檢發現有7.2%的人有骨質疏鬆症，且有36.9%的人有骨質減少的情形，在每年的追蹤裡發現有骨質疏鬆症的人，其骨折的機率是那些骨質密度正常的人的4倍，而有骨質減少的人則是1.8倍。曾經吸菸或是長期使用類固醇的人其骨折的風險則會提高。

專家們建議對接近停經和停經後的女性，提供荷爾蒙替代療法來做初級預防，然而，在2002年發表的兩個大型隨機研究中，已經徹底地改變對荷爾蒙替代療法觀念。The heart and Estrogen/Progestin Replacement Study（HERS）是一個隨機、雙盲，而且用安慰劑來做對照組的研究，在2,763個停經後且有冠心症的婦女之間，它探討雌性激素和黃體素的合併使用是否會影響冠心病事件的風險，這個長達6～8年的研究發現，荷爾蒙替代療法對有冠心症的女性而言，並沒有減少心血管事件的風險。Women's Health Initiative（WHI）也是一個荷爾蒙替代療法的試驗，它記錄了161,809個停經後的婦女，不過這個試驗沒多久就因其會增加心血管的風險而停止了。

在病人使用雌性激素加上黃體素之後，其冠狀動脈事件的機率（最常見的是非致命的心肌梗塞）比起那些使用安慰劑的人增加了 29%。

對許多想預防骨質減少的老年女性而言，生活型態改變、攝取足夠的鈣、維生素 D，規律運動和戒菸等，相對於荷爾蒙替代療法是比較好的選擇，當然也是必需的。

對那些沒症狀但是有骨質疏鬆症風險的女性，專家們建議用骨質密度測量來篩檢骨質減少，而且假如篩檢出骨質減少的話，建議使用雙磷酸鹽做為預防性治療，以避免骨質疏鬆症的發生。在美國國家骨質疏鬆基金會（National Osteoporosis Foundation）發表的準則建議超過 65 歲的女性，不管是否有風險因子都應該去做骨質密度檢查。雖然在男性並未被證實骨質疏鬆症篩檢的效果，但是年紀是骨質疏鬆症的危險因子，而且目前在未發生骨折患者身上，是以篩檢的結果來決定是否需要預防性治療。

營養不良

肥胖、營養不良和水分攝取不足在老年人身上是常見的問題，而且它會增加許多疾病的發病率和死亡率，包括認知功能障礙、憂鬱症和傷口癒合不良。如果營養不良這個名詞是被定義做身體裡營養儲存減少的話，那麼對於那些住在社區裡的老年人來說，有高達 15% 的人有營養不良的問題，住院或是住在安養機構的老年人其盛行率還會更高。有慢性疾病的病人，認知功能受損的老年人和那些飲酒過度的人特別容易營養不良。不能常晒太陽的老年人往往會有維生素 D 缺乏的問題，而有輕微感染或是動過手術的老年人，常發生缺乏蛋白質的營養不良。臨床醫生應該要多加注意那些低收入、社會隔離、多重藥物使用、吸收不良或是有慢性心臟、腎臟、肺部疾病的人是否有營養不良的狀況產生。

美國預防醫學工作小組（USPSTF）建議全部的病人不管其年紀都應該實行週期性的身高和體重測量，常見的方法是使用身體質量指數（Body mass index, BMI），雖然對臥床的老年人而言，要獲得準確的身高可能有點困難，要特別注意身體質量指數低於 22 或超過 29。我們可以問病人一個簡單的問題：「在沒有刻意減重的情況下，過去六個月裡，你是否曾經瘦了 10% 的體重？」，再結合測量其身體質量指數或身高體重，這樣就可以變成一個有效且簡單的營養不良篩檢。不過正常體重或是過重的老年人也可能有營養不良的問題。營養主動檢查計畫（Nutrition Screening Initiative Checklist）中有十個是非題，它也可以幫助醫生診斷出營養不良的問題，6 分以上的人應該要多多注意。幾乎有 1/4 非醫療機構的人使用這個工具來篩檢營養不良（表 5-2）。

失智症和憂鬱症的篩檢

憂鬱症在老年人裡是一種常見但可以治療的疾病。早期診斷並使用適當的藥物或心理治療，對憂鬱症而言是很重要的，然而不幸的是，在老年人口裡無法做出全面性的診斷與治療。美國預防醫學工作小組（USPSTF）建議醫生應該要多加注意老年病人是否有憂鬱症，特別是有憂鬱症個人或家族病史、慢性疾病（如心血管疾病、癌症等）、獨居老人、最近有過挫折或失敗、失眠和發生記憶障礙的人。

我們可以直接用一個問題：「您最近常常感到悲傷或沮喪嗎？」，假如病人對這個問題的答案為「是」的話，我們應該要做更完整的評估來判斷其是否有憂鬱症，因為這個測試有 83% 的敏感度和 79% 的特異度。Geriatric Depression Scale（GDS-15 或 GDS-30）是一種更敏感的測試，假如我們把 GDS-15 的標準訂為五的話，那麼在篩檢憂鬱症上它就會有 100% 的敏感度和 72% 的特異度，不過 GDS 是一種篩檢工具而不是診斷工具（表 5-3）。

失智症，特別是阿茲海默症，發生率是隨著年紀而增加，是一種漸進性的慢性疾病，至今還沒找出明確的病因，現在也無有效的治癒方法。美國神經科協會（American Academy of Neurology）做了一個系統性的研究發

表 5-2　營養不良的篩檢表

項　　目	是	建議專業服務
1. 我因身體不適而改變了所吃的食物種類或份量	2	營養教育、營養補充
2. 我每天吃不到兩餐	3	社會服務、營養教育及諮詢
3. 我很少吃水果、蔬菜、牛（羊）奶或奶類製品（起士、優酪乳等）	2	營養教育及諮詢、營養補充
4. 我幾乎每天喝至少三罐（約 1,000cc.）啤酒或半杯（約 130cc.）烈酒（高粱或紹興），或半瓶（約 300cc.）淡酒（紅酒或米酒）	2	營養教育及諮詢、心理衛生、藥物治療
5. 我有牙齒或口腔的問題使我進食困難	2	營養教育及諮詢、營養補充
6. 我不是常常都有足夠的金錢購買我需要的食物	4	社會服務
7. 我經常獨自一人	1	社會服務、心理衛生
8. 我每天服用三種（含）以上醫師所開立的處方藥	1	藥物治療
9. 我沒有刻意增減體重，但過去半年來體重減少或增加約 4～5 公斤	2	營養教育及諮詢、營養補充、藥物治療
10. 無能力製備食物且無人協助製備食物	2	營養補充、藥物治療
總　　　　　分		

現，假如病人已經出現了輕微的認知障礙（但是沒有符合失智症的臨床診斷標準），之後進展到失智症或阿茲海默症的風險是很高的（估計每年發生的機率介於 6～20%；在 65～69 歲的老年人口中，失智症的發生機率是 0.2%，85～89 歲之間則是 3.9%）。輕微的認知障礙診斷標準，包括客觀性的記憶障礙與病人自覺記憶力變差，但是一般認知功能和日常的行動力正常。

表 5-3 憂鬱症的篩檢表

評量項目	是	否
1. 你基本上對自己的生活感到滿意嗎？	□	○
2. 你是否已放棄了很多以往的活動和嗜好？	○	□
3. 你是否覺得生活空虛？	○	□
4. 你是否常常感到煩悶？	○	□
5. 你是否常常感到心情愉快？	□	○
6. 你是否害怕將會有不好的事情發生在你身上？	○	□
7. 你是否大部分時間感到快樂？	□	○
8. 你是否常常感到無助？（即使沒有人能幫自己）	○	□
9. 你是否寧願晚上留在家，也不愛出外做些有新意的事情？（譬如：和家人到一家新開張餐館吃晚飯）	○	□
10. 你是否覺得你比大多數人有較多記憶上的問題？	○	□
11. 你認為現在活著是一件好事嗎？	□	○
12. 你是否覺得自己現在一無是處？	○	□
13. 你是否感到精力充足？	□	○
14. 你是否覺得自己的處境無望？	○	□
15. 你覺得大部分人的境況比自己好嗎？	○	□

　　對那些自己（或提供資訊的家人）回報記憶有困難的病人，美國預防醫學工作小組（USPSTF）建議做簡單智能狀態測驗（Mini-Mental Status Examination, MMSE）或者選做簡易心智狀態問卷調查表（Short Portable Mental Status Questionnaire, SPMSQ）和畫鐘測驗（clock-drawing test）。一個簡單的三種物品回憶測試，給予三個物品名詞，然後一分鐘後測量病人是否還記得那三個物品名詞，這個測試有九成的敏感度。

一般而言，我們認為 MMSE 的分數在 18～24 之間的人有輕微到中度的認知障礙，對那些教育程度或智力比較高的人，MMSE 的評估應要更嚴格。畫鐘測驗不正常的人之中，有 1/4 的人幾乎可以診斷為失智症。憂鬱症、語言不同、聽力障礙和失語症可能會影響認知篩檢測驗的準確度。此外，由於發生譫妄時則不能確診失智症，因此應該要優先鑑別出這兩種疾病，用混亂評估量表（Confusion Assessment Method, CAM）來偵測譫妄有高的特異度。

視力檢查和青光眼的篩檢

雖然並沒有任何針對老年人初步視野評估的試驗出現，但是專家們還是建議可以使用一般視力表（Snellen acuity test）來幫老年人做例行視力檢查，這樣可以判斷出他們的視力是否下降。目前缺乏明確證據來支持做例行性的青光眼篩檢。

聽力障礙的檢查

對老年人而言，聽力障礙是一種很常見的問題。定期的詢問病人是否有過任何有關聽力的問題，這樣可以簡單而可靠地篩檢出聽力障礙。如果病人回答有的話，我們建議他去做正式的聽力評估。甚至對已經配戴助聽器的老年人也受益於這種例行檢查，在一項研究中發現，經過檢查之後，在 11 個已經配帶助聽器的老年人之中，有 10 個需要去調整他的助聽器或是重新換新的。而且比起過去，助聽器現在已經做得比較小且更加美觀，因此吸引了許多人使用。

失禁的評估

對於小便失禁或是大便失禁的問題，病人常常不願去提起或者是去尋求幫助，然而這兩種問題都會隨著年紀而增加，並且會影響生活品質。另

外，頻繁的尿失禁（每週一次或是更頻繁）也會增加老年女性跌倒和骨折的風險。

失禁的篩檢其實很簡單。應該對所有的老年人問：「您是否曾經因為漏尿而弄溼褲子？」，假如他回答「是」的話，我們應該繼續問下一個問題：「您是否曾經在一週內有過漏尿的情況？」。大便失禁也可以用相似的方法來篩檢。

運動

已經有許多的研究顯示，老年人規律的運動能促進健康及預防疾病。運動不只可以讓身體變得健康，也可以讓心理感覺更健康。老年人規律運動的益處包括了以下幾點：可以增加身體的肌肉和力量，減少冠狀動脈疾病、高血壓和糖尿病發生的風險，減少跌倒的風險、延緩身體功能的下降、減少憂鬱症的發生、減少關節炎產生的疼痛、增加壽命等。這些益處中，最重要的是預防身體功能下降和促進健康。

適當的運動是安全的，即使是對一些年紀大的人而言。重力訓練和有氧運動是重要而且有效的，重量訓練可以幫助增進身體平衡和肌肉強度，有氧運動則是可以幫助增進心肺功能和身體的活力。

與其給老年人訂定一些嚴格卻很難落實的運動計畫，倒不如鼓勵他們做規律的運動。我們可以根據老年人的喜好來建議一些運動，因為順應性是一個很重要的成功要素。適當的運動應該是可以簡單地整合到日常生活中，例如：走路、上下樓梯、游泳、園藝和騎腳踏車（移動式的或固定式的），至於那些無法獨立活動的老年人可以做一些椅子或是床上的運動，不管是人生中任何階段，規律的運動對身體是有益的。

表 5-4

情　況	篩檢測試的描述	敏感度	特異度	概率比
營養	• 詢問病人「在過去六個月裡，您是否曾經瘦了 10 磅，但您並沒有刻意去減重？」 • 量病人的體重。	0.65	0.87	5.0
視力	• 詢問病人「您是否曾經因爲你的視力而對開車、看電視、閱讀或是做任何活動感到困難？」 • 如果是的話，請病人帶著校正過的鏡片（如果可以的話）用 Snellen 表格來測試每隻眼睛。	0.67	0.86	4.8
聽力	• 設置聽力計至 40 分貝。 • 用 1,000 和 2,000 赫茲來測試聽力。	0.93	0.60	2.3
認知 I 憶	三種物品的回憶測試。	0.90	0.64	2.5
失禁	• 詢問病人「您是否曾經因爲漏尿而導致褲子變得潮溼？」 • 如果是的話，再問「您是否曾經在一週內有過漏尿的情況？」	0.89	0.95	17.8
憂鬱症	詢問病人「您最近常常感覺到悲傷或沮喪嗎？」	0.83	0.79	4.0
身體傷殘	詢問病人以下六個問題：「你是否能夠……」 • 做一些費力的運動，例如快走或騎腳踏車？ • 做一些粗重的家事，例如洗窗戶、擦牆壁或天花板？ • 爲了食品、雜貨或衣服去逛街？ • 到超過走路距離的地方？ • 用海綿洗澡、盆浴或是淋浴？ • 穿衣服（例如用套的、扣鈕釦或拉拉鍊）或者穿鞋子？			

結論

　　現在跟預防篩檢有關的資訊越來越多且越來越容易獲得，因此醫生和病人共同做決定將會變得更加重要。民眾可以利用許多管道來取得更多的疾病預防和健康促進方法，例如：網際網路、工作場所、老人中心、學校和醫院等。伴隨著壽命的增加，大家在疾病預防和健康促進方面，將會更注意個人的生活方式習慣、生活的品質、疾病的風險因子和做一些可以促進健康的運動。

參考文獻

1. Cathy Jo Cress. Hand book of Geriatric Care Management, 2nd Edition.

2. Fam Med. 1990 Jul-Aug; 22(4):299-302. Health promotion for elderly patients. Radecki SE, Cowell WG.

3. Joseph J. Gallo, Terry Fulmer, Gregory. J. ph. D Handbook of Geriatric assessment, Fourth Edition, 2006.

4. Karl EM, Robert GZ, John BS: The geriatric patient: a systemic approach to maintaining health. Am Fam Physician, 2000; 61: 1089-104.

5. Robert Kane, Joseph Ouslander and Itmar Abrass Essentials of Clinical Geriatrics: sixth edition. 6th Edition, Sep, 2009.

6. Vitamin D supplementation for prevention of mortality in adults. Bjelakovic G, Gluud LL, Nikolova D, Whitfield K, Wetterslev J, Simonetti RG, Bjelakovic M, Gluud C. Cochrane Database Syst Rev, 2011 Jul 6;(7):CD007470. Review.

7. William; Blass, John; Halter, Jeffrey; Ouslander, Josep Hazzard: Principles of Geriatric Medicine and Gerontology. Fifth edition New York: McGraw-Hill, 2003, 95-110.

第六章 老年人的預防性疫苗施打與癌症篩檢

學習目標

當閱讀完這個章節之後，我們將會學習到：

1. 對老年人而言重要的篩檢指導方針。

2. 老年人的疫苗施打。

3. 老年人的癌症篩檢。

前言

目前建議老年人施打流感、肺炎雙球菌和破傷風疫苗。A 型流感、B 型流感和肺炎雙球菌的感染是常見的疾病，帶來了許多的併發症和死亡。破傷風雖然比較少發生，但它是一種很嚴重的疾病且會導致死亡。

癌症預防與篩檢的目的是要在癌症早期或還沒發生時，藉由篩檢來提早做出預防與控制，並防止其惡化。癌症篩檢的觀念如下：

1. 此癌症所造成的健康問題會影響到大多數人。

2. 在發病前就可被監測到，並且可以有效地治療。

3. 篩檢的過程所牽涉的範圍小、危險性低且能辨識出想辨識的目標。

4. 做篩檢追蹤或結果前，一定必須獲得癌症病人同意。

美國癌症學會建議對特定的癌症篩檢，包括：乳癌、子宮頸、攝護腺癌、直腸癌等癌症中找出共通性與可行性。臺灣也在 2010 年時針對四項癌症做出擴大篩檢：大腸直腸癌、乳癌、口腔癌與子宮頸癌。

老年人預防性的疫苗

流感疫苗

對老年人而言，每年的流感疫苗施打是最重要的初級預防方式之一。在 65～74 歲之間，流行性感冒和肺炎同時高居死亡原因的第六位，75～84 歲則是排第五位，在 85 歲以後甚至高達第四位。

所以目前建議 65 歲以上的老年人施打這些不活化的流感疫苗。疫苗是一種安全且有效的預防方法，特別是對那些高危險群的人而言，而且臨床和血清學上證實了每年施打流感疫苗可以減少五成的發病率。由於流感病毒的抗原變異（antigenic drift）和體內抗體的濃度會隨著時間減弱，因此流感疫苗需要每年施打。十至十一月中是施打疫苗的最好時機，不過其他的時間也是適當的，例如從九月到流感季節的結束（通常是五月）。FDA 已經批准了鼻噴霧型減毒流感疫苗的使用，但 FDA 只建議用在 15～48 歲之間，就像不活化疫苗一樣，它是用來預防 A 型流感和 B 型流感的發生。施打流感疫苗可以提供住在安養機構且需要長期照護的老年人額外的保護，而它可以減少約三成的死亡率。

肺炎雙球菌苗

對免疫機能完整的老年人而言，23 價肺炎雙球菌疫苗有五成以上的機率可以有效地預防侵入性肺炎雙球菌肺炎。這種疫苗安全又有效，而且它的副作用很小，它可以在一年之中的任何時間施打，甚至可以和流感疫苗同時施打，只不過要打在不同的部位上，雖然它對高風險族群（特別是在免疫力受損的病人）是否有效還存在著疑問，不過美國預防醫學工作小組和美國疾病控制中心的免疫諮詢委員會（Centers for Disease Control and Prevention's Advisory Committee on Immunization Practices）這兩個機構還是建議給予高風險族群施打，理由是它的危險性很低。至今沒有明確的證

據顯示此疫苗是否一生中只施打一次就好，或者是每隔五、六年就得重複施打。不過有些專家建議對於那些特別高風險的族群（例如脾臟切除術後），易發生體內抗體下降的族群（例如有腎臟疾病、腎臟衰竭、HIV 感染、白血病、淋巴癌、多發性骨髓細胞瘤，器官移植後和那些正在服用免疫抑制劑的病人），有慢性疾病的族群（例如糖尿病和心肺方面等疾病），或者是在 65 歲以前已經施打過第一劑疫苗的健康老年人，在第一劑的疫苗施打之後，每隔 5～6 年就得重複施打。

破傷風疫苗

　　雖然破傷風並不常見，但它是一種很嚴重的疾病，而且超過一半以上的破傷風感染是發生在老年人身上。儘管對那些在孩童時有接受過疫苗注射的人而言，也許每 15～30 年給予重複施打是有足夠免疫力的，但是有專家還是建議每十年就施打一次疫苗。

老年人的癌症篩檢

大腸直腸癌的篩檢

　　在臺灣，大腸直腸癌的發生率是排在第二或第三名，而且它的死亡率在癌症中也是第三高的。每年約新增加 4,000 名患者，其中約有一半因此而死亡。大腸直腸癌的發生率和死亡率是隨著年齡的增加而有顯著的增加。目前大腸直腸癌最好的治療就是「及早發現，及早切除」，早期發現的大腸癌作根治性切除，治癒率可以高達九成，而晚期的治癒率則不到三成。

　　在大腸直腸癌無症狀的時期裡，能夠早期篩檢出來才會有好的預後。美國癌症協會（Americans Cancer Society; ACS）建議每年用糞便潛血測試（FOBT）篩檢，並且每五年就使用軟式乙狀結腸鏡（flexible sigmoidoscopy FSIG）來做檢查（這兩種方式其實只要選擇做其中一種就足夠了，但

ACS 比較建議合併使用），或者是每五年用鋇劑大腸顯影檢查或每十年用大腸鏡來做完整的大腸檢查。和其他癌症一樣，對於高風險的老年人，例如有發炎性腸道疾病，家族一等親有大腸直腸癌的病史、腺瘤性息肉（adenomatous polyp），或非息肉型的大腸直腸癌，應該比一般老年人篩檢得更頻繁，而且 ACS 並不限制篩檢該停止的年齡。

　　糞便潛血測試是最常見，且有計畫性的篩檢形式，它已經被證實可以顯著的減少大腸直腸癌的死亡率，也有證據顯示如果每年都實行的話，它可以藉由偵測癌前腺瘤性息肉，來減少大腸直腸癌的實際發生率。乙狀結腸鏡檢查加上糞便潛血測試可以增加敏感度，但是最近有些研究表示這樣的檢查可能會遺失掉 50～60% 的結腸近端病灶。鋇劑大腸顯影檢查對老年人而言較沒作用，因為許多病人不能夠在檢查臺上遵照指示來移動身體，或是檢查的過程中無法馬上做切片。所以鋇劑大腸顯影檢查被電腦斷層給取代。

　　美國腸胃科醫學會（American College of Gastroenterology; ACG）在 2009 年發表的大腸癌篩檢指引中則建議，凡年滿 50 歲應該每十年做一次大腸鏡（colonoscopy）來篩檢大腸直腸癌。每年一次糞便潛血檢查為首選建議的替代做法，其次為每五年一次軟式乙狀結腸鏡檢查，或每五年一次電腦斷層大腸造影，這也是目前臺灣普遍對於篩檢大腸直腸癌的觀念。

　　飲食是否跟大腸直腸癌的發生率有關還存在著爭議，也沒有研究去證實食物纖維是否真能夠預防大腸直腸癌，而多吃麥麩、低脂、水果和蔬菜飲食也不會減少大腸直腸腺癌變成癌症的發生率，儘管如此許多專家還是建議透過減重、戒菸、規律的運動和少吃一點紅肉來減少發生大腸直腸癌的風險。

乳癌的篩檢

在臺灣，癌症是女性癌症好發的第一位，而且死亡率在癌症中也高居第三位，而年紀是一個重要的危險因子。在臺灣，乳癌發生率的高峰期在45～55 歲間，約較歐美國家年輕近十歲。據統計，小於 30 歲的年輕病人約近 2%，比美國約 0.5% 約高出 4 倍。專家們強烈建議女性在 50～69 歲之間使用乳房攝影來篩檢乳癌，以避免發現乳癌時就已經是末期了。但是目前對於 70 歲以上的女性用乳房攝影做篩檢是否有幫助仍是疑問。

美國老年醫學會（American Geriatric Society）建議一年一次或兩年一次做乳房攝影篩檢直到 75 歲。對於有乳癌家族史的女性、正在進行或先前有長期的使用荷爾蒙替代療法的女性應該篩檢得更頻繁。

乳癌的篩檢方法包括臨床乳房檢查和自我乳房檢查。沒有足夠的證據來支持或反對定期的乳房檢查，對於乳癌的篩檢有顯著的幫助，然而長年的臨床習慣中，常常包括週期性的乳房檢查，而且也沒有理由去排除實行這些檢查。

目前臺灣政府補助 50～69 歲婦女每兩年作一次乳房攝影篩檢；40 歲前每 2～3 年到院檢查一次，以臨床觸診及乳房超音波攝影為主；40～50 歲每年到院檢查一次，以臨床觸診及乳房超音波為主，其間安排一次乳房 X 光攝影做為基準；50 歲後每年到院檢查一次，以臨床觸診及乳房 X 光攝影為主，必要時安排乳房超音波。

就乳癌的初級預防而言，專家們建議給高風險的女性使用 Raloxifene 和抗雌性激素（Tamoxifen），但是不建議給一般的女性使用。在大量的隨機臨床試驗中，其中有 30% 的參與者超過 65 歲，試驗結果發現 Tamoxifen 較之安慰劑，可以減少達 50% 的侵犯性乳癌發生率，特別是在雌性激素接受器陽性（estrogen receptor positive）的乳癌，然而在老年女性使用這些藥物會提高子宮內膜癌的風險。

子宮頸癌的篩檢

在老年女性裡，子宮頸抹片陽性常常和許多侵犯性的疾病有關，然而在什麼年紀該停止子宮頸抹片檢查還存在著一些爭議。對還保留子宮頸的女性目前美國預防醫學工作小組（United States Preventive Service）是建議年紀超過 65 歲，而且之前都有規律的檢查，並且檢查結果都正常的女性就應該停止篩檢。不過對那些有較高風險的女性而言（有子宮頸癌或有家族史的老年人，或先前有不正常的抹片結果，或是有高風險的性行為），都應該持續每年篩檢。

攝護腺癌的篩檢

在老年男性中，使用攝護腺特異抗原（Prostate-specific antigen, PSA）來對攝護腺癌做例行篩檢還存在著極大的爭議。雖然攝護腺癌在老年男性是常見的且可能有侵犯性和致命性，不過現在並沒有可靠的方式去分辨那些較小的早期癌症病灶，也無法得知如果不去治療它的話，是否會變成侵犯性的型態。此外 PSA 篩檢常會出現僞陽性，治療的目標也和攝護腺癌是否會帶來併發症有關。基於這些理由，許多組織建議應該實行例行性 PSA 篩檢，並且交由臨床醫生決定是否進行治療或者是繼續做 PSA 檢查來追蹤。

對攝護腺癌而言，用直腸指診來做例行篩檢是沒有效率的。有些研究發現最有效的篩檢方式是直腸指診的結果疑似為攝護腺癌，而且病人的 PSA 的數值大於 4ng/mL（敏感度九成五，陽性預測值六成）。

其他癌症的篩檢

對於肺癌、卵巢癌、甲狀腺癌、腎臟癌、腦癌、皮膚癌、胰臟癌或血液相關癌症目前並沒有可靠的篩檢方法。

結論

　　其實老年罹患癌症者是一個相當大的族群，在篩檢、評估及治療上有許多不同於年輕患者的地方。過去在癌症臨床研究上，老年罹患癌症者在許多醫療處置上，仍然沒有一個很好的共識。近年來歐美國家相當關注這一課題，就臺灣而言，目前的問題就是如何針對老年罹患癌症者做分析研究，進而制訂出最適合我國老年病人的醫療處置辦法。

參考文獻

1. 〈老年人的預防性照顧──從指引到臨床實務〉，吳晉祥、黃盈翔、張晉仁；《臺灣老年醫學雜誌》，2007; 2(3)：145-163。

2. Breast cancer screening in woman at average risk and high risk. Griffin JL. Pearlman MD. Obstetrics & Gynecology. 116(6):1410-21, 2010 Dec.

3. Evidence for colorectal cancer screening. Bretthaner M. Best Practice & Research in clinical Gastroenterology. 24(4):417-25, 2010 Aug.

4. Management of pneumonia in the nursing home. El-Solh, AA., Niederman MS, Drinka P. Chest 138(6):1480-5, 2010, Dec.

5. Streptococcus pneumonia: epidemiology and risk factors, evolution of antimicrobial resistance; and impact of vaccines. Lynch JP 3rd, Zhanel GG. Current Opinion in Pulmonary Medicine, 16(3):217-25, 2010, May.

6. The 2009 US Preventive Services Task Force (US PSTF): the scientific support for mammography screening. Kopans DB. Radio logic Clinics of North America. 48(5):843-57, 2010 Sep.

第七章　老年人的藥物使用

學習目標

當閱讀完這個章節之後，我們將會學習到：

1. 藥物作用在年齡上的改變。
2. 老年人常見的藥物副作用及藥物的交互作用。
3. 增強老年病人自我管控藥物能力的方法。

前言

有別於一般正常藥物種類與劑量的給予，如何給予老年病人適當的藥物種類與劑量是相當重要的。對老年人而言，藥物治療可能是最爲重要的醫療行爲，若要找出合適的藥物則須針對當地的族群、社會文化、經濟、藥物管理等方面有特別深入的探討。

藥物動力學及藥效學因年齡而產生的改變

藥物動力學

藥物動力學基本的四個面向：吸收、分布、代謝、排除。只有後三者受到年齡的影響較大。排除掉吸收不良症候群（Malabsorption Syndrome），基本上藥物的吸收在老年人與年輕人是差不多的。研究已經指出，腸胃蠕動力及腸子的血流量的改變，並不會對於藥物從腸胃道吸收到系統循環有重大的影響。給藥的方法除了口服之外，還有經皮吸收，或經口腔黏膜和氣管的方式給予，而老年人藥物多是利用這幾類藥物給予。

　　在藥物分布方面，年齡因素則對於分布的體積有著重要影響。分布的體積在理論上是病人體內被藥物所占據的空間，瘦肉組織（lean body mass）是去除脂肪的重量，對於藥物分布的體積有著重要的影響。因脂肪在老年人體內增加的較明顯，所以在老年人中，脂溶性的藥物（如一些 benzodiazepines）比起水溶性的藥物（如 lithium），有著較大的藥物分布體積。再加上清除率的改變，這些身體組成的變化，是會改變很多藥物在體內的半生期及穩定期的濃度。女性的平均年齡比男性高且不論是在哪種年齡都比同年紀的男性擁有較低的瘦肉組織，所以性別也是藥物分布、藥物動力學、藥效學所需要加以探討之處。

藥物濃度

　　藥物分布的其中一項：藥物在血中與其攜帶蛋白（像是血漿中的白蛋白）的結合則不因年齡的改變而有所不同。儘管結合率不變，但很殘酷的，隨著年紀的增長，可能因為營養不良或嚴重的慢性疾病，而造成血漿的白蛋白急遽的減少，進而影響到最終與藥物結合的量。

　　在血中藥物的總量可分為兩類：一類是與蛋白質結合的；一類是未與蛋白質結合的。而未與蛋白質結合的藥物量，在臨床上比藥物在血中的總量來的有意義，因未結合者在藥物學上代表著它是有活性的。所以若是病人罹有低白蛋白血症或是其他攜帶蛋白的缺少，在給予相同的藥物量下，其未與攜帶蛋白結合的藥物量（即具有活性的量）比起正常人還要來得多，這代表著若是患有低白蛋白血症的病人，就算是血中藥物總濃度在正常值，但其具有活性的藥物濃度卻是異常的高；相對的，這類病人若其血中藥物總濃度稍低於正常值，其具活性的藥物濃度才是在可接受的範圍內。所以醫師在開處方給那些患有低蛋白血症的病人時，尤其是那些在血中會與攜帶蛋白結合的藥物，特別要考量它們的治療及致毒性的濃度。舉例來說，phenytoin 就會與白蛋白高度結合。

　　之前有提到某些研究會定期的發表藥物的治療濃度，但是要切記這些治療濃度或致毒濃度的數值對於老年人而言並非精確的用藥指引，因為這些研究並不是針對老年人來做研究。

藥物清除率與年齡的關係

　　對許多藥物而言，肝臟是主要的代謝器官。隨著年紀的增長，肝臟的質量跟肝的血流量都會有所減少。藥物經肝的代謝會因這些因素而減少。經過解剖及超音波的研究發現，肝臟的質量在過了 50 歲之後會急遽的減少；流到肝臟的血流量若是與 25 歲時相比，65 歲時的血流量則減少了 40～45%，這結果有一部分可用隨著年紀的增長而心輸出量減少來做解釋。而像是 verapamil、lidocaine、laβlol 這些藥物因為有 first-pass 效應（口服藥物經由腸胃道吸收後，在抵達目標器官前，會先經由肝門靜脈系統帶入肝臟，先被 cytochrome P450 system 代謝後由膽道系統排出掉一部分），所以會因血流量的改變而減少其清除率。其實個體之間的差異，像是基因、環境、病人其他的個人因素，對於肝臟代謝的重要性遠比年齡的影響還來得大。

腎臟排泄

　　包括 digoxin、lithium、ranitidine、aminoglycoside antibiotics 在內，許多常用的藥物主要是由腎臟所排泄的。早期有研究指出，腎功能從年輕成人一直到老人是呈線性的衰退，尤其是腎絲球的過濾速率更是平均減少了近 3 倍。儘管整體來講衰退是事實，有研究顯示腎清除率並未隨著年齡增加而下降或者僅僅稍微下降；但有些研究則說清除率隨著年齡呈線性衰退。同樣的，病人個體間的差異跟年齡一樣皆占有相當重要的地位。

　　儘管尿素氮（BUN）及血中肌酸酐（creatinine）濃度是相當有用的腎功能指標，但我們必須記得，這些數值可能因為年齡增長而有所變動，卻

與腎功能本身無太大關連。舉例來說，BUN 反映了血液中的尿素濃度，而尿素的主要來源是攝取蛋白質而來。所以可能造成的情形是，儘管腎功能已有缺損，但因老人的營養不足而攝取不夠的蛋白質，造成 BUN 並未適當的上升。相似的，血中 creatinine 是由肌肉產生，不管病人是因長期生病或是其他原因而造成明顯的肌肉衰減，則病人就無法忠實的反映出腎對於 creatinine 的排除能力。所以針對年老患者，過度的信賴看似正常的 BUN 跟 creatinine，將可能嚴重低估腎功能的缺損。

Cockcroft-Gault 公式可用來評估那些服用潛在腎毒性（例如 aminogly-cosides）或服用主要從腎臟排泄的藥物（例如 digoxin）的腎功能：

$$\text{預估 creatinine 清除率} = \frac{(140 - \text{年齡}) \times \text{體重（公斤）}}{\text{血漿中 creatinine 濃度} \times 72}$$

（如果是婦女，則必須將結果再乘以 0.85）

必須強調的是，這估計值要有意義的話，病人的腎功能必須處於穩定狀態，而且並未服用直接干擾腎功能或影響 creatinine 排除的藥物。而這公式在評估健康的非臥床病人的腎功能有其一定的效力，但是若針對嚴重疾病且年老的病人其效力就有所限制。

藥效學

藥效學在年齡中的變化比起藥物動力學更難去定義。這學問的研究是更加複雜的，因為事實上許多藥物因為年紀的關係而造成其藥物的清除率降低，進而造成血中的濃度升高。所以要研究藥效學就必須把上面討論與年紀相關的藥物動力學加以控制。年齡的改變在藥效學的影響是可能會增強治療的效果，但也有可能會增加藥物潛在的毒性。而 warfarin 和 opioids 等藥物，則可能會因年紀的改變而有不同的藥物敏感度。

老人開藥的策略

在給病人開藥前，醫生必須要詳盡的知悉病人目前正在服用哪些藥物。這些服藥的藥史必須經過詳盡的詢問才行，細節如表 7-1：

表 7-1　詢問用藥史

藥品的來源	藥品的使用
• 醫師已開立的處方藥物 • 藥局買的藥物 • 個人必須時，偶用的藥物（如止痛藥） • 維他命的保健食品	• 詢問藥品是膠囊、藥錠、藥粉、藥水或針劑等 • 詢問如何使用，使用的量與頻率次數 • 詢問如何保存藥品

盡可能減少過度開藥

老年人藥物治療的其中一項大原則是不過度開藥。給予過多藥物（polypharmacy）是造成病人不遵守醫師指示、增加副作用及藥物交互作用的主要原因。在給病人增加新藥之前，必須先評估他目前的治療處置。以下幾個問題我們必須加以思考：新產生的症狀是否是因現存藥物所造成的副作用？這問題是否能用調整劑量或停藥來改善？我們必須要切記，針對現有的藥物來做調整，遠比給予不必要的新藥來得有效。

有句針對評估老人藥量給予的座右銘「先從低劑量來」，但另外要切記「不要太快停止」。老年人藥量給予是盡可能越低劑量越好，以期在能有效的治療及能夠容忍的範圍下找出最合適的劑量。若是無法用藥物動力學來預估的話，可先從一般成人的一半劑量開始給予，只要把藥剉成兩半或是延長服藥間距即可。有些藥商也了解到老人服藥的需求，亦製造較低劑量的藥品或是做成液狀，以利服用。

若是要停藥則要監測病人的症狀是否復發，而且例如心血管、中樞神經、腸胃道的藥物，停藥後亦常會產生戒斷症狀。

增進服藥順從度

順從度低可定義為病人不論是否出自本意，但偏離了醫師專業的建議或是不遵從服藥規定。順從度低包括了自行增減藥量、不按時服藥、服用錯誤的藥品等行為。

有研究指出，老年人醫令的遵從對度從 26～59% 都有。對老人而言，有太多的原因造成其不遵從醫令，像是對於疾病的態度、年齡，甚至是醫療本身都可能會造成不遵從醫令。醫療本身可能會讓病人覺得自己老了或是想起了自身的病痛，所以病人會去抗拒或忽略治療。如果是獨居而沒有人提醒病人服藥，亦有可能是造成不遵守醫令的原因。

改善服藥技術及順從性的方法

老年人的身體以及認知功能的改變，是許多服藥順從性差的主因，而一些創新的方法以求克服上述的問題是必須的。最簡單評估病人服藥順從性的方法是親眼看著病人服藥。而許多不同的評估方法也發表在不同的學術論述。藥錠分瓣器（tablet splitter）以及藥錠壓碎器（tablet crusher）可以使用於吞嚥藥錠困難的病人，但使用之前必須先行諮詢藥師的意見或製造廠商的用藥注意事項，確定如此的改變不會影響藥效。舉例而言，緩慢釋放的劑型及腸胃釋放的劑型並不適合做如此的改變。

需要特殊用法服藥的病人也可以徵詢藥師的專業意見，提供改善服藥順從性的方法或輔助器具。舉例來說，對需要皮下注射胰島素的糖尿病病人，有專為他們設計的注射放大器；對需要服用液體狀藥物的病人，有許多不同容量的刻度湯匙及刻度杯可使用。即使皮膚貼片都可能存在使用方面的問題；對於視力不佳或有關節炎疾患的老年病人，使用前撕開皮膚貼

片的保護膜這個動作對他們而言或許是有困難的。而有嚴重關節炎疾患或者半邊偏癱的病人，太小的藥水瓶也會降低他們服藥的順從性，較大的藥水瓶比較方便他們抓握。

對年紀大的病人而言，特殊的用藥方式往往更增加他們的用藥困難。舉例來說，在一份研究報告中指出，高達 70% 的病人無法將眼藥水正確足夠的滴入眼睛中。眼藥導引器（eye drop guide），一端連接眼藥水瓶，可以幫助穩定手部且將眼藥水直接滴入眼中；當使用此種導引器，第一次使用眼藥水便能成功滴入眼中的機率上升至 20～87%。

對所有的病人而言，正確使用定量噴霧劑（metered-dose inhaler, MDI）的困難，可能會影響此藥的使用藥效。新一代的 MDI 為呼吸激活性，對於無法協調按下藥罐後做吸入動作的老人而言，此種藥型在使用上是較為方便的。

視力問題可以影響病人閱讀藥品標籤及衛教單張的能力，甚至影響病人分辨藥錠的顏色。而聽力的下降會造成病人諮詢衛生專業人員的困難。當與這些感覺器官功能下降的病人互動時，確定他們已經正確獲得資訊是相當重要的。假使在服藥輔助措施的輔助下，病人在服藥上仍有困難，轉換成另外一種劑型也是可行的方式。

其他降低服藥順從性低落的方法

表 7-2 列出許多方式可供醫師參考，以求增加病人服藥的順從性。讓服藥順從性增加的第一步是讓服藥方式盡量簡單化：讓服藥的次數及數量減少，一般是建議一天的服藥次數不要超過兩次，而緩慢釋放劑型及半衰期較長的藥物是最佳選擇。病人的生活作息也是醫師需要注意的，例如容易讓病人昏昏欲睡的藥物應該在睡前服用。

表 7-2 改善服藥順從性的方法

---

1. 每天服藥的劑量與數目盡量簡單化。
2. 與病人討論是否有能力打開兒童安全蓋。
3. 如果可行的話，盡量開立無牌藥品。清楚同類藥品中藥價的差異。
4. 提供清楚記載的資訊給病人本身與家屬／照顧者，內容應該包括：
   • 藥品的名稱與成分。
   • 服用的劑量與時間。
   • 服藥期間的注意事項。
   • 主要的副作用及當副作用發生時如何處理。
5. 使用專為老年人設計的衛教單張：
   • 衛教單張應該使用較大的字體，而閱讀難度等級不要超過第六級。
   • 使用不會反光的白色紙張或黃色紙張，以及黑色字體。
6. 親眼看著病人服藥
   • 讓病人打開藥瓶，倒出正確數目的藥錠或膠囊，並且服下。
   • 如果有必要的話，核驗病人使用吸入器、滴入眼藥水，注射胰島素、使用皮膚貼片或藥膏的技巧。
7. 轉介專業藥師尋求增加服藥順從性輔助設備的相關意見。
8. 建議病人準備提醒服藥的輔助設備，如：月曆、藥物盒。

資料來源：Leipzig RM. Prescribing: keys to maximizing benefit while avoiding adverse drug effects. Geriatrics 2001 Feb; 56(2): 30-34, with permission.

　　經濟問題也可能讓病人的服藥順從性變差的原因之一。當藥費高漲，擁有固定收入的老年病人可能負擔不起藥物的費用。醫師應該學習不同藥物的藥費，而熟悉替代藥物的使用及哪種藥物是最為經濟實惠，也是相當重要的。

　　對於認知功能缺損的病人，簡單如記得吃藥都會有困難。現在有許多可以幫助病人記得吃藥的輔助器具可供病人使用，最簡單的是經過設計的日曆，可以列出需要吃的藥物及服用的時間，貼在冰箱或家中其他顯眼的地方。附有註記格的月曆或週曆卡，方便查核每次劑量的服用狀況，搭配藥錠的計數，可以評估病人的服藥順從性。

　　現在市場上可見的藥物收納盒也可以幫助服藥順從性的提升。藥物盒可以收納一天或者一整週的藥物，分成最高一天四次的服藥次數，每次吃藥打開一個小格即可。銑在甚至還有電子版的藥物盒，在服藥的時間到達，藥物盒會發出嘟嘟聲提醒病人吃藥，當病人錯過一次服藥時間藥物盒也會提供警告，有些系統甚至只能在吃藥的正確時間到達才能打開，其餘時間都是上鎖的。

　　對功能缺損更為嚴重的病人而言，需要經由判斷才能做出的行為，例如：辨識藥物的副作用或自我監測藥物的療效，幾乎是不可能的事情。針對上述情況，療法簡單化，輔助記憶的幫忙，以及家人或照顧者的介入，是改善病人服藥順從性的最好方法。

與常用藥物相關的藥物副作用

　　「由藥物所引起的症狀」這個診斷在年紀較大的病人更為複雜，起因於我們往往忽略在正常的生理狀態下，年紀大的病人與一般成人本來就不一樣，此外藥物所引起的症狀、病人本身、病人的家屬，甚至是醫師都會歸因於病人老化之後所產生的問題。因此，藥物造成的失禁、疲倦、沮喪都會被歸咎於病人自身的狀況，而忽略了藥物影響的可能。對於年紀大的病人來說，任何症狀在證實是其他的原因造成前，都要把它當作是服用藥物的副作用。

精神藥物

　　治療精神疾病藥物在數個流行病學研究報告中指出，與髖部骨折的發生有相關性。一份有關暴露於精神藥物下的老年病人，發生髖部骨折的危險性研究指出，服用長效型鎮靜性抗焦慮劑（大於 24 小時 elimination half lives）、三環抗憂鬱劑及精神抑制藥，會明顯增加發生髖部骨折的危險。

而長效型鎮靜性抗焦慮劑，包括 flurazepam, diazepam 和 chlordiazepoxide。最近的一份研究則指出，針對藥物所引起的意外，安眠藥的劑量相較於半衰期是更為重要的危險因子。因此，除非有其他考量，對於老年病人應該避免開立長效或高劑量的安眠藥。

　　三環抗憂鬱劑，包括較老的三級胺（amitriptyline, doxepin 和 imipramine），最常和藥物所引起的老年病人受傷有關。但是，最近的研究顯示，新型的選擇性血清素再回收抑制劑在病人的受傷和骨折的危險，和舊型的三環抗憂鬱劑相差無幾。事實上，沮喪的老年病人，在服用抗憂鬱藥物之前，相較於正常的老年人就有較高發生跌倒受傷的危險。

抗凝血劑

　　對於老年病人，血栓及心血管疾病的盛行率逐年增加，而長期口服抗凝血劑對於上述疾病的處理及預防惡化是必要的。事實上，抗凝血劑對於心房顫動的病人，降低發生中風的機率超過 2/3。然而，在老年病人中，使用抗凝血治療所擔心的是出血的潛在危險。抗凝血藥劑的成效由 INR 所反映，是出血併發症的主要危險因子。特殊的抗凝血諮詢機構可以評估病人出血的危險，密切監測藥物的交互作用，以及是否在目標治療範圍內。當抗凝血治療與專業諮詢服務同時給予，以及病人長期在專業診所進行追蹤下，病人的出血風險是可以降低的。小心評估抗凝血治療的適應症，控制 INR 在合理的目標範圍內，是降低老年病人在接受抗凝血治療時產生出血風險的重要良策。

非類固醇類抗發炎劑

　　老年人是最常使用非類固醇類抗發炎劑（NSAID）的族群。非類固醇類抗發炎劑抑制環氧合酶（cyclooxygenase）合成攝護腺素的主要酵素。攝護腺素同時也媒介許多重要的人體生理保護機制，舉例來說：攝護腺素能

在身體有效循環血流量下降時（鬱血性心衰竭、肝硬化併腹水、出血過多造成血壓下降、利尿劑造成循環容積下降），維持住腎臟的血流及腎絲球灌流。在上述的情形下，腎臟分泌的攝護腺素能夠減輕全身的血管收縮效應，維持腎臟血流，避免腎前性腎衰竭，以及可能的腎臟缺血性損害。當上述經由攝護腺素媒介的代償機制被非類固醇類抗發炎劑所抑制時，腎臟功能的損害有可能因此受到損害。一項針對大型長期照護機構的老年人所做的前瞻性研究，新接受非類固醇類抗發炎劑治療的病人在經過一段短時間後，發生腎衰竭的機率為 13%。和此項副作用有關的危險因子，包括較高劑量的非類固醇類抗發炎劑及併用環形利尿劑。

攝護腺素也媒介胃和小腸的黏膜的生理保護機制避免受到傷害，包括抑制胃酸的分泌、增加黏液和重碳酸根的分泌、增加黏膜的血流。當攝護腺素的合成受到非類固醇類抗發炎劑的抑制時，黏膜的保護機制受到損害，胃酸和消化酶的活性造成潰瘍的形成。一項有關於非類固醇類抗發炎劑和嚴重上消化道疾病關連性的流行病學分析指出，年紀較大非類固醇類抗發炎劑的消化道毒性也較大。

為了避免非類固醇類抗發炎劑所產生的副作用，非類固醇類抗發炎劑應該在非得使用時方可開立。在達成需要的療效為前提下，運用最低的劑量，最短的時間達到既定的目標，而治療非類固醇類抗發炎劑所造成的腎毒性及胃腸毒性的最好方法，就是停用非類固醇類抗發炎劑。止痛治療的替代藥物對許多病人都是可行且有效的，舉例而言，另一種有效的替代藥物為對乙醯氨基酚（普拿疼），雖然對乙醯氨基酚並沒有非類固醇類抗發炎劑可能產生的副作用，在一般的病人仍然不建議一天的用量超過 4g；他的毒性會隨著肝臟的機能不佳，長期大量飲酒、飢餓等狀態而增加。

第二型環氧合酶抑制劑（COX-II inhibitors）與非選擇性非類固醇類抗發炎劑在效果上差不多，然而相對於非類固醇類抗發炎劑，第二型環氧合

酶抑制劑同樣較少產生胃腸潰瘍的副作用，但潰瘍仍然有可能發生。第二型環氧合酶抑制劑和非類固醇類抗發炎劑在腎臟降低 GFR 的作用卻是相同的。此外，由於心血管系統副作用（心肌梗塞與中風）的存在，有些第二型環氧合酶抑制劑已從市場上下架，而這也同時影響此類藥物的整體應用。同時也顯示當醫師開立第二型環氧合酶抑制劑給年紀較大的病人時，必須得格外小心。

結論

- 藥物動力學的四大組成：吸收、分布、代謝及分泌，只有最後三項是有意義會受到年紀所影響的。
- 老年病人的劑量：一開始給予低劑量，再緩慢增加劑量，且不要突然停止用藥。
- 在確定老年病人的任何症狀為其他病因前，都不能排除是藥物的副作用所引起在老年人中，正常的血清肌酸濃度並不代表正常的 GFR。在為老年人開立任何經由腎臟排泄的藥物前，必須先評估肌酸清除率。

參考文獻

1. Classen DC, Pestotnik SL, Evans RS, et al. Adverse drug events in hospitalized patients JAMA, 1997; 277:301-306.

2. Mattila-Evenden M. A Study of benzodiazepine users claiming drug-induced psychiatric morbidity. Nord J Psychiatry 2001; 55:271-8.

3. Shaughnessy AF. Common drug interaction in the elderly. Emerg Med, 1992; 24: 21-32.

4. Straus WL Gastrointestinal toxicity associated with nonsteroidal anti-inflammatory drugs. Epidemiologic and economic issues. Gastroenterol Clin North Am, 2001; 30:895-920.

5. Sweitzer NK. Drug therapy of heart failure cause by systolic dysfunction in the elderly. Clin Geriatr Med, 2000; 16:513-34.

6. Williams CM. Using medications appropriately in older adults. Am Fam physician, 2002; 66:1917-29.

第八章　老年人的手術議題

學習目標

當閱讀完這個章節之後，我們將會學習到：

1. 老年人手術併發症的危險因子及如何降低併發症及手術風險。
2. 老年人手術麻醉藥劑使用的考量。
3. 老年人術中及術後併發症的預防與處理。

前言

由於手術及麻醉技術的進步，年老患者接受手術的比例越來越高。近來在美國約有 1/3 動手術的患者是超過 65 歲，但在 1980 年時只有兩成左右。這三十年來，超過 65 歲動非心臟方面手術的人數從 700 萬人增加到了 1,400 萬人左右。

年老患者常接受手術的種類，像是白內障手術、攝護腺肥大手術、大腸直腸癌手術、關節炎或是骨科的手術和心血管手術等。隨著麻醉技術的進步、術中監測儀器的使用及有效的預防深部靜脈栓塞，大幅地降低了年老手術患者的死亡率。內視鏡包括一些使手術傷口較小的技術也使得手術的安全和便利性增加，患者不僅死亡率減少，也增加了門診手術的比例和縮短了住院的天數。

讓患者較快的回到一般的環境中，以及讓他們的身體狀態恢復，可以大幅減少住院藥物使用，也減少臥床的併發症。目前大於 65 歲以上年長者若術前準備妥善，術後三十天的死亡率估計大約是 5〜10%。

不同手術的死亡率，研究顯示重點在於年紀增加而增加的其他疾病

（comorbidity），而非年紀本身。美國麻醉醫師協會（American Society of Anesthesiologist; ASA）的身體狀態評估表（Physical Status Classification）對於手術死亡率是個有效且精確的預測方式。他是根據一些共同致病的因子和機能狀態將病人分成五大類（如表 8-1）。

表 8-1　美國麻醉醫師學會（ASA）身體狀態評估表

第一級	正常健康的患者
第二級	有輕微的系統性疾病
第三級	有嚴重的系統性疾病限制了活動力，但還沒有使病人失能
第四級	有嚴重的系統性疾病導致失能且可能危及性命
第五級	病人在 24 小時之內無論有沒有動手術都有可能死亡的狀況

評估個體風險

手術前評估的目的主要有幾個：

・找出和手術相關併發症的危險因子。

・術前計畫來減少這些危險因子。

・術後最常見的併發症，包含：呼吸問題、鬱血性心臟病、譫妄和栓塞的問題。

確認個體風險

在術前評估好病人的風險，可以使病人和家屬在術前較能夠了解手術的預後及一些可能產生的併發症。除了美國麻醉醫師協會的身體狀況評估外，還有其他方法可以評估術後情形，例如病人原本日常生活機能受損、

術前身體活動受限、肺功能差（測量方式是經由心肺運動試驗）和低血清白蛋白。

　　而其中最複雜、困難的是心臟方面的併發症，包含術前最近發生的心肌梗塞、代償不良的鬱血性心臟病、會導致心臟收縮不良的心律不整的問題等。Goldman 的評估方式，是針對於非心臟手術但會導致心臟疾病風險增加。評估包含了六方面：較高風險形式的手術、缺血性心臟病的過去病史、鬱血性心臟病的過去病史、腦血管疾病的過去病史、術前有使用過胰島素和血液中肌酐酸超過 2mg/dL。如果有 0、1、2 和三個以上的上述因子的話，那麼有心臟方面併發症相對的機率是 0.5%、1.3%、4% 和 9%。

減少術後風險的計畫和方法

　　在術前評估完後可以經由一個流程逐步評估下來的計畫。根據美國的修正心臟危險因子指標（modified cardiac risk index）。如果病人是在低風險的分類，那可以直接進行手術不需要再做進一部的評估或治療。如病人是屬於中度風險的分類，則要看病人是否進行血管方面方面的手術，如果不是的話可以直接進行手術；但如果是的話則要做心臟耐受性的測試，測試結果如果是可以的，那一樣可進行手術，如果是不可以的，則要視為等同於高風險分類。在高風險分類的病人，如果有缺血性疾病的風險，術前則要有冠狀動脈血管手術的準備；如果有鬱血性心臟病、心律不整或是一些可以校正的因子，則這些狀況要先調整成最佳狀態再進行手術，如果這些因子是不可被校正的，那手術可能要考慮終止。

麻醉技巧及術中監測

　　對於年老患者最大的原則就是使用越少麻醉藥越好。常建議使用局部

麻醉於年老患者是爲了減少影響意識狀態，但還沒有大型的研究有指出這樣的概念是完全正確的。脊髓麻醉因爲操作技術的問題對有關節炎的年老患者有時不適用，可能要改用蜘蛛膜下腔麻醉。脊髓麻醉會降低心輸出量及血壓，在超過 60 歲的年老患者可能會降低 30mmHg。脊髓麻醉還有一個重要的併發症是麻醉後的頭痛，但相較於年輕人，這個併發症在老年人卻是較少見的。對於術中的監測方面，老年人的血壓、心電圖、血氧濃度在麻醉過程中需要更加嚴密的監測。在更大型或是長時間的手術，侵略性的監測，例如中央靜脈導管有時也要考慮使用。

相關狀況的處置

高血壓

術前血壓如果超過 180/110mmHg 的話手術不能開始，直到血壓控制下來，因爲這種狀況會增加心肌缺血的可能。但對於一些慢性血壓控制良好的病人，不需要再另外用新的藥物控制。術中麻醉藥也會有降血壓的作用。術後因爲疼痛或是膀胱脹等問題會導致血壓上升，記得要先排除這些問題，如果血壓還是控制不良的話，再繼續使用降血壓的藥物。

動脈硬化疾病

很多年老患者都有動脈硬化的問題，這時手術會使得冠狀動脈阻塞的可能大爲增加（在術後發生心肌梗塞死亡率甚至高達四成），如果懷疑病人有冠狀動脈的問題，在術中可以使用交感神經乙型阻斷劑，在術後也要用心電圖來繼續監測。頸動脈的阻塞在年老手術患者也是常見的問題，但還沒有證據指出這種情形下病人術後腦中風的風險會因此而增加。

鬱血性心衰竭

對於有鬱血性心衰竭的年老手術患者，在術前要盡量用藥物調整成最佳的狀態。對於收縮功能異常的標準治療方式是給予利尿劑和給予減少心臟後負荷的藥物，對於心輸出最重要的心跳速率和節率要嚴密的監控。侵略性的監測儀器，如肺動脈導管，可能也要考慮在術中來監測病人的情形。

心臟瓣膜疾病

根據統計有 20% 的有心臟瓣膜疾病的患者，在術後會產生新的鬱血性心衰竭或使原本的心衰竭更加嚴重。主動脈狹窄最常造成術後併發症。有其他心臟瓣膜疾病的患者則沒有絕對的手術禁忌。但儘管如此，有心臟瓣膜疾病的患者在手術中仍要嚴密的監控血行動力的情形。瓣膜和其他心臟疾病可能會增加病人心內膜炎的發生，這種情形下要使用預防性的抗生素，表 8-2 是介紹哪些手術要投予術前抗生素的適應症，表 8-3 則是一些考慮使用的抗生素種類。

表 8-2　需投予術前抗生素的手術

- 牙科方面的處置（拔牙、牙科方面的手術、植牙等）
- 呼吸道、腸胃道和生殖泌尿道的一些處置
- 扁桃腺切除術或腺體切除術
- 和呼吸道黏膜相關的手術
- 硬式支氣管鏡的使用
- 食道靜脈曲張硬化術
- 食道狹窄擴張手術
- 逆行性膽道攝影
- 膽道手術
- 和腸黏膜相關的手術
- 攝護腺手術
- 膀胱鏡

資料來源：Dajani AS et al., Prevention of bacterial endocarditis:recommendations of American Heart Association. JAMA 1997.

表 8-3 細菌性心內膜炎高風險的患者之預防性抗生素配方

用 藥		劑量配方
牙齒、口腔、呼吸道或食道的處置		
標準配方	Amoxicillin	2 g 口服，處置一小時前給予
對 Amoxicillin/ penicillin 過敏者 （三者擇一）	Clindamycin	600 mg 口服，處置一小時前給予
	Cephalexin 或 Cefadroxil	2 g 口服，處置一小時前給予
	Azithromycin 或 Clarithromycin	500 mg 口服，處置一小時前給予
不能使用口服藥者	Ampicillin	2 g 靜脈注射，處置前 30 分鐘內給予
不能使用口服藥，並對 penicillin 過敏者 （二者擇一）	Clindamycin	600 mg 靜脈注射，處置前 30 分鐘內給予
	Cefazolin	1 g 靜脈注射或肌肉注射，處置前 30 分鐘內給予
生殖泌尿道、腸胃道（食道以外）的處置		
高度風險患者	Ampicillin 和 Gentamicin	• Ampicillin 2 g 和 Gentamicin 1.5 mg/kg （最高劑量 120 mg），靜脈注射或肌肉注射，處置前 30 分鐘內給予 • 給藥 6 小時後，給予 Ampicillin 1 g 靜脈注射或肌肉注射，或 Amoxicillin 1 g 口服
高度風險，並對 Ampicillin/ Amoxicillin 過敏者	Vancomycin 和 Gentamicin	• Vancomycin 1g 靜脈持續灌注 （infusion）1～2 小時給完 • 加上 Gentamicin 1.5 mg/kg，靜脈注射或肌肉注射（最高劑量 120 mg） • 處置前須完成上列兩項靜脈灌注及注射

（續）

	用　藥	劑量配方
中度風險患者	Ampicillin 或 Amoxicillin	• Amoxicillin 2 g 口服，處置前 1 小時給予 • 或 ampicillin 3 g 靜脈注射或肌肉注射，處置前 30 分鐘內給予
中度風險，並對 Ampicillin/ Amoxicillin 過敏者	Vancomycin	1 g 靜脈灌注 1～2 小時內給完，開始處置前 30 分鐘內完成灌注

資料來源：Dajani AS et al, Prevention of bacterial endocarditis:recommendations of American Heart Association. JAMA 1997.

心律不整與心臟傳導阻斷

　　心律不整和心臟的併發症機率上升有關，最常見的併發症有心肌缺氧或鬱血性心衰竭。如果病人有在服用抗心律不整的藥物，手術當天應該要繼續服藥，並在手術後盡快重新開始服藥。心律不整用藥的劑型也可有多種選擇，病人還不能口服給藥時，可先給予靜脈注射等劑型。心室上頻脈在老人接受非心臟手術時很常見，相關的危險因子有：男性、年紀大於70 歲，嚴重的瓣膜疾病、氣喘、鬱血性心衰竭、手術中有早發心房收縮、ASA 在第三或第四級、腹主動脈瘤的修復、血管或胸腔內的手術等。對於心室上頻脈或心室頻脈，手術前後的處置與一般非手術患者的處置大致相同。但在心房顫動的處置上，要加上手術後抗凝血的藥物。

　　安裝心律調節器（pacemaker）的適應症，預計要手術的患者和一般人相同。緩脈可能會發生，但可用藥物控制，所以在手術前預防性的植入暫時性心律調節器是有爭議的。

肺部疾病

　　肺部的併發症是手術後最常見的併發症之一。因為年紀相關的肺部變化，使老年人的肺部併發症風險較高。由於老年人的肺泡較沒有彈性，復以老年人因軟骨鈣化，也使得胸壁較為僵硬，關節炎和脊椎間空間窄小而壓迫神經，加上呼吸肌也較為乏力，不足以應付呼吸時撐開胸壁所需的力量。這些解剖構造的變化，可造成殘餘肺容積（residual volume）上升，以及呼氣速率的下降。

　　肺功能測驗是相當被重視的，功能性和解剖構造上的測驗可以協助臨床醫師辨認出高風險的病人。對於要進行肺部局部切除的病人來說，定量的通氣灌流掃描（quantitative ventilation-perfusion scan）可以準確的預測手術後的呼吸流速，當預測術後的一秒內用力呼氣流量（forced expiratory volume in 1 second, FEV1）≧0.8 公升時，手術被視為可接受。但對於接受腹部手術的病人，肺功能測驗對於預測手術風險的效果未被證實。

　　手術前鼓勵病人戒菸是很重要的，也要避免呼吸道感染，讓呼吸道暢通免於堵塞，並教導病人肺擴張的方法。手術中的目標，包括讓手術時間盡量小於三小時，盡可能減小手術範圍，考慮脊椎或硬膜上等局部麻醉的方法。手術後要鼓勵病人做深呼吸的動作，可配合誘發性肺活量計，也可視情況使用持續正壓呼吸的設備，或是局部麻醉和局部神經阻斷止痛來鼓勵呼吸等。

血管栓塞疾病

　　栓塞疾病在手術後也很常見。估計有兩成接受一般性手術的病人，術後發生深部靜脈栓塞，而某些術後發生深部靜脈栓塞的機率更可達四成，包括膝關節或髖部手術、婦科癌症手術、大型神經手術者。深部靜脈栓塞的年發生率，在 65 歲以上者為 1.3/1,000；70 歲以上者為 1.8/1,000；85 歲

以上者爲 2.8/1,000；90 歲以上者爲 3.1/1,000，年紀越大發生率越高。第七屆美國胸腔內科醫師會議中，對於老年人手術的深部靜脈栓塞預防的建議（the Seventh American College of Chest Physicians Concensus Conference on Antithrombotic and Thrombolytic Therapy），茲列於表 8-4。

表 8-4　靜脈栓塞的預防

臨床狀況	建議預防方式
內科疾病狀況	
有鬱血性心衰竭或嚴重呼吸疾病，急性病重、臥床且有其他危險因子的住院病人	LDUH 5,000U，一日兩次，或 LMWH 一日劑量小於 3,400U
一般性手術	
中度風險病人 接受非主要手術，年紀 40～60 歲之間，或是有其他危險因子	LDUH 5,000U，一日兩次，或 LMWH 一日劑量小於 3,400U
較高度風險病人 • 接受非主要手術，大於 60 歲 • 或接受主要手術，年紀 40～60 歲之間，或是有其他危險因子	LDUH 5,000 U，一日三次，或 LMWH 一日劑量大於 3,400U
高度風險病人，有多種其他危險因子	LDUH 5,000U，一日三次，或 LMWH 一日劑量大於 3,400U（可加上 GCS 或 IPC）
較高度風險病人，有高度出血風險	GCS 或 IPC
骨科手術	
選擇性髖部關節手術（selective hip arthroplasty）	LMWH 一日劑量大於 3,400U，或 fondaparinux 2.5mg 皮下注射，或 wafarin（調整劑量：INR 目標 = 2.5，範圍 2～3）

（續）

臨床狀況	建議預防方式
選擇性膝關節手術	LMWH 一日劑量大於 3,400U，或 fondaparinux 2.5mg 皮下注射，或 wafarin（調整劑量：INR 目標 = 2.5，範圍 2～3）
髖部骨折手術	fondaparinux 2.5mg 皮下注射，或 wafarin（調整劑量：INR 目標 = 2.5，範圍 2～3）或 LMWH 一日劑量大於 3,400U，或 LDUH 5,000U，一日三次
神經手術	
顱內手術	IPC（可加上 GCS）

註：LDUH: low-dose unfractionated heparin（低劑量非分段肝素）。
　　LMWH: low molecular weight heparin（低分子量肝素）。
　　GCS: graduated compression stockings（抗血栓梯度壓力襪）。
　　IPC: intermittent pneumatic compression（間歇性充氣壓力器）。
　　INR: international normalized ratio（國際標準化比值）。

腎臟、水分、電解質失調

　　腎臟是代謝藥物、維持體液和電解質平衡的重要器官，在手術中會受麻醉藥物和手術的影響。隨著年紀漸增，腎臟的腎絲球會減少，例如 70 歲的人腎絲球數量已減少 30～50%，腎臟的血液灌流和腎絲球過濾率（GFR）也都會減少。因為腎絲球過濾率下常伴隨著肌肉質量的下降，所以血清中肌酸酐（creatinine）的濃度可能不會升高，而維持正常。對於要動手術的老年病人，因為老年人全身水分及細胞內水分的下降，靜脈輸液的給予要做調整。以 65～85 歲，體重 40～82 公斤的老人而言，男性的細胞內水分約占體重的 25～30%，女性則占 20～25%。

內分泌系統疾病

　　老年人常有糖尿病，以第二型爲主。糖尿病人者比一般人更容易有手術時的併發症，也更容易同時患有心血管和感染性疾病，死亡率也較高。所有要動手術的糖尿病病人都要頻繁的量血糖，包括手術前、手術中，以及術後在恢復室中都要測量。對於血糖可以飲食和運動控制者，不需術前處理，且高血糖可用皮下注射短效胰島素來控制。正在使用口服降血糖藥的病人，手術當天先不服藥，若有高血糖也可用短效胰島素有效控制。正在使用胰島素的病人，持續胰島素靜脈灌注可以有效控制血糖，但要小心監測血鉀和血糖是否快速變動。糖尿病病人最需要注意是否有心血管併發症，因爲糖尿病病人常有動脈粥狀硬化。且糖尿病病人心肌缺氧發生時不一定有症狀，可能在手術後心電圖上意外發現。

　　甲狀腺機能低下的病人藥物代謝較慢，對於中樞神經抑制劑較敏感，可引發呼吸抑制，心臟對於壓力的反應也較差。術前知道病人是否有甲狀腺低下是很重要的，但甲狀腺低下不是手術的絕對禁忌。對於緊急手術或是創傷的患者，可以給予 300～500 微克的甲狀腺素（L-thyroxine），六小時內代謝速率就會提升。另外可以考慮給予葡萄糖皮質素，以免代謝率突然上升後，會用盡腎上腺中預存的葡萄糖皮質素。

　　甲狀腺機能亢進在手術時可能有過高熱（hyperpyrexia）、心律不整、鬱血性心衰竭等風險。老年人較容易因含碘的非離子性顯影劑而誘發甲狀腺機能亢進。選擇性的手術應先以 thionamide 類的藥物控制後再進行。緊急手術時，可先給予病人口服 1,000 mg propylthiouracil 加上乙型阻斷劑。

結論

　　隨著手術技術的進步，老年人手術死亡率已大爲降低，對於老年人面臨手術時，在老年患者身體情況評估後可以承受手術的情況下，應該鼓勵

病人接受手術，不該再以年紀爲由拒絕手術。術前風險因子也應該盡其可能降到最低，並適當給予手術中的監控及術後併發症的預防與處理。

參考文獻

1. Blommers E. Klimek M. klein J. Noordzij PG. Perioperative care for the older patient. Nederlands Tijdschrift voor Geneeskunde 2008 Jul.; 152(27):1513-7.

2. Chiang S. Gerter KA. Granieri E. Richter HE. Pharmacologic management of the older woman undergoing surgery. Women's health 2009 Mar.; 5(2):205-19.

3. Severn A. Anaesthesia and the preparation and management of elderly patients undergoing surgery. European Journal of Cancer 2007 Oct.; 43(15): 2231-4.

4. Seymour DG. Severn AM. Cognitive dysfunction after surgery and anaesthesia: what can we tell the grand parents? Age & Ageing 2009 Mar.; 38(2):147-50.

第四篇

老年人的常見疾病

第九章　老年人的高血壓

學習目標

當閱讀完這個章節之後，我們將會學習到：

1. 高血壓與年齡有關的變化。

2. 正確的診斷與評估老年人的高血壓。

3. 高血壓的處置原則與方法。

前言

《高血壓指引》（第七版）（Joint National Committe on Dectection, Evaluation, and Treatment; JNC-VII）中，將高血壓分級如下：

1. 正常：收縮壓＜120mmHg，且舒張壓＜80mmHg。

2. 高血壓前期：收縮壓120～139mmHg，且舒張壓80～89mmHg。

3. 高血壓第一期：收縮壓140～159mmHg，或舒張壓90～99mmHg。

4. 高血壓第二期：收縮壓≧160mmHg，或舒張壓≧100mmHg。

級數越高，得到心血管疾病的風險與死亡率也越高，例如：冠狀動脈疾病、心臟衰竭、中風、周邊血管疾病、腎臟疾病等。

年齡造成血壓方面的改變

很多年齡造成的生理上改變與血壓的增加有很大的相關性。就像周邊血管阻力的增加在造成老年人病理上高血壓的表現。與年紀相關的動脈血管硬化，尤其是在大血管是很常見的。血管構造的變化會導致其擴張能力

降低，平滑肌細胞的數量與大小增加，以及膠原蛋白的沉積，彈性蛋白減少，而動脈的彈性與心臟收縮每次的血量為主要影響血壓的兩大因子。但心臟每次收縮的血量並不會因為年紀而有很大的改變，而血管彈性的減少卻會造成血壓的增加，進而造成收縮壓的上升。這項發現可以解釋年齡會造成高收縮壓的原因。

盛行率

　　流行病學的統計顯示高血壓在美國的盛行率在 65 歲以上的民眾約 50～70%。我們國人高血壓的盛行率，在男性及女性的盛行率均會隨著年齡而上升。中年男性（31～44 歲）高血壓盛行約 11.4%，中年女性（31～44 歲）高血壓盛行約僅 2.4%，但 65 歲以上高血壓盛行率卻上升到 55.9%，而隨著年齡上升，老年女性高血壓盛行率快速上升到 52.3%，各年齡層的男性高血壓盛行率都高於同年齡的女性。

診斷評估

　　高血壓不應該在只有單一次異常的測量結果時而被診斷。為了能正確診斷，必須要注意以下幾點事項：

- 使用適當大小的脈壓帶。
- 病人量血壓時的姿勢（舒適的靜坐休息五分鐘，手臂位置放在與心臟同高）。
- 在橈動脈的位置測量收縮壓。
- 兩次血壓測量必須間隔至少兩分鐘。

　　另外在老年高血壓病人上，還必須測量姿勢性血壓。姿勢性低血壓是指平躺比站起來量的收縮壓高出 20mmHg 或是舒張壓 10mmHg。但是年齡

與姿勢性低血壓的盛行率增加卻沒有太大關係。基本姿勢性低血壓的評估是為了避免抗高血壓藥物對姿勢性血壓的進一步降低所造成的傷害。

- 利尿劑會造成代謝異常、小便失禁、高血脂、痛風患者使用要小心。
- 鈣離子阻斷劑會造成周邊組織水腫、便秘。
- 乙型拮抗劑會增加周邊血管阻力、代謝異常、影響中樞神經，第二型糖尿病、慢性阻塞性肺病與周邊血管疾病者使用要小心。
- 血管收縮素轉換酵素抑制劑會造成高血鉀、腎臟功能不全、咳嗽，所以腎功能不好或是腎動脈狹窄的病人使用時，要謹慎監測體內變化。

鑑別診斷

超過 90% 的老年高血壓病人有原發性（初級）高血壓。次發性高血壓反而在老年人較少。腎臟疾病或是腎血管高血壓是老年人次發性高血壓的主因，內分泌引起的高血壓整體來說，是很少見的。

要診斷次級高血壓，需要先了解病人的病史、完成理學檢查、生化檢驗（電解質平衡、腎功能、血糖）、心電圖和胸部 X 光檢查。更進一步的檢查在一般來說是不太需要的，除非病人在之前一系列檢查中發現不正常的症狀，例如腎臟疾病（腎指數升高或是不正常的尿液檢查）、腎臟血管疾病（腹部動脈雜音）、高醛固酮血症（低血鉀）、甲狀腺亢進（高血鈣）、嗜鉻細胞瘤（頭痛、心悸、冒冷汗、陣發性高血壓）。除此之外，仔細檢查病人用藥以避免藥物引起的高血壓，像類固醇或是非類固醇抗發炎藥都會導致血壓升高。其他情況會導致老年人發生次級高血壓還包括惡性高血壓、舒張壓高血壓的突然發生、高血壓控制不良，或是血壓在三種抗高血壓藥物治療下仍然無法控制。

目標器官損傷與危險因子評估

只要高血壓一被診斷出來，了解引發高血壓的原因後，接下來我們要開始評估病人的目標器官的損傷程度及其他心血管危險因子。尤其在老年人身上，因爲本身器官功能已經受到其他疾病或是老化本身的影響，這方面的功能評估會比較困難。但是如果有心臟冠狀動脈疾病、心臟衰竭、腦血管疾病（中風或短暫性腦缺血）、周邊血管疾病情況下，高血壓確定會加重這些疾病。目標器官的損傷，包括高血壓性視網膜病變、左心室肥大等。除此之外，爲了了解病人有無糖尿病、高血脂，須小心詢問病人飲食狀況、脂肪與鹽的攝取量、有無抽菸喝酒習慣及運動習慣等。以上這些資料都必須在評估心血管風險時考慮進去。病人有高血壓之後，應該先給予生活習慣改變的衛教活動，先不給高血壓藥，看成效如何，再來進一步決定要給哪一種抗高血壓藥，以及避免哪種類的藥物。

處置

對於年老慢性高血壓的病人，我們需要幫每個人制定一個專屬的治療目標。我們要減少病人的死亡率及致死率，但同時也要注意藥物的副作用，在好處與壞處之間取得一個平衡。

就像有一些抗高血壓藥物的副作用會造成姿勢性低血壓，在老年人身上，臨床上也許不會有因姿勢改變而血壓改變的典型症狀，但卻會出現全身無力及疲累的症狀。

非藥物控制

有很多生活習慣的改變是被建議的：減重、有氧運動、低鈉飲食、飽和脂肪和膽固醇、適量的鉀、鈣、鎂離子攝取、戒菸、適度飲酒。

　　非藥物控制在初期治療是有效的。在高血壓第一期（收縮壓低於160mmHg）且沒有糖尿病的病人，在給予高血壓藥物治療前，應該先完成六個月的非藥物控制，甚至在給予藥物之後，非藥物治療也是可以作為藥物治療的輔助，兩者併用，以減少其他心血管風險。

　　對於體重超過標準體重 10% 的高血壓病人應實施減重。每減少 5 公斤的體重約可以減少約小於 5mmHg 的血壓，雖然看似不多，但對於整體來說，是重要且有意義的。

藥物治療

　　根據 JNC 7 對於高血壓的治療準則提到說：當病人收縮壓介於 120～139mmHg 之間，或是舒張壓介於 80～89mmHg 之間這種所謂高血壓前期時，就需要調整並維持健康的生活型態來預防心血管的疾病。而大部分高血壓的病人都需要兩種（或以上）的降血壓藥物來達到「目標血壓」。所謂目標血壓就是血壓要低於 140/90mmHg，而糖尿病或慢性腎臟病的病人要求又更嚴格，需要低於 130/80mmHg。而有一些病人當他的血壓一開始就比目標血壓高 20/10mmHg 以上時，可能就要直接投予兩種藥物的治療，其中一種建議要包含 Thiazide 類的利尿劑。

　　至於一開始要使用哪一類抗高血壓藥物來治療，需要評估病人個別的狀況，通常非複雜性高血壓都會先使用 Thiazide 類的利尿劑或合併其他類藥物，而複雜性高血壓的病人（合併有其他疾病，如糖尿病、冠狀動脈疾病、心衰竭等）則會因應不同疾病有不同的適應症而選用不同類的藥物來治療，這些藥物，包括：ACEI、ARB、β-blocker、CCB。在老人族群中，這些降血壓藥物都有證據顯示出其效用。一般使用原則是先選用一類的藥物，從最低劑量開始給予，當已經給到最大劑量卻仍然無法達到目標血壓時，這時候就要換成另外一類藥物，或是除了使用原藥物之外再加上另外一種藥。

利尿劑

臨床試驗上顯示，在老年人高血壓的族群中，低劑量的 Thiazide 利尿劑對於死亡率、中風和冠狀動脈疾病有顯著的益處，這些好處，包括：藥物的相對安全性、低劑量下副作用較小、一天只要服用一次的方便性，以及成本低。另外這個藥物對於降低收縮壓的效果不錯，而且與其他類藥物共用時有加成的功效。

鈣離子通道拮抗劑（Calcium Channel Antagonists）

鈣離子通道拮抗劑在老年族群中治療高血壓也很有效，但它有個特性就是隨著年紀的增長而會影響體內的代謝效率，年紀越大，清除率就會越低，所以血漿中濃度就會增加，因此老年人須使用較低的劑量。這類藥物主要機制是降低周邊血管的阻力，而對於中樞神經系統跟代謝方面的影響卻較小。這類藥物又分成三種：dihydropyridine（例如 nifedipine），它可直接造成血管擴張，但也因此可能產生周邊水腫或是反射性心搏過快；phenylalkylamine（例如 verapamil）和 benzothiazepine（例如 diltiazem），這兩種對於降低心房心室的傳導有明顯的作用，因此可能導致心跳停止，而且往往伴隨著便秘的副作用。

乙型腎上腺素阻斷劑（β-Adrenergic antagonists）

乙型腎上腺素阻斷劑這類的藥物主要機制是減少心輸出量，但不會有效降低周邊血管阻力，所以整體降低收縮壓的效用比其他類的藥物要小。在老年高血壓的生理學上有一些特性，包括：增加血管的硬化程度、降低壓力感受器（baroreceptor）的敏感性、增加交感神經系統的活性、降低 α、β-Adrenergic 的反應性、低血漿中腎素活性和胰島素阻抗性，因為這些特性造成對於是否使用乙型腎上腺素阻斷劑來降低老年人的高血壓產生諸多疑點。很多報告資料顯示單用這類藥物來治療高血壓，對於血壓的下降、心血管疾病和死亡率的預防，並沒有比利尿劑的效果來得好，另外也因為

藥物副作用的關係，病人有很高的比例會停藥。目前的建議是認為不要把乙型腎上腺素阻斷劑，當作第一線的單一用藥來治療非複雜性的老年高血壓，但是因為乙型腎上腺素阻斷劑對於控制有症狀的冠狀動脈疾病、預防心肌梗塞再次發作，或是充血性心衰竭的處置都有其功效，一般建議併用在複雜性的老年高血壓病人身上。

血管收縮素轉換酵素抑制劑（ACEI）／血管張力素受器阻斷劑（ARB）

因為老年高血壓的病人的血中腎素濃度低，所以一般認為 ACEI 和 ARB 的作用對於這個族群可能效用不大，但是研究結果證實這兩類藥物對於降血壓還是有作用的，而且大部分的老年人的接受度都很高，除了會引起咳嗽等輕微副作用外，它們對於中樞神經系統，及醣類、脂肪、電解質等的代謝並不會有什麼影響，這是一個很大的優點。對於使用 ACEI 有一些適應症：高血壓同時併有左心室收縮功能有問題的病人，或是併有微量蛋白尿的糖尿病病人。

在老年高血壓的族群中使用 ACEI 最主要的限制，包括：可能會產生高血鉀的現象，尤其是在腎功能不全的病人身上更容易發生；另外，要是使用在雙側腎動脈狹窄的病人身上可能會造成腎衰竭。但是，幸運的是，由 ACEI 導致的腎衰竭並不常發生，而且要是發生了，多半都是可回復的。使用短效型的 ACEI 或是經常監測腎功能都可以有效幫助發現或是預防腎臟分面的副作用。ACEI 還可能造成的副作用有：乾咳（可能有高達 10% 的病人會發生）、紅疹、血管神經性水腫（angioneurotic edema），這些都有可能迫使病人中斷療程。病人若因為使用 ACEI 而產生乾咳不舒服的感覺，可以使用 ARB 這類的藥，例如：candesartan、irbesartan、losartan、valsartan 來替換。但是，假如病人有因使用 ACEI 引起的血管水腫的病史，也不建議使用 ARB。

腎上腺素受體拮抗劑（α1- Adrenergic Receptor Antagonists）

　　這類藥物的作用機制是在降低周邊血管的阻力，這個作用對於老年高血壓的病生理特性來說是適合拿來做降血壓的治療的。不過，雖然這個藥有很好的降血壓效果，但卻會引起姿勢性低血壓，因此在老年人中，它並不普遍拿來做降壓藥物，在臨床上，通常是一個合併有攝護腺肥大的病人才會使用這類藥物，因為 α-receptor antagonists 對於阻塞性泌尿道的症狀有明顯改善的作用。

病人的順應性和頑強性高血壓

　　在老人家中，要有效的治療高血壓，需要讓病人對他的長期治療有好的順從性。以下介紹一些特殊的方法可以增進病人對長期治療的順從性。把一些特殊治療的相關資訊都詳細記錄下來給病人知道，並且對於目標血壓跟病人達成共識。一般說來，較簡單的治療計畫可以增加病人的順從性，使用行事曆或是藥盒對於較長久的順從性也有幫助。讓病人自己做例行的血壓監控也是一個好方法，這樣會讓病人對其治療有參與其中的感覺，也能因此提高順應性。另外，因為高血壓通常沒有症狀，所以去教導病人控制血壓可以得到的好處，才能提高他們對於維持血壓的順從性，因此去教育病人這件事是很重要的，而這個目標也需要各科間的團隊合作才能達到。最後，護理人員在病人回來量血壓時主動回饋給他們知道目前血壓控制的狀況、營養師提供飲食的資訊、藥師給予較好遵從的藥物規劃，而社工人員提供其他家庭份子適時的幫助，或是服藥造成的家庭財務困境的解決，這些對於病人的順應性都可能會有幫助的。

　　至於高血壓的病人多久要回去追蹤一次，則需要依據病人高血壓的程度來決定，當病人是屬於 stage II 高血壓時就需要密切的觀察和追蹤。除非病人有高血壓急症（hypertensive urgencies）的狀況，不然快速的去降低病

人的血壓是不必要而且有害的。對大部分的病人來說，1～2 個月回去追蹤一次是最適合的。當病人回去追蹤時，要同時測量仰臥和站立的血壓，這樣才能知道目前的藥物劑量對病人的作用如何，假如再加重劑量，會不會使姿勢性低血壓更惡化。當考慮要加重藥物劑量或是換藥時，要審慎的評估病人的順應性，有些病人更需要把他在家自己量的血壓納入參考。

當病人已經使用了三種降血壓藥物，且每種藥物都已經使用了最高劑量，卻仍然無法控制血壓，則稱為頑強性高血壓（Resistant Hypertension），這時後就要去評估到底什麼原因造成這頑強性高血壓，包括了：病人的順從性如何，或是有沒有一些藥物間的交互作用（例如：非類固醇類的抗發炎藥物、類固醇、酒精等），或是病人有沒有水分過多的現象，另外也要評估一下是否有造成次級性頑強性高血壓的原因，例如：腎血管高壓，或是假性高血壓等的現象。

結論

- 所謂的高血壓分級不須因為年齡而有所調整，不管年紀多大，仍是依照 JNC-VII 分類所述。而且高血壓應該被視為一種疾病狀態，因為高血壓會造成身體其他方面的傷害，也會增加心血管疾病罹病風險。
- 在 65 歲以上老人，高血壓的盛行率約為 50%。
- 周邊血管阻力增加在老年人是高血壓的另一個病理表現。
- 高血壓不應該再只有一次的血壓測量中被診斷，而且測量不同姿勢的血壓來判斷有無姿勢性低血壓是很重要的。
- 對年輕人來說，評估老年人次級高血壓的方法，與可回復的因子是一樣的。
- 幫每個病人訂定個人的降血壓標準，與使用個人化的抗血壓藥物處方是很重要的。

- 非藥物治療在初期高血壓治療上可能有效。
- 儘管使用三種以上抗高血壓藥物及最大劑量後，仍無法控制血壓，則需要進一步了解背後原因。
- 病人血壓一下子降得太快來達到治療目標是不必要的，而且可能引發一些危險。

參考文獻

1. Carlberg B. Nilssor PM. Hypertension in the elderly: what is the goal blood pressure target and how can this be attained? Current Hypertension. Reports. 2010 Oct.; 12(5):331-4.

2. Kithas PA. Supiano MA. Practical recommendations for treatment of hypertension in older patients. vasculan Health & Rick Management 2010; 6:561-9.

3. The seventh Report of the Joint National Committee on Prevention. Detection. Evaluation and Treatment of High Blood Pressure (JNC 7), 2004, NHLBI produced publications.

第十章　老年人的心臟疾病

學習目標

當閱讀完這個章節之後，我們將會學習到：

1. 心血管系統中，與年齡相關的生理變化。

2. 老年人心臟疾病的特徵。

3. 心臟疾病的檢查流程。

4. 心臟疾病的治療。

前言

心血管疾病的發生率隨年齡增加而急劇升高，並且是老年人死亡與殘障的主因；心血管疾病也是醫院醫療照護需求量增加的主因。冠狀動脈心臟病是心臟相關疾病（包括瓣膜疾病、肺心病等其他病因）裡最常見的，常發生在高血壓性心血管疾病之後。雖然我們有上述這些認知，但目前對於年老病人的研究卻非常少。

心血管系統與年齡相關的改變

老化所造成的心血管改變包括生理上的與結構上的，這使得老年人心血管疾病很複雜。這些改變影響了老年人對某些心臟病的反應與治療。

心臟的最大心跳速率與最大有氧運動能力會隨年齡逐漸降低，運動時，心輸出量與射出率的最大值也降低。為了增加心搏量心臟會擴張，以代償減少的心跳速率來維持運動時的高心出量。主動脈與大動脈血管壁的

厚度及硬度隨年齡增加，且動脈收縮壓上升，阻礙了左心室射出率。增加的後負荷可能是左心室肥大的因素。收縮壓與平均動脈壓都隨老化而增加，且脈壓差（收縮壓減舒張壓）的範圍也變寬了。

老化在心臟方面的改變還包括：改變心臟結構、心臟順應性（compliance）減少，也造成早期心舒張填充率的降低。心臟舒張的功能不良使得心臟要增加心房打到心室的填充量以維持心輸出量，心肌收縮與放鬆的時間延長，心跳與心收縮力對交感神經刺激的反應降低。

血壓受器的反應敏感度也因老化而降低，這是因為心管壁的伸張性消失。竇房結上的製造心律（pacemaker）的細胞與束枝傳導纖維都減少，尤其是心律細胞的消失影響最大。病竇症候群是因為缺少了竇房結的心律細胞，以及因老化造成脂肪組織浸潤到竇房結。房室傳導阻滯、心室間傳導延遲、束枝傳導阻滯可能是心臟結構纖維化或鈣化所造成的。心房擴張與心房纖維化的發生可能導致心房心律不整。

心臟瓣膜中，比較明顯的是主動脈瓣與僧帽瓣的增厚。心臟瓣膜的膠原蛋白變性與鈣化在老人是很常見的，鈣化也是老年人主動脈瓣疾病的主因，70歲以上老人有 1/3 會發生主動脈瓣或僧帽瓣的鈣化。

診斷評估

症狀與表徵

患者同時有多種疾病會妨礙症狀的評估，且使病史更複雜。老人平時的活動程度可能相當不同，但大致上是減少的，所以未能發現症狀隨患者活動而加重的特性。

姿勢性低血壓是老人常見疾病，但病因可能是疾病和藥物，而非老化。在老人照護機構裡，姿勢性低血壓常發生在餐後及早上起床時。

老年人的心音常會有動脈瓣硬化導致的收縮早期雜音，並且常伴隨著

因心室順應性降低而形成的第四心音（在心尖）。第三心音的出現反映出心室收縮功能不佳。老人的第二心音通常只有單一音，可能是因為吸氣性分裂音較不明顯的關係。心尖的搏動可能因為駝背、肺氣腫、胸廓變形而受到限制。研究指出腳踝血壓與上臂血壓比值（ankle-arm index），這種非侵入性對周邊血管疾病的評估是很重要的。

非侵入性的檢查方式

靜止心電圖

約有 50% 的老人其靜止心電圖會有異常。心律傳導系統的老化與左心室肥大是主因，較常見異常情況有：PR 和 QT 間隔延長、心室內傳導異常、QRS 和 T 波幅度減小、非特異性的 ST 段與 T 波改變、QRS 電軸向左移。老年女性比男性更常有 QT 間隔延長。雖然在心室肥大情況常見，但 QRS 電壓常會因過度換氣和駝背兩項因素而變小。

長期（24 小時）心電圖

為了找出導致病症的心律不整，24 小時心電圖是很常用的診斷工具。對於那些找不出病因的頭暈、暈厥或心悸，這項檢查可用來鑑別診斷心律方面的疾病。但對於沒有症狀的心律不整，這項檢查就不適用。

心臟超音波

對於心室與心房的大小，心臟超音波比胸腔 X 光更準確，因為老年人常會有脊椎變形而導致胸廓改變，造成 X 光上心臟變大。超音波也比心電圖更能準確評估左心室肥大，這也是冠狀動脈疾病的指標之一。總結來說，心臟超音波可評估：左心室壁厚度與質量、心臟各房室大小、瓣膜異常、運動異常、心室射出率、心包膜積水。都卜勒超音波可用在測量主動脈瓣膜面積與主動脈狹窄時的壓力梯度。

運動測試與運動核醫研究

　　對於可以做運動心電圖的老人，他們也可以和年輕人一樣，安全且有效地做運動測試。運動測試可用來鑑別心肌缺血導致的胸腔不適、評估心絞痛病人的危險性、追蹤心肌梗塞、決定運動復健的方式及病人回歸職場的適當與否。

　　無法做運動的老年人，可利用注射冠狀動脈擴張劑（dipyridamole）做心肌再灌注造影術，以鑑別診斷心肌缺血。核醫心室圖能夠評估心室功能，雖然這項技術比心臟超音波昂貴，卻適用於無法從超音波得到足夠影像的病人。

侵入性的檢查方式

　　經食道超音波可用在主動脈剝離、感染性心內膜炎、瓣膜性心臟病。但併發症的比例也相對較高，比起來老年人會多 2～3 倍的機率。

心血管疾病的表現

心衰竭

　　心衰竭的盛行率隨年齡而增加，估計 65～74 歲的老人約有 5%，75 歲以上的老人有 10% 心衰竭的問題。

　　老年人的心衰竭不好診斷。因為老人常將一些症狀，像是疲倦、呼吸困難、咳嗽、水腫，歸因於老化的關係而沒有說出來。有些早期症狀（像是運動時呼吸困難）也可能因為長久靜坐的生活型態而被忽視，但運動時呼吸困難卻常被以為是另一種常見疾病——慢性肺病所導致。由於體力受限，心衰竭最常見的症狀主要是疲倦而不是呼吸困難。有時，可能只有食慾不振、失眠、夜咳或夜尿等些許症狀。除此之外，很多病人則是因為心衰竭造成腦部血流不足，導致心智與行為上的障礙。

　　冠狀動脈硬化的心臟病、高血壓性心血管疾病、主動脈瓣膜鈣化是心衰竭最常見的幾個原因，而僧帽瓣逆流也很常見。比起年輕人，老人常會因為身體其他疾病而加速惡化心衰竭，包括：心房顫動、心律不整、急性心肌梗塞、無法控制的高血壓、感染造成的發燒、體內液體滯留、大出血、肺栓塞、貧血、甲狀腺毒症、腎功能不足、男性的急性下泌尿道堵塞。藥物造成的心肌抑制（β阻斷劑、鈣離子阻斷劑、抗心律不整藥），或是藥物服從性差，都有可能惡化心衰竭。腎功能差加上服用非類固醇消炎止痛藥所造成的鈉與水的滯留也是常見原因。心臟超音波能診斷心衰竭，也是有用的非侵入性檢查來分辨收縮性或舒張性心室功能不全。

舒張性功能不全

　　大約一半以上的老年人是屬於這一型的心衰竭。可能是因為高血壓或心肌增生性病變導致心室肥厚。心臟老化或是糖尿病也有可能使心室舒張不良。目前的治療方式對舒張性心衰竭的預後較好。

收縮性功能不全

　　有左心室收縮功能不良的病人常會有心臟變大、心跳變快、異常心音、肺囉音或肺水腫；右心衰竭較嚴重的病人則會有下肢水腫、頸靜脈曲張、肝腫大和腹水；體重增加，四肢會因為血管收縮顯得冰冷；交感神經活動提高會使得病人焦躁不安且易怒，對於這種情況，控制心衰竭比用鎮定劑更有效。

心衰竭處理

　　對於有心室收縮功能不全的老人，血管擴張劑、β阻斷劑、利尿劑（spironolactone）能夠有效改善。血管擴張劑藥物，包括血管張力素轉化酵素抑制劑（ACEI）、血管張力素受體阻斷劑（ARB）、hydralazine加上硝酸鹽藥物，能夠有效地降低心臟負荷，改善心輸出量減少的症狀，阻止心衰竭惡化，提高病人存活率。

　　毛地黃對於心室收縮不良的病人很重要，即使心跳速率正常也是，因為它能夠改善心肌收縮力。老人因為腎絲球過濾率低，藥物排出慢，所以毛地黃的量要降低。當病人意識改變、疲倦、食慾不振或噁心嘔吐時，要懷疑是毛地黃中毒。有嚴重收縮功能不良的病人，特別是伴隨著心房顫動，要加入抗血小板的藥物，以免發生血栓相關的併發症。對於順應性差且老化的心室，心房打入多少血量是很重要的，所以如果能治療心房顫動或撲動，使之變成正常的節律，有助於提高心輸出量，改善心衰竭。

　　限制鈉的攝取很重要，然而飲食的改變是需要旁人的協助與鼓勵。有很多原因會阻礙病人改變飲食，像是食物不好準備、不好吃或是經濟困難。雖然心衰竭發作時最好減少活動量，但長久不動可能會併發深層靜脈血栓或肺栓塞。所以一旦心衰竭症狀緩和，會建議重新訂立運動復健。心衰竭完整的治療，包括衛教、評估與處理，這樣可減少病人再住院的發生率與改善藥物服從性。

結論

- 約 2/3 以上超過 65 歲的老年人需注意到心血管方面的問題。
- 約有一半的老年人心電圖會有異常。
- 超過 85 歲的病人中，如果有心臟梗塞，可能只有 1/3 患者會有胸痛的症狀。
- 老人家如果有胸悶胸痛、噁心嘔吐、意識改變或手頸疼痛，則須考慮心肌梗塞的可能性。
- 心舒張異常在老人家之中是常見的，必須與收縮異常分清楚，因為治療方法是不同的。

參考文獻

1. Dupree CS. Primary prevention of heart failure: an update current opinion in Cardiology, 2010 sep.; 25(5):478-83.

2. Jugduft BI. Heart failure in the elderly: advances and challengas, Expert Review of Cardiovascular therapy, 2010 May.; 8(5):695-715.

3. Murphy M. Low blood pressure and preserved systolic function in elders with heart failure. Journal of Cardiovascular Nursing, 2010 Sep-Oct; 25(5):405-10.

第十一章　老年人的周邊動脈血管疾病

學習目標

當閱讀完這個章節之後，我們將會學習到：

1. 老年人周邊動脈血管疾病的特徵。
2. 周邊動脈血管疾病的檢查流程。
3. 周邊動脈血管疾病的治療。

前言

周邊動脈血管疾病（Peripheral Arterial Disease, PAD）與下肢循環的血管粥狀硬化相關，會造成下肢血液的供應及需求不平衡，導致無法滿足持續的新陳代謝。症狀若輕微也許只會偵測到較低的腳踝血壓，若嚴重時則會造成間歇性的跛行，更嚴重的則會造成肢體慢性缺血性病變而有嚴重的後遺症。典型周邊動脈血管疾病多在患有心血管疾病的數年後發生，並且對於患者的運動以及生活造成極大的影響與限制。此類疾病控制方針為直接針對症狀做控制及想辦法降低日後罹患心血管疾病的可能性。

流行病學

周邊動脈血管疾病的病人的症狀常常會被低估，臨床使用上臂與腳踝的血壓比值（Ankle/Brachial Index, ABI）檢測血管狀況，經由測定腳踝與上臂血壓比值，可以測知血管阻塞程度。通常健康的人，腳踝的血壓會高於上臂的血壓。若腳部動脈因脂肪等黏稠物質堆積而使血流狀況變差，腳

踝的血壓就會低於上臂的血壓，所以 ABI 數值就會變低；正常值爲 0.9～1.3。臨床上周邊血管疾病人者的盛行率大約爲 12%，而在超過 70 歲的病人盛行率高達 20%。

臨床上針對一般高齡者以及患有周邊血管疾病的高齡者做研究，一般高齡者每年死亡率大約 1.6%，而周邊血管疾病病人的死亡率則爲 4.8%，爲對照組的 2.5 倍高。而有周邊血管疾病病人也有心血管疾病的比例也高於健康者的 3～4 倍。臨床上男生與女生得到周邊血管疾病的比例大約相同。

致病機轉／危險因子

周邊動脈血管疾病的潛在危險因子，與冠狀動脈硬化的危險因子大致符合，主要的有年紀、抽菸、糖尿病、高血壓、高血脂、發炎，以及同半胱胺酸（homocysteine）偏高。

40 歲之後，周邊動脈血管疾病的發生率會隨年齡增加而上升。吸菸會增加 5 倍周邊動脈血管疾病發生的機率。糖尿病會增加 2～4 倍周邊動脈血管疾病發生的機率，而且糖尿病病人產生之周邊動脈血管疾病通常比較嚴重。血壓的變化和周邊動脈血管疾病的發生率成正相關。三酸甘油酯（TG）的增加及高密度脂蛋白（HDL）的降低都會增加周邊動脈血管疾病的發生率。纖維蛋白原（fibrinogen）、C 反應蛋白（CRP）及 D 二聚體（D-dimer）的上升都與周邊動脈血管疾病發生率相關。約 30～40% 的周邊動脈血管疾病人者的同半胱胺酸有上升的現象。

患者的動脈血管粥狀硬化情形，會與血管硬化造成的心血管疾病一致。血管粥狀硬化後造成管徑狹小而使得血流變得不順暢，使得血流量下降，而使得組織得到相較於正常組織較少的養分，剛運動完的小腿肚會特別的明顯。

診斷評估：症狀／表徵

　　周邊動脈血管疾病的患者常常是沒有症狀的。當其出現下肢缺血及間歇性跛行時，其典型的症狀為運動時肌肉疼痛、不適、無力，會在休息後緩解。大多在走路時會有小腿肚以及屁股不適的病人，可能需要休息十分鐘尋求症狀緩解，臨床上可能走沒兩、三百公尺，病人就會痛到必須休息。有些非典型症狀會比典型症狀更常出現，例如不耐運動、髖／膝／踝關節疼痛、下肢麻木，常常會和其他疾病混淆。而更嚴重的慢性下肢缺血病人可能會在晚上睡覺時因下肢血流量下降而有明顯的缺氧性疼痛，特別是小腿（離身體循環較遠處，像腳底或者是小腿）。更嚴重的病人甚至下肢可能會有缺血性潰瘍等傷口（同樣也是在腳底或是小腿較易發生）。臨床上病人若發現有開放式足部傷口，可能需要檢測下肢動脈血流情形（請參見圖11-1）。

　　可以經由症狀發生之肌肉群推測有問題之血管為何：

- 主髂動脈（Aortoiliac Artery, Leriche Syndrome）會出現臀、髖、大腿這些部位的症狀，若是雙側都有嚴重問題的話，也可能出現男性性功能障礙。
- 總股動脈（Common Femoral Artery）會出現大腿及小腿的症狀，患者的腹股溝脈搏正常但是遠端脈搏消失。
- 表淺股動脈（Superficial Femoral Artery）會出現上 2/3 小腿的症狀。
- 膕動脈（Popliteal Artery）會出現下 1/3 小腿的症狀。
- 脛骨動脈及腓骨動脈（Tinbial and Peroneal Arteries），會出現腳的症狀。

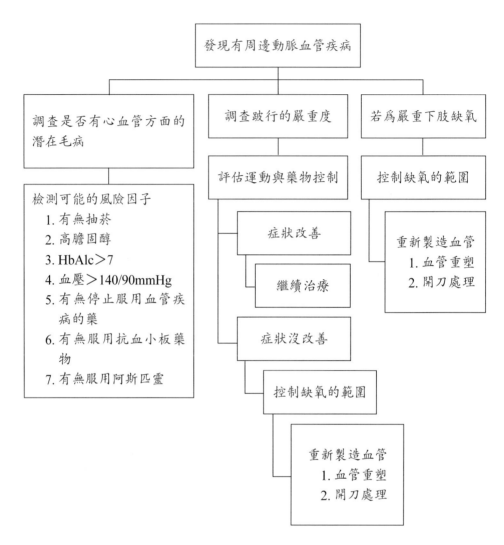

圖 11-1　周邊動脈血管檢測流程圖

　　理學檢查可能會無明顯發現，但是通常可以在阻塞血管之下方出現微
弱或是消失的脈搏，伴隨有雜音出現在血管狹窄處。若是慢性的話可能會
出現肌肉萎縮、肢體冰冷、靜脈充血時間延長、皮膚萎縮、皮膚呈現發亮
顏色、掉髮、腳趾甲增厚且脆。

表 11-1　周邊動脈血管疾病分類方法（依症狀嚴重度分類）

Bontame 分類法		Rutherford 系統	
級別	臨床表現	分類	臨床表現
I	無症狀	0	無症狀
IIa	輕度間歇性跛行	1	輕度間歇性跛行
IIb	中度至重度間歇性跛行	2	中度間歇性跛行
		3	重度間歇性跛行
III	休息缺血性疼痛	4	休息缺血性疼痛
IV	潰瘍及壞疽	5	輕微組織潰瘍
		6	組織損傷及壞疽

血液動力學評估

　　如果病人超過 70 歲、有糖尿病史，或介於 50～69 歲但有抽菸病史、其他部位有動脈粥狀硬化、腿部在運動時有症狀，建議都要檢測上臂與腳踝的血壓比值。此項檢查可以搭配使用超音波（可以檢查解剖構造，血管中血流狀況，病變的型態）在診間內進行，如果受測者的 ABI 值小於 0.9，可以判斷為診斷性周邊動脈疾病，如果低於 0.4 的話則為嚴重的下肢缺血（Leg Ischemia）。

　　此外，有些病人 ABI 數值正常，但是臨床症狀強烈懷疑有間歇性跛行，則可以考慮使用踏車式運動心電圖檢查來引發，因為有些人在休息時能有正常壓力差，但是在運動過後會增加血液經過狹窄處的收縮壓差，導致症狀更明顯。

　　除此之外還有其他診斷的工具，包括血管斷層掃描（Computed Tomographic Angiography）及核磁共振血管造影（Magnetic Resonance Angiography）。

功能性評估

病人的跛行會造成生活中運動及走路時的不便，所以幫病人判定下肢狀態對於整體評估而言是非常重要的。踏車式運動心電圖檢查也可以幫忙測定患者走多遠會產生跛行的現象，以及病人最多可以走多遠。針對跛行治療的目標在於增加走路的距離。

鑑別診斷

以下肢疼痛所需考慮的原因有血管、神經、肌肉骨骼。若為血管問題則多伴隨有典型跛行、非典型跛行及休息時的疼痛；若為神經系統問題大部分是因為脊椎疾病（例如：椎間盤疾患、椎管狹窄、脊椎腫瘤等）或神經病變（糖尿病、酒精濫用）；若是肌肉骨骼疼痛則可能為骨頭、關節、韌帶、肌腱或筋膜的問題。

以間歇性跛行為症狀所需考慮的鑑別診斷有周邊動脈血管疾病、神經根壓迫、椎管狹窄、髖關節炎（表 11-2）。

表 11-2　間歇性跛行之鑑別診斷

狀態	疼痛或不適之位置	不適之特徵表現	發生和運動相關	休息後之影響	姿勢之影響	其他特徵
間歇性跛行	臀部、大腿或小腿之肌肉，少發生於足部	痙攣痛、疲勞、虛弱、鈍痛	在運動後發生	症狀快速緩解	無	具再發性

（續）

狀態	疼痛或不適之位置	不適之特徵表現	發生和運動相關	休息後之影響	姿勢之影響	其他特徵
神經根壓迫	向下輻射狀分布，常發生於後側	刀割痛	立刻發生	不會馬上緩解（有時休息時也會持續）	調整背部姿勢可能可以緩解	有背部疾病病史
椎管狹窄	沿皮節分布在髖部、大腿、臀部	肌肉無力比疼痛明顯	在站立或步行一段時間後發生	只能在往前彎腰的休息姿勢後緩解	屈曲腰椎可緩解（坐姿、前彎腰）	腹壓增加會誘發症狀、常有背部病史
髖關節炎	髖部、大腿、臀部	侷限在髖部及臀部	在不同程度的運動後發生	不會很快緩解（可能休息時也會持續）	坐姿或減輕下肢負重會緩解	可能和活動量及季節變換相關
發炎性關節炎	足、足弓	鈍痛	在不同程度的運動後發生	不會很快緩解（可能休息時也會持續）	減輕負重會緩解	可能和活動量相關
靜脈血管性跛行	全腳，在大腿及鼠蹊較嚴重	緊繃或爆裂痛	步行後發生	非常緩慢緩解	抬高下肢可以加速緩解	深部靜脈栓塞病史、水腫

資料來源：Dormandy, JA, Rutherford, RB. Management of peripheral arterial disease (PAD). TASC Working Group. TransAtlantic Inter-Society Concensus (TASC). J Vasc Surg 2000; 31:S1.

治療

改善造成周邊動脈血管疾病的危險因子

戒菸

戒菸可以降低病人得到心血管及周邊動脈血管疾病的機會。戒菸也可以減少周邊動脈血管疾病的截肢率及降低休息時缺血的發生率。可以給予病人尼古丁替代藥物（尼古清貼片）及心理諮商，合併抗憂鬱藥物使用幫忙改善病人心情。

適當的血糖控制

糖尿病人必須控制好血糖，把糖化血色素（HbA1c）控制在 7.0% 以下，如果糖尿病人同時有血管粥狀硬化、高血壓，則更須控制好血糖。使用血管收縮素反轉酶抑制劑（ACEI）是目前較好的治療選擇。

膽固醇控制

日常生活中食物攝取要好好控制。根據 2007 年 TASC II 建議，若是已有周邊動脈血管疾病的病人，低密度膽固醇要控制在 100mg/dL 以下，三酸甘油酯則要控制在 150mg/dL 以下。如果以有周邊動脈血管疾病加上其他血管動脈硬化，低密度膽固醇要更嚴格控制在 70mg/dL 以下。

血壓控制

有周邊動脈血管疾病或是有其危險性的患者如果同時有高血壓的話，需要積極的降血壓，根據 JNC-VII 高血壓分級，這類病人必須使用高血壓藥物將血壓控制到正常值（小於 140/90mmHg），高血壓藥物中的 β 受體阻斷劑（β-Blocker）對有間歇性跛行的病人是不適合使用的，而鈣離子阻斷劑（Calcium Channel Blocker）是一個可以考慮的選擇。

運動訓練

運動訓練可以改善有跛行症狀病人的運動能力、生活品質、事情執行能力，甚至可以降低死亡率。一開始讓病人先曉得自己運動多久後會開始跛行，透過不斷的復健訓練後，以改善目前的工作能力及生活適應能力，此乃復健的目標。一般療程約 3～6 個月，運動訓練必須持續不中斷。

藥物

藥物主要是希望能夠改善跛行且減緩疾病惡化的速度，目前有證據顯示有效的藥物只有血小板抑制劑，其中包括阿斯匹靈（Aspirin）、保栓通（Clopidogrel）、普達錠（Cilostazol）。根據 2007 年 TASC 建議，只要證據顯示病人血管有動脈粥狀硬化發生，都需給予血小板抑制劑。

阿斯匹靈

會選擇阿斯匹靈主要是因為其價錢較低，且通常有周邊動脈血管疾病的病人往往也有冠狀動脈疾病。根據研究顯示，每兩天服用 325mg 的阿斯匹靈一次，可以有效降低手術之機率。

保栓通

通常會使用於對阿斯匹靈過敏或有嚴重副作用的病人。有研究顯示，對於近來發生中風、心肌梗塞或周邊動脈血管疾病的病人，在預防之後發生中風、心肌梗塞或周邊動脈血管疾病上，每日服用 75mg 的保栓通優於每日服用 375mg 的阿斯匹靈。

普達錠

普達錠是目前主要用來減輕跛行症狀的藥物。普達錠可以抑制第三型磷酸二酯酶（Phosphodiesterase Type 3），有讓動脈擴張以及抑制血小板凝集的效果。有研究顯示，對於中度到重度的跛行患者，如果每日給予兩次 100mg 的普達錠，持續服用 12～24 週，可以有效增加患者步行之距離並減

輕疼痛感，且最快可以在服用四週後出現效果。因此，對於服用血小板抑制劑及加強運動訓練反應效果不佳，又無法進行手術的病人，只要無心臟衰竭，建議每日服用兩次 100mg 的普達錠，持續 3～6 個月，以求改善其臨床症狀。

侵入性治療

根據 ACC/AHA 及 TASC II guidelines 建議，如果病人出現須截肢的缺血症狀（休息時疼痛、缺血性潰瘍或壞疽）必須緊急處理。藥物控制加上運動訓練對於症狀改善不佳，病人因間歇性跛行導致失能，則可考慮使用侵入性的治療。侵入性治療分成經皮血管修復術及手術分流。有研究顯示對於髂動脈、膕股動脈疾病及跛行症狀，還有休息性缺血情形，兩種治療方式在四年的恢復效果上沒有明顯差別。

1. 經皮血管修復術（Percutaneous Revascularization）：經皮血管修復術可分有無使用支架（stent），則須依據髂動脈、股動脈的血流情形做判斷。雖然有無使用支架的治療成功率都有九成以上，但是使用支架對於日後的預後較佳。可能發生的併發症有直接血管受損、鼠蹊部血腫、假性血管瘤或動靜脈瘻管。其他由於將動脈擴張造成的併發症有遠端血管栓塞（Distal Embolization, Thrombotic Occlussion）、動脈破裂等。

2. 手術分流（Surgical Revascularization）：通常是由於解剖位置不適宜採用經皮血管修復術，或是受影響的血管很長，或是有多個血管狹窄處，才會選擇此種方式。手術通常可以分為兩種術式，可分為主動脈股動脈分派術（Aortofemoral Bypass）與股膝上分流（Femoral Above-knee bypass）兩種。主股動脈分流手術對於老年人有較佳的預後，但是手術本身的風險為 3～5% 的死亡率及 1% 的感染率。

第一個手術會牽涉到主動脈，術後恢復往往需要較久的時間，動輒要以月來計算。而第二種術式的缺點爲血管持久度平均五年約只有50～60%（第一種可達八成，且可撐 10 年），術中死亡率也約略爲3%。併發症有出血、傷口感染、人工血管（vessel graft）阻塞或是受到排斥。而造成預後不好的因素有年紀較大、男性、糖尿病及高血壓的病人。

結論

- 如果有周邊動脈血管疾病的病人，走路運動訓練可改善跛行的症狀。
- 有周邊動脈血管疾病的患者的重點在預防血管硬化。
- 阿斯匹靈可以當成預防周邊動脈血管疾病的第一線用藥。同時阿斯匹靈可以預防血管栓塞等併發症。
- 保栓通經過美國食品與藥物管理局（Food and Drug Administration; FDA）認可，可以預防周邊動脈血管疾病發生缺血狀況。
- 若是藥物治療無效，則可以考慮侵入性治療，再依疾病發生的位置來選擇手術的方式。

參考文獻

1. A randomized, Blinded, trial of clopidogrel versus aspirin in patients at risk of ischemic events(CAPRIE). CAPRIE Steering Committee. *Lancet*, 1996;348:1329 -1339.

2. Beckman JA, Creager MA, LiBBy P. DiaBetes and atherosclerosis: epedimiology, pathophysiology, and management. *JAMA,* 2002 287:2570-2581.

3. BradBy GV, Valente AJ, Walton KW. Serum high-density lipoproteins in

peripheral vascular disease. *Lancet,* 1978;2:1271-1274.

4. Clagett GP, SoBel M, Jackson MR, et al. AntithromBotic therapy in peripheral arterial occlusive disease. The seventh ACCP conference on antithromBotic and thromBolytic therapy. *Chest,* 2004;126:609S- 626S.

5. Gardiner GA Jr, Meyerovitz MF, Stokes KR, et al. Complications of transluminal angioplasty. *Radiology,* 1986;159:201-208.

6. GoldhaBer SZ, Manson JE, Stampfer MJ, et al. Low-dose aspirin and suBsequent peripheral arterial surgery in the Physicians' Health Study. *Lancet,* 1992;340:143-145.

7. Greenhalgh RM, Rosengarten DS, Mervart I, et al. Serum lipids and lipoproteins in the peripheral vascular disease. *Lancet,* 1971;2:947-950.

8. Hirsch AT, Haskal ZJ, Hertzer NR, et al. ACC/AHA 2005 practice guidelines for the management of patients with peripheral arterial disease(lower extremity, renal, mesenteric, and aBdominal aortic):a collaBorative report from the American Association for Vascular Surgery/Society for Vascular Surgery, Society for Cardiovascular Angiography and Interventions, Society for Vascular Medicine and Biology, Society of Interventional Radiology, and the ACC/AHA Task Force on Practice Guidelines(Writing Committee to Develop Guidelines for the Management of Patients With Peripheral Arterial Disease):endorsed By the American Association of Cardiovascular and Pulmonary RehaBilitation; National Heart, Lung, and Blood Institute; Society for Vascular Nursing; TransAtlantic Inter-Society Consensus; and Vascular Disease Foundation. *Circulation,* 2006;113:e463-e654.

9. Hajjar KA. Homocysteine-induced modulation of tissue plasminogen activator Binding to its endothelial cell memBrane receptor. *J Clin Invest,*

1993;91:2873-2879.

10. Lu JT, Creager MA. The relationship of cigarette smoking to peripheral arterial disease. *Cardiovasc Med,* 2004;5:189 -193.

11. Mcgee SR, Boyko EJ. Physical examination and chronic lower-extremity ischemia:a critical review. *Arch Intern Med,* 1998;158:1357-1364.

12. MuraBito JM, D' Agostino RB, SilBershatz H, et al. Intermittent claudication:a risk profile from the Framingham heart study. *Circulation,* 1997;96:44-49.

13. MuraBito JM, D'Agostino RB, SilBershatz H, et al. Intermittent claudication. A risk profile from the Framingham heart study *Circulation,* 1997;96:44-49.

14. MuraBito JM, Evans JC, Nieto K, et al. Prevalence and clinical correlates of peripheral arterial disease in the Framingham offspring study. *Am Heart J,* 2002;143:961-968.

15. Norgren L, Hiatt WR, Dormandy JA, et al. Inter-society consensus for the management of peripheral arterial disease(TASC II). *J Vasc Surg,* 2007;(45 suppl S):S5-S67.

16. Quick CR, Cotton LT. The measured effect of stopping smoking on intermittent claudication. *Br J Surg,* 1982; (69 suppl):S24-S26.

17. Reilly MP, Mohler ER III. Cilostazol:treatment of intermittent claudication. *Ann Pharmacother,* 2001;35:48 -56.

18. Selvin E, Erlinger TP. Prevalence of and risk factors for peripheral arterial disease in the United States:results from the National Health and Nutrition Examination Survey, 1999-2000. *Circulation,* 2004;110:738-742.

19. Smith FB, Lee AJ, Hau CM, et al. Plasma fiBrinogen, hemostatic factors and prediction of peripheral arterial disease in EdinBurgh artery study. *Blood Coagul FiBrinolysis,* 2000; 11:43-50.

20. Thompson PD, Zimet R, ForBes WP, et al. Meta-analysis of results from eight randomized, placeBo-controlled trials on the effect of cilostazol on patients with intermittent claudication. *Am J Cardiol,* 2002;90:1314-1319.

21. Vidula H, Tian L, Liu K, et al. Biomarkers of inflammation and thromBosis as predictors of near-term mortality in patients with peripheral arterial disease:a cohort study. *Ann Intern Med,* 2008;148:85-93.

22. Wolf GL, Wilson SE, Cross AP, et al. Surgery or Balloon angioplasty for peripheral vascular disease:a randomized clinical trial. *J Vasc Interv Radiol,* 1993;4:639-648.

第十二章　老年人的貧血問題

學習目標

當閱讀完這個章節之後，我們將會學習到：

1. 隨著年紀增長，血液裡會有哪些改變。

2. 如何分辨貧血原因。

3. 老年人貧血的診斷與治療。

前言

儘管我們知道，隨著年齡增長，貧血的問題會越來越常見，但是我們不能單單用年齡來解釋其原因。跟較年輕的貧血類型一樣，貧血在老人身上可能有許多原因。然而，最常見的原因通常是隨著年齡增長，骨髓造血機能衰退而導致紅血球不足，進而產生貧血。

定義與流行病學

貧血的定義是由於血液流失、紅血球生產不足或紅血球損壞所導致的紅血球數量（RBCs）或血紅素（HGB）減少。貧血在老年人的盛行率遠大於年輕人，差異是 5～51%。最少見貧血的是那些居住在社區中的健康老人，較常見的是那些偶而會來門診或需要健康照護的老人，而最常見的則是那些臥病在床，需要密集治療的老人。這個結果顯示，貧血的確常發生在老人身上，且不只是年齡因素。

年齡所造成的血液學的改變

骨髓是製造紅血球、顆粒球和血小板的場所。隨著年齡增長，骨髓趨向於集中在中軸骨的地方。在健康的老人身上，全身的骨髓細胞並不會減少，這和青壯年人是一樣的。在臨床上，健康老人的骨髓血液學報告（包括：骨髓／紅血球生成比、血球細胞的分化、細胞核分析及血鐵質的分布）與青壯年人是無異的。

紅血球、血小板、顆粒球的濃度在健康老年人和青壯年人身上是相同的。儘管如此，貧血的盛行率卻在社區居住、門診照護或住院老人身上提高。事實上，如果謹慎去探究老人貧血的原因，往往有超過 80% 的病例可以找出一項或更多的病因。

在老年人身上，紅血球生成素不足往往是貧血最常見的原因，而在給予足夠的紅血球生成素後，貧血的狀況通常能獲得立即的改善。

診斷

臨床上首先要找出貧血的原因、病理上的證據，進一步決定如何治療，接著給予病人適當的衛教。診斷上的首要之務是辨別貧血的原因，可以分成：紅血球製造不足、紅血球破壞增加、血液流失或是紅血球生成異常四類。

症狀與症候

臨床上表現出的症狀往往和貧血的程度、潛在病因或併發症有關。貧血所造成的症狀通常包括疲憊和虛弱等非特異性症狀，因此需要實驗室報告才能斷定。事實上，因貧血所導致的疲憊與衰弱，在貧血治療後應能獲得改善，即使病因是無法治療的惡性疾病。但今天如果貧血的原因是骨髓

細胞的惡性疾病，臨床上表現的症狀則會與腫瘤有關，像是骨骼痛、尿毒症或高血鈣等。如果貧血伴隨著新發生的姿勢性低血壓、呼吸困難、心跳加速或心絞痛，這表示這貧血也許是急性且較嚴重的，且通常與急性出血或血液流失有關。

實驗數據報告

從表 12-1 中，可以看到不同類型的貧血所表現出的實驗數據和鑑別診斷。

表 12-1　貧血的分類、實驗數據以及鑑別診斷

貧血分類	實驗數據	鑑別診斷
紅血球製造不足	• 網狀紅血球（減少） • 骨髓細胞組織（減少）	鐵質不足、慢性病、巨母紅血球性貧血、蛋白質／脂肪攝取不足、内分泌疾病、紅血球生成素缺乏、骨髓性疾病、再生不良性貧血、化療所致貧血
紅血球破壞增加	• 間接膽紅素（上升） • 乳酸脱氫酵素 LDH（上升）	溶血性貧血、免疫反應引起的貧血、陣發性夜間血尿症
血液流失	• 出血病史 • 糞便潛血反應陽性	消化道出血、手術所致失血、易出血體質
紅血球生成素不足	• 網狀紅血球（減少） • 間接膽紅素（增加） • LDH（增加） • 骨髓／紅血球生成比值（上升）	骨髓增生不良性症狀、巨母紅血球性貧血

除了表 12-1 的檢查外，CBC（Complete Blood Count）檢查尚包括平均血球容積（MCV）。這方法可將貧血分成正常大小（normocytic）、小球性（microcytic）或大球性（macrocytic）。血球細胞的型態請參見表 12-2。

表 12-2　貧血的紅血球型態學分類與鑑別診斷

形態學分類	疾　病
小球性	鐵質不足、慢性病所致貧血、地中海型貧血、血色素 E 病、球狀血球性溶血性貧血
大球性	巨母紅血球性貧血（維生素 B_{12} 或葉酸缺乏）、肝臟疾病、網狀紅血球大量增生、部分的甲狀腺低下病人
正常紅血球性	腎衰竭、紅血球生成素不足、內分泌疾病、慢性病所致貧血、蛋白質／脂質攝取不足、骨髓性疾病、再生不良性貧血、化療後貧血、polymyagia rheumatica

網狀紅血球計數

實驗數據報告中網狀紅血球計數是用百分比來表示，換句話說，表示抹片中每一百個紅血球包含幾個網狀紅血球（年輕的、未發育完全的紅血球）。一般來說正常無貧血的男性是 0.8～2.5%，而正常女性則是 0.8～4.1%。貧血是刺激網狀紅血球數上升的因素之一。然而在貧血的時候，網狀紅血球計數需用血球容積來校正。公式如下：

校正後網狀紅血球 ＝ 未校正網狀紅血球×病人血容積比／45

血清中的葉酸

血漿中的葉酸需在住院前即測量，因為富含葉酸的飲食會拉高血清中的葉酸值而屏蔽住身體的疾病。葉酸不足最常見的原因是飲食的缺乏，此

外也可能是因爲小腸吸收不良，這常常是某些藥物所引發的併發症，如：抗痙攣藥物（dilantin）。

血清中的維生素 B_{12}

血清中的維生素 B_{12} 多少算正常？臨床上不容易估計。有報告說如果濃度低於 100pg/mL 則須高度懷疑是維生素 B_{12} 缺乏性貧血。然而，更多的研究卻顯示，即使濃度高於 100pg/mL，仍有 1/3 的病人可能有貧血。另外一部分的研究卻顯示即使維生素 B_{12} 在正常偏低的範圍，仍有可能是中樞神經系統疾病所造成的維生素 B_{12} 缺乏，於是若病人的維生素 B_{12} 在正常偏低的範圍（200～300 pg/mL），須更進一步安排甲基丙二酸檢查。維生素 B_{12} 普遍存在於動物體內，但僅能保存一小部分，因此需靠攝取肉類食物來補充。所以長時間素食常會導致維生素 B_{12} 缺乏。此外，因吸收不良所致的維生素 B_{12} 缺乏也很常見。此外，小腸黏膜萎縮或空腸切除後患者也常見維生素 B_{12} 吸收不良。希林氏試驗（Schilling test）可以用來測量維生素 B_{12} 吸收能力，但相較之下卻無法診斷是否是缺乏維生素 B_{12}。

血清紅血球生成因子

血清內紅血球生成因子的量視貧血的程度而定。一般來說，在貧血的狀況下，紅血球生成因子的量會上升且進入體內循環。不幸的是，儘管紅血球生成因子提高，對於貧血的改善仍然有限。

鑑別診斷

臨床上要做鑑別診斷，首先是評估血球的型態，分成大球性、小球性、正常紅血球性。需要注意的是不同實驗室測出來的 MCV 可能不同。

小紅血球貧血（又稱小球性貧血 MCV < 80fL）

最常見的診斷，包括：缺鐵性貧血、慢性疾病所導致的貧血或地中海型貧血。於是，第一個需測量的是鐵質：

1. 初始實驗檢測：血清鐵質、血清全鐵結合能力（TIBC）、運鐵蛋白
（transferrin）飽和比、血鐵蛋白（ferritin）等。如果血清中的鐵質狀
況無法測量分析，可做骨髓染鐵試驗（Marrow for StainaBle Iron）。

2. 作用機轉：血鐵缺乏的貧血的診斷，包括：血清中鐵質減少、TIBC
增加，以及運鐵蛋白大量減少等，表示病人所患的是缺鐵性貧血。
當上述的結果不明時，則可做骨髓的鐵質染色，這是缺鐵性貧血診
斷的標準診斷。當做出缺鐵性貧血的診斷時，需補鐵治療。

慢性疾病所致的貧血，包括：血鐵減少、TIBC 正常或減少、些微減少
運鐵蛋白、正常或上升的鐵蛋白，以及骨髓鐵質可染色等。大約僅 30% 因
慢性疾病所致貧血的病人有小型紅血球，換句話說，檢測出小紅血球並不
能排除這個診斷。要根治這類型的貧血，首先要治療潛在的疾病，而在某
些病人中，使用紅血球生成素可改善病人的生活品質，即使這種治療並無
法根治其疾病。

大紅血球性貧血（又稱大球性貧血，MCV > 100fL）

這是由不正常的 DNA 生成（巨母紅血球性貧血）、網狀血球的增加、
肝臟疾病，而導致紅血球細胞膜的構造改變，或是少見的血色素疾病，以
上因素所組成的病因通常可以從下列的步驟中確認：

1. 網狀血球的增加顯示，紅血球爲了應付血液流失或溶血性貧血而增
生。若是缺乏間接型膽色素上升的證據時：血液流失則是最有可能
的原因。反之，間接型膽色素上升時，溶血性貧血則是最有可能的
原因。

2. 當網狀血球數目是正常或減少時，就要檢驗血球或骨髓，確定是否
爲巨母紅血球變化（Megaloblastic Changes）：

• 檢驗血液中的維生素 B_{12} 和葉酸濃度，如果發現濃度不足，就要給予
補充。

- 如果骨髓中沒有發現巨母紅血球變化，就要檢驗血液抹片，看看是否有標靶細胞（target cell），這種細胞表示可能是肝臟疾病、甲狀腺低下，或罕見的遺傳性血色素疾病（如：Hemoglobin C disease）。

正常紅血球性貧血（MCV 80～100fL）

此種型態的類型有相當廣泛的病因，包括出血後的貧血、溶血性貧血，卻沒有網狀血球的增生、骨髓細胞的生成有問題（例如：再生不良性貧血、骨髓的浸潤性疾病、紅血球生成素的減少、蛋白質或卡路里的缺乏而貧血，以及慢性疾病所引起的貧血），一開始最好就檢查網狀血球的數目。

增加的網狀血球數目反映出紅血球增生，並且可推斷出其為溶血性貧血或出血後貧血。此時我們要尋找血液流失的病史並找出紅血球遭受破壞的證據，譬如間接型膽色素、乳糖脫氫酶（LDH）的檢查。一旦發現溶血的證據，鑑別診斷就要包含自體免疫、惡性腫瘤，同時也要考慮體內出血的情況，像是腹膜後出血，這種情形所產生的實驗數據及狀況，都與溶血性貧血相當類似，很難辨別這兩種情形的不同。

當網狀細胞數目為正常或者是減少時，若以下的檢查又為陰性反應時時，此時應該聯想到是肝臟疾病或內分泌疾病所引起：

- 顯微鏡檢查周邊血球、骨髓穿刺及切片、血清鐵、鐵總結合能力、運鐵蛋白飽和度、含鐵蛋白。
- 檢查血液或骨髓經常可獲得充分的證明顯示是否為白血病、骨髓瘤、骨髓纖維變性，或是惡性腫瘤轉移浸潤骨髓。骨髓穿刺的切片作為染色體組型分析或許對於上述病因的鑑別有所幫助。

治療方式的考量

治療貧血的目標是增加或儲存循環中的紅血球以達到正常濃度。是否

增加紅血球數量最適當的處置是依據情況的緊急與否，以及引起貧血的潛在疾病來作判斷。有一些種類的貧血可以矯正，這些貧血需要依照關鍵的實驗發現來決定治療方式（表12-3）。

表12-3 可以矯正的貧血原因，以及它們的實驗發現和治療方式。

表12-3　貧血的病因及治療方式

病　因	實驗發現	治療或其他的介入方式及研究
鐵質缺乏	小球性貧血、減少的血清鐵濃度、總鐵結合能力的增加、運鐵蛋白飽和度減少	辨別鐵流失的原因並矯正；給予口服鐵三個月，重複鐵的檢驗；如果無法給予口服鐵，改由靜脈注射鐵
慢性疾病引起的貧血	正常或大球性貧血、減少的血清鐵濃度、總鐵結合能力的減少、運鐵蛋白飽和度減少、網狀細胞沒有增加	辨別潛在發炎疾病；當可行時，治療潛在疾病；注入紅細胞生成素（EPO）也許有成效
維生素 B_{12} 或是葉酸缺乏引起的貧血	大球性貧血、血液抹片發現高度分節的嗜中性球、維生素 B_{12} 或葉酸濃度的減少、骨髓檢查中發現巨母紅血球變化、網狀細胞沒有增加	評估飲食中維生素 B_{12}、葉酸的來源；排除營養不良的原因；注入維生素 B_{12}、葉酸作為補充；追蹤網狀細胞數目、血比容、血紅素的反應；可能要終生補充維生素 B_{12}
蛋白質或卡路里缺乏引起的貧血	正常紅血球貧血、淋巴球數目減少、血清白蛋白減少、血清運鐵蛋白減少	補充蛋白質及卡路里；使血比容達到正常

鐵

　　口服鐵劑是較適當的補充鐵質路徑，葡萄糖酸鹽鐵（Gluconate Salts of Iron）、硫酸鹽鐵（Sulfate Salts of Iron）都是有效的補充物質，這些補充劑必須隨餐服用，以避免胃腸副作用。治療時間必須在貧血改善後持續長達3～6個月，以確保鐵質的儲存充足。多數的鐵質缺乏性貧血都可以利用鐵質補充劑來進行有效治療的，不過由於病人未必完全服從治療，所以也會遇到治療失敗的情況。

　　當病人不能容忍口服鐵劑，或病人完全不服從治療方式，抑或當血液流失過多，使得口服鐵劑不能完全代償、病人對於口服鐵的吸收不良，或洗腎病人無法經由口服鐵劑維持足夠的鐵質濃度的時候，就必須使用非經腸胃道的鐵質補充治療。右旋糖酐鐵（Iron-Dextran）適用於非經腸胃道的鐵質補充物，經常以靜脈注射的方式進行，因為重複經肌肉注射會相當疼痛且注射點的皮膚易被染色。右旋糖酐鐵有可能會造成過敏反應，要特別注意，美國 FDA 於 2009 年 10 月 16 日發布缺鐵性貧血治療藥品 Iron Dextran 之安全資訊，建議使用前應做治療劑量測試，並且觀察過敏症狀。

維生素 B_{12}

　　維生素 B_{12} 可以經由肌肉注射，每個月一次，每次劑量 1,000μg；或者是口服，每天一次大劑量 1,000mg，也可以用在惡性貧血（內因性因子缺乏所引起的貧血）。

葉酸

　　葉酸也是一種口服補充劑，每天的使用劑量是 1 mg/day，此劑量大幅度的超過人體每天基本需求量（50～100μg/day），只有在經過確認是葉酸缺乏情形下才能作為治療。有些病人使用維生素 B_{12} 或是葉酸沒有效果，其原因可能是這些病人也有缺鐵的問題，需先補充鐵質。

治療潛在性的病因

　　一些貧血的情形可以經由治療潛在性病因而獲得部分或全部的改善，一個值得注意的例子是風濕性多肌痛（Polymyalgia Rheumatica），一旦類固醇治療風濕性多肌痛成功後，貧血會隨之消除。同樣地，甲狀腺低下的病人使用甲狀腺荷爾蒙治療後，貧血的症狀會解決。因骨髓瘤引起的貧血在經過化療使得惡性腫瘤消失後，也會改善。

生長因子和紅血球生成素

　　關於老年人口的造血前趨因子有一個重要的特性，那就是它們對於造血的刺激因子有所反應。生長因子和紅血球生成素的合併使用可以增加造血功能。例如骨髓造血不良症候群（Myelodysplastic Syndromes, MDS）使用多種造血刺激因子。使用白血球生長激素（granulocyte colony-stimulating factor, G-CSF）加上紅血球生成素可以使得這些疾病的患者增加造血功能。

輸血

　　輸血跟造成貧血的危險因子息息相關，譬如體液過多、輸血造成的免疫反應、偶然輸血造成的感染，例如：輸血相關的肝炎、人類皰疹病毒第四型（Epstein-Barr virus）、人類免疫缺乏病毒（Human ImmunodeficiencyVirus）。輸血的準則，包括：血液流失並帶有低血容積的症狀、血氧的運輸降低的症狀出現並惡化（例如心絞痛，或意識混亂）、有症狀的貧血且無法經由非輸血性治療改善。當難治性貧血且無血液流失的患者採取輸血作為治療途徑時，應該採用紅血球濃厚液來輸血以避免體液過多。然而即使目標是回復血液容積，也是盡量採用紅血球濃厚液而避免使用全血，同時會給予晶體輸液和合成血漿容積擴張物。當血液流失超過50%時，才會考慮輸入血漿跟白蛋白。

結論

- 貧血的發生率隨年齡增加而增加；骨髓功能隨年齡增加而退化，以致不能適度製造紅血球，還有老年人的慢性病所造成，以及非年齡相關因子。
- 老年人的貧血症狀往往非典型，可能會以功能性的衰退和虛弱來表現。當血紅素還在 11g/dL 時，就有可能影響到生活品質了。
- 診斷貧血的方法主要是分辨貧血的型態：大球性貧血、正常紅血球貧血、小球性貧血，然後再利用特定的檢查來找出病因。
- 小球性貧血一開始要檢查血清鐵濃度、總鐵結合能力、運鐵蛋白的飽和濃度、血鐵蛋白濃度。
- 老年人貧血的處理方式是找出原因，然後治療潛在疾病和生成物缺乏的補充。

建議補充閱讀

　　Rothstein G. Hematologic problems. In:Cassel CK, Leipzig RM, Cohen HJ, et al., eds. Geriatric Medicine, 4thed. New York:Springer, 2003:819-834.

參考文獻

1. Adamson J, Hillman RS. Blood volume and plasma protein replacement following acute blood loss in normal man. JAMA, 1968; 205:609.

2. Allen RH, Stabler SP, Savage DG, et al. Diagnosis of cobalamin deficiency; I. Usefulness of serum methylmalonic acid and total homocysteine concentrations. Am J Hematol, 1990; 34:90.

3. Baraldi-Junkins CA, Beck AC, Rothstein G. Hematopoiesis and cytokines. Relevance to cancer and aging. Hematol Oncol Clin North Am, 2000;14:45.

4. Beutler E, Fairbanks VF. The effects of iron deficiency. In:Jacobs A, Worwood M, eds. Iron in biochemistry and Medicine, vol 2. New York: Academic Press, 1980.

5. Boggs DR, Patrene K. Hematopoiesis and aging. III:Anemia and a blunted erythropoietic response to hemorrhage in aged mice. Am J Hematol, 1985; 19:327.

6. Bomford R. Anemia in myxoedema. QJ Med, 1938;7 :495.

7. Buchanan JJP, Peters CA, Rasmussen C, et al. Impaired expression of hematopoietic growth factors:a candidate mechanism for the hematopoietic defect of aging. Exp Gerontol, 1996;31:135.

8. Cartwright GE, Wintrobe MM. The anemia of infection. Adv Intern Med, 1952;35:165.

9. Cella D, Bron D. The effect of Epoietin alfa on quality of life in anemic cancer patients. Cancer Pract, 1999;7:177.

10. Cohen HJ, Pieper CF, Harris T,et al. The association of plasma IL-6 levels with functional disability in the elderly. J Gerontol [A] Biol Sci Med Sci, 1997;52:201.

11. Dallman PR, Yip R, Johnson C:Prevalence and causes of anemia in the United States, 1976 to 1980. Am J Clin Nutr, 1984;39:437.

12. Ershler WB, Sun WH, Binkley N, et al. Interleukin-6 and aging:blood levels and mononuclear cell production increase with advancing age and in vitro production is modi?able by dietary restriction. Lymphokine Cytokine Res, 1993;4:225.

13. Kuzminski AM, Del Giacco EF, Allen RH, et al. Effective treatment of cobalamin deficiency with oral cobalamin. blood, 1998; 92:1191.

14. Lipschitz DA, Mitchell CO, Thompson C. The anemia of senescence. Am J Hematol, 1981;11:47.

15. Lipschitz DA, Udupa KB, Milton KY, et al. Effect of age on Hematopoiesis in man. Blood, 1981;27:547.

16. Lopatin U, Yao X, Willams RK, et al. Increases in circulating and lymphoid tissue interleukin-10 in autoimmune lymphoproliferative syndrome are associated with disease expression. blood, 2001; 97:3161.

17. Mantovani L, Lentini G, Hentschel B, et al. Treatment of anemia in myelodysplastic syndromes with prolonged administration of recombinant human granulocyte colony-stimulating factor and erythropoietin. Br J Haematol, 2000; 109:367.

18. Rasmussen K, Vyberg B, Pedersen KO, et al. Methylmalonic acid in renal insufficiency:evidence of accumulation and implications for diagnosis of cobalamin deficiency. Clin Chem, 1990; 36:1523.

19. Rothstein G, Christensen RD, Neilsen GR. Kinetic evaluation of pool sizes and proliferative response in bacterially challenged aged mice. Blood, 1987;70:1836.

20. Shank WA Jr, Balducci L. Recombinant hemopoietic growth factors:comparative hemopoietic response in younger and older subjects. J Am Geriatr Soc, 1992; 40:151.

21. Timiras ML, Brownstein H. Prevalence of anemia and correlation of hemoglobin with age in a geriatric screening clinic population. J Am Geriatr Soc, 1987;35:639.

22. Tudhope GR, Wilson GM. Anaemia in hypothyroidism. QJ Med, 1960;29:513.

23. Udupa KB, Lipschitz DA:Erythropoiesis in the aged mouse:I. Response to stimulation in vivo. J Lab Clin Med, 1984;103:574.

第十三章　老年人的呼吸系統疾病

學習目標

當閱讀完這個章節之後，我們將會學習到：

1. 隨著年齡增長所造成的呼吸系統改變。

2. 常見和年齡有關的呼吸道疾病。

前言

在我國十大死因排行中，肺炎排行第四，慢性阻塞性肺部疾病排第八，加上肺結核在臺灣的高盛行率，肺部疾病的預防與治療在國人健康問題上相當重要。

肺部是保護身體的屏障之一，也是人體老化最快的器官之一。肺部的防衛機制如下：

1. 咳嗽。

2. 黏膜細胞纖毛運動。

3. 黏膜分泌 IgA。

4. 吞噬細胞的噬菌。

當肺部逐漸老化時，黏膜上的纖毛細胞的活動力會減緩，清除異物的效率會降低，咳嗽的功能也會開始衰退，加上 IgA 分泌量減少及吞噬細胞功能減弱後，對抗病毒與細菌的能力也相對下降，因此更容易受到感染而產生疾病，所以老年人容易罹患慢性支氣管炎甚或肺炎。

隨著年紀的增加，胸廓的前後徑會逐漸變長，外觀會由扁變圓。而肋骨的鈣化及肋間肌強度的衰退也會使得胸廓彈性逐漸喪失。氣管與支氣管

直徑變大、肺泡變平、肺泡中隔變薄、微血管數目減少及纖維化、肺泡壁的彈性纖維變得容易斷裂及基底膜變厚也都會造成整個肺功能的下降，其變化如下：

1. 全肺容量（Total Lung Capacity）降低。

2. 肺活量（Vital Capacity）減少。

3. 殘餘容量（Residual Volume）減少。

4. 閉鎖容量（Closing Volume）增加。

5. 無換氣功能的空間（Dead Space）增加。

6. 一秒內最大吐氣容量（Forced Expiratory Volume in one second, FEV1）減少。

呼吸系統退化會使得老人在呼吸時必須付出較大的功（work），因此對於劇烈運動的耐受性也會變得較差，也更容易發生肺部的感染。

慢性阻塞性肺病

慢性阻塞性肺部疾病是全世界主要的老年人慢性疾病及死因之一，相關特徵是無法完全恢復呼吸道的通氣障礙而且是漸進式的。其分為慢性支氣管炎及肺氣腫，患者常常以咳嗽、多痰、呼吸困難、疲倦來表現，其中又以早晨起床與晚上睡前時症狀較為嚴重。疾病的嚴重程度可分為五階段：

1. 階段 0：病人有咳嗽及咳痰的現象，但肺功能檢查結果正常。

2. 階段 1：病人有咳嗽及咳痰的現象，且肺功能檢查結果為輕度通氣障礙（FEV1/FVC < 70% 而 FEV1 ≧80% 預測值）。

3. 階段 2：病人有中度通氣障礙（FEV1/FVC < 70%，而 50%≦FEV1 < 80% 預測值）且因呼吸困難就醫，並有症狀反覆發生而影響日常生活者。

4. 階段 3：病人有重度的通氣障礙（FEV1/FVC < 70%，而 30%≦FEV1

< 50% 預測值）且因呼吸困難就醫，並有症狀反復發生影響日常生活者。

5. 階段 4：病人有極重度通氣障礙（FEV1/FVC < 70%，而 FEV1 < 30% 預測值），或是有呼吸衰竭或右心臟衰竭的症狀。日常生活品質受影響，嚴重時可能危害生命之狀況。

慢性阻塞性肺疾病的治療，通常以支氣管擴張劑為主要的治療藥物，所有支氣管擴張劑在沒有改善病人 FEV1 的情形下，可以增加患者持續運動的能力，而支氣管擴張劑的混合治療，對於改善肺功能和身體健康有相當的療效。而類固醇的使用可先適用 3～6 個月，依據效果作為長期使用的參考。若是類固醇並無療效時仍持續使用，可能會有肌肉無力及呼吸衰竭等副作用。對於有慢性呼吸衰竭的病人，長期使用氧氣（每天 15 小時以上）可延長生命。

空氣汙染及呼吸道的感染，通常會使得慢性阻塞性肺疾病的病人病情惡化。當患者開始有呼吸困難加重、咳嗽咳痰狀況加劇、痰的顏色及濃稠度改變、發燒、倦怠，甚至神智不清時，就應當盡快至門診或急診就醫，以免延誤診治時機而危及生命安全。

氣喘

秋冬季節通常是氣喘好發的時機，加上臺灣空氣品質不佳，體質虛弱或有慢性疾病的老人，很容易誘發氣喘的發作。臨床上的症狀表現通常可以看到患者呼吸短促，病人主訴吸氣吸不滿，吐氣也吐不出，稍微走動或爬樓梯就會氣喘如牛，嚴重時甚至會張口抬肩、鼻翼搧動，無法平躺。老年人發生氣喘病的機率雖然比小孩及年輕人低，但其住院率及死亡率卻遠較其他年齡層高。除此之外，老年人氣喘病死亡率會隨年齡增加而明顯上升，可能肇因於老人對於氣喘症狀感受力較差，常常已經發作卻不自知，

或是發生同等程度的氣道阻塞或缺氧狀況，臨床症狀如心跳加速等，皆比年輕人較不明顯。

氣喘的嚴重程度可分為四級：

1. 第一級輕度間歇性：日間發作、一週少於一次，且氣喘發作之間並無症狀，而夜間發作每月兩次或兩次以下。尖峰呼吸流速值大於預測值的 80%，變異度小於 20%。

2. 第二級輕度持續性：日間發作每週都有、但少於每天一次，而夜間發作大於每月兩次。尖峰呼吸流速值大於預測值的 80%，變異度介於 20～30%。

3. 第三級中度持續性：日間發作每天都有，且每天都用乙型交感神經興奮吸入劑活動後氣喘發作，而夜間發作大於每週一次。尖峰呼吸流速值介於預測值的 60～80%，變異度變異度大於 30%。

4. 第四級重度持續性：日間發作是連續性的，且日常活動受限制，而經常有夜間發作。尖峰呼吸流速值低於預測值的 60%，變異度變異度大於 30%。

治療氣喘常用的藥物有支氣管擴張劑、類固醇等兩大類。急性發作時，使用支氣管擴張劑可迅速有效的緩解症狀，通常醫師都會開立吸入型的支氣管擴張劑讓患者帶在身邊，以備不時之需。

肺炎

肺炎是老人容易發生的疾病，尤其是在冬季。由於老人體質衰弱，免疫力低下，因此容易發生呼吸道感染或是流感而導致肺炎。另外，長期臥床的老人也很容易發生吸入性肺炎。在老人感染肺炎的致死率一直居高不下，70 歲以上的老人感染肺炎的致死率高達 25～30%。因此，平時的預防，以及早期發現與治療是非常重要的。

　　一般正常的年輕人得到肺炎以後，通常都會有呼吸急促、高燒、咳嗽或是胸痛的症狀，白血球數目也會增加，但是老人可能症狀不明顯或是只有全身疲倦，因此常常會延誤治療的黃金時機。加上老人得到肺炎後更容易併發休克、呼吸衰竭或是其他器官系統的問題，因此在治療上更是層層困難。而老人所感染的肺炎病原體可能較爲複雜，或是細菌已經有抗藥性，更會增加治療上的難度。

　　因爲感染肺炎後的照護及治療都相當困難，因此預防上就顯得更爲重要。平時就要注意老人的均衡飲食，並且要有適當的運動。天氣變化時要注意保暖，室內的通風要良好。若是有抽菸的習慣要戒除，因爲抽菸也會增加罹患肺炎的機率。65 歲以上老人每年定時打流感疫苗，也可以降低感染流感機率，進而避免肺炎的併發。

結論

　　臺灣的年齡層結構已經漸趨老化，因此如何有效的管理好老人健康將是社會的重要課題。呼吸道的疾病傳染相較於其他系統的傳染病是比較難以防範的，加上老人因爲生理結構的退化及免疫系統低下，往往感染呼吸道疾病後，會引發其他系統的併發症，而導致嚴重的後果。因此，平時除了生活作息規律及飲食均衡之外，若是發現老人有一些輕微的症狀，就應該要提高警覺，及早就醫。另外，預防更是重要的一環，多注意日常生活的細節，保障老人健康才是第一線的醫療。

參考文獻

1.　《老人醫學㈠——老年照護與老化之一般原則》。李世代主編，臺灣老年醫學會出版，2003。

2. 《台大內科學》。張天鈞主編。橘井文化事業股份有限公司出版，
   2004年。

3. 老年人的生理變化：http://www.kmu.edu.tw/~kmcj/data/9604/6.htm。

4. 慢性阻塞性肺部疾病之簡介：http://www.vghks.gov.tw/cm/htmL/health/
   disease/copd.htm。

5. 老人氣喘：http://www.show.org.tw/headline_detail.asp/no=865。

6. 氣喘問答集：http://www.smh.org.tw/asthma/QandA.htm。

7. 老年人的肺炎：http://www.elderly-welfare.org.tw/WOET99/publication/
   number02/2-c.htm。

第十四章　老年人的消化系統疾病

學習目標

當閱讀完這個章節之後，我們將會學習到：

1. 與老年相關的消化系統之變化。

2. 常見的老年人消化系統的疾病與治療。

前言

一般而言，消化系統隨著老化仍能保持正常生理功能，但部分功能會產生一些臨床症狀：

口咽及食道功能改變

隨著年齡增加，最明顯的變化是牙齒功能的衰退與脫落，而口腔黏膜的萎縮、唾液腺漸漸被結締組織或脂肪細胞取代而功能減退，再加上咀嚼肌的萎縮，都會影響老年人進食，且會使得老年人容易產生蛀牙或是牙周發炎。

在食道方面，老年人亦常常會有吞嚥困難、胃食道逆流等現象，這是由於食道的運動功能退化，蠕動收縮的幅度減小，上下食道括約肌功能減退而造成。

胃功能改變

胃的功能變化在老年人來說並不明顯，蠕動跟排空的功能幾乎不太有變化，唯一比較顯著的是胃的容納量可能會下降，造成老年人的食慾減

退。值得注意的是，老年人口中患有消化性潰瘍的比例有增加**趨勢**，主要由於年紀增加，胃黏膜保護機制改變（包括前列腺素分泌減少、黏液分泌減少等），加上老年人經常使用非類固醇消炎止痛藥，以及老年人感染胃幽門螺旋桿菌的比例也較高，這些都是增加消化性潰瘍的因素。

小腸功能改變

老年人在小腸功能上的變化亦不明顯。大部分小腸腸道的黏膜會有萎縮的現象，淋巴組織會減少，蠕動力也較差。另外，在吸收功能方面，乳糖酵素的減少，會使乳糖不易在小腸被分解吸收；小腸維生素 D 的接受器數量也會減少，使得維生素 D 與鈣質吸收不佳，但是對於脂溶性物質（維生素 A、維生素 K 或膽固醇等）的吸收可能會變好。

結腸功能的影響

年齡老化對結腸方面有較多的影響，包括結腸黏膜細胞功能的改變，所以結腸癌、結腸憩室和大便習慣改變都常見於老人族群中。另外，在直腸肛門的生理變化在老年人中也較為明顯，包括肛門擴約肌鬆弛或纖維化增厚，造成大便失禁或便秘等現象。

肝臟功能的影響

雖然隨著年紀增長，肝臟的結構跟功能會發生一些改變，例如質量減少及對藥物的代謝反應會變差等，但在傳統的肝功能測試，包括 GOT、GPT 方面，並不會出現與年齡相關的改變。因此，在肝功能的影響上，老年人本身的疾病因素及生活習慣、環境因子，包括：飲食習慣、飲酒、吸菸、是否罹患病毒性肝炎、用藥、營養狀況等，這些才是真正占了重要的角色。

胰臟功能的改變

胰臟方面，隨著年齡增長，其大小、血流、腺體組織都會漸漸變小或萎縮，但是其消化酵素的分泌量還是可以維持正常所需的量。

老年人常見的消化系統疾病

與酸相關疾病

所謂酸相關疾病即為一系列由於胃酸所造成的上消化道疾病。常見包括：胃食道逆流症（Gastroesophageal Reflex Disease; GERD）、消化性潰瘍。

胃食道逆流症（Gastroesophageal Reflex Disease; GERD）

是老年人中常見的疾病，最常見的症狀有心灼熱感、酸逆流、噁心、胸痛、腹痛、吞嚥困難等，非典型的症狀可能以長期咳嗽來表現（逆流的胃酸刺激到了咽喉）。若嚴重者可能有出血、破裂、潰瘍等併發症，若長期有逆流的狀況，會造成食道細胞變性，稱為巴瑞氏食道（Barrett's Esophagus），如此可能會有癌化的危機。

一般胃食道逆流情況若不是很嚴重者，並不需要藥物治療，只要改善生活型態，包括：躺臥時將頭側抬高，減少晚餐的攝食量，避免吃高脂肪、咖啡、巧克力、酒精飲料等食物，過重者宜減重以減低腹壓。若症狀嚴重者就必須經醫師評估，而進一步使用藥物治療，通常一開始會先使用制酸劑，再嚴重者則使用到 H_2 組織胺受體阻斷劑（H_2-blocker），但是有嚴重食道發炎及巴瑞氏食道的患者，則必須更進一步使用到質子幫浦阻斷劑（Proton Pump Inhibitor），另外，也可以使用促進排空的藥物（如 metaclopramide），使下食道括約肌收縮而緊閉，及胃幽門部放鬆，進而促進胃部排空減少逆流現象。若胃食道逆流的情形反復發生，且無法以藥物控制時，則必須考慮手術治療。

消化性潰瘍

　　消化性潰瘍的疾病隨著年齡有增加趨勢，主要還是與老年人常有使用非類固醇類的消炎止痛藥物（Nonsteroidal Anti-Inflammatory Drugs, NSAIDs），以及胃幽門螺旋桿菌在老年人口中的高盛行率（尤其在造成十二指腸潰瘍）有關，而長期有消化性潰瘍亦有可能造成癌症。常見的典型症狀有上腹痛、出血（解黑便或糞便檢查有潛血反應）。一般確定診斷必須做上消化道內試鏡檢查，檢查除了可以直接觀察評估病灶所在、大小、深度以外，另外還可以得到活體組織進一步去做切片檢查，以評估是否有癌化的現象。再者，檢查病人是否有感染胃幽門螺旋桿菌也是診斷及治療的一大重點。治療方面，常使用藥物有制酸劑、組織胺受體阻斷劑（如 cimetidine、ranitidine）、質子幫浦阻斷劑（如 omeprazole、lansoprazole、pantoprazole）、前列腺素（如 misoprostol）等。另外，也常使用胃黏膜保護劑（sucralfate），此藥可幫助潰瘍傷口癒合，還有若確定診斷有胃幽門螺旋桿菌的感染，則必須使用上抗生素合併治療，亦可幫助傷口癒合及減低復發率。

結腸疾病

　　老年人結腸方面的疾病常見的有大腸憩室炎、便秘、大腸激躁症等。

便秘

　　無論年紀為何，正常排便次數為一日三次至一週三次，大部分老年人便秘的原因在於日常活動量減低，攝取的食物纖維過少，其他可能原因有甲狀腺功能低下、高血鈣、憂鬱症、使用藥物（例如：抗膽鹼類藥物、鴉片類止痛藥、安眠鎮靜藥物、降血壓藥物中的鈣離子通道阻斷劑、抗癲癇藥）等。對於治療便秘的方法，最重要的還是必須做生活型態的調整，例如增加食物纖維的攝取量，至少每日必須達到 15～20 公克，可多吃全麥

麵包、糙米、甘藍菜、胡蘿蔔、豆類、香蕉、草莓、蘋果等，多喝水及多運動。若必須使用藥物治療的話，通常使用可增加糞便容積的纖維補充藥物（如 psylliums、methylcellulose），使用此類藥物的患者必須注意應補充大量水分；對於短期的便秘，則可使用一些常見藥物，如離子型瀉藥（鎂鹽類製劑）、蔥醌瀉藥（如 senna、biscodyl 等），或高滲透壓型瀉劑（如 sorbitol、latulose 等）；若是急性的便秘而造成腹脹、腹痛等現象的話，則可給予栓劑（如 glycerin、bisacodyl），以減輕其症狀。

大腸激躁症（irritable bowel disease）

大腸激躁症為便秘、腹瀉、經常脹氣、腹痛、感覺排便排不乾淨等現象。但在老年人，則必須進一步確定是否有血便、體重減輕、食慾改變等癌症可能的症狀，若有必要，應該要做大腸鏡等檢查以排除病理性、器質性異常後，方可診斷為大腸激躁症。治療可靠改變生活習慣及一些症狀的治療。

大腸憩室炎（diverticulitis）

隨著年齡增加，大腸憩室的發生率也隨之增加，主要由於便秘造成腹壓增加，再加上老年人的腸壁張力、彈性下降所導致。然而，通常大腸憩室並不會有什麼症狀，大部分都是在進行其他檢查時意外發現的，但若是發生阻塞，就會產生憩室炎或憩室破裂等現象。由於大腸憩室多發生於降結腸及乙狀結腸的位置，因此症狀常以左下腹痛來表現，另外可能合併有發燒、畏寒等現象，另外，若已產生破裂，則可能在糞便中發現有潛血反應，但通常出血量並不大。若進一步作檢查，可以發現病人有白血球增多的情形（尤其是嗜中性球），但是必須注意若有長期使用類固醇的病人，其白血球數量可能維持正常。

治療方面，一旦確定診斷，最好還是能住院做密切觀察治療，重點是必須讓大腸休息，且避免使用肛門栓劑，以防止有大腸破裂的危險，飲食

方面必須改吃液態、好消化的食物，避免高纖飲食，藥物則必須用廣效型抗生素來治療，通常症狀緩解需要治療 3～10 天左右。待疾病完全緩解後 6～8 週，建議必須追蹤檢查，以確定病灶癒合後沒有進一步造成腸道狹窄，另外，在老年人更要確定病灶為憩室炎而非大腸直腸癌所引起的。為防止日後再次復發，必須建議病人改變飲食習慣，盡量以高纖飲食為主，以減少便秘的現象。

膽道疾病

在年齡 70 歲以上的病人，腹部手術開刀有 1/3 原因是膽道系統疾病，像是膽結石（Gallstones）、膽囊炎、膽管炎，甚至是膽囊癌。

膽結石（Gallstones）

在 50 歲以上的人大概有 1/4 會有膽結石，隨年紀增加其發生率有增高的趨勢，70 歲以上大概有 1/3 會有膽結石，老年膽石病多數是以急性發作的形式來就診，一項對 65 歲及以上的老年急腹症患者的調查統計，膽石引起的膽道疾病約占急腹症的 1/4。

老年膽石病常因症狀非典型而診治困難，加上老年人有全身性疾病，導致手術風險極大，併發症發生率與死亡率都較高，一般主要症狀就是膽絞痛，意思是在右上腹會悶痛，悶痛感甚至會輻射至右邊肩胛骨或肩膀附近，這種輻射痛容易與心絞痛混淆而造成誤診，有些人會有 Murphy's sign（深呼吸時會使得右側鎖骨中線或外側近肝臟下緣有壓痛感），部分患者會噁心嘔吐，其他不特定症狀，包括：上腹部飽脹感、打嗝、噁心、對脂肪類食物耐受性不良等

急性膽囊炎

急性膽囊炎通常是膽結石掉到總膽管塞住，引起黃疸、發燒、寒顫，身體檢查可發現壓痛變得明顯，發燒、白血球增多，嚴重一點甚至會引起

胰臟炎，若是併發了胰臟炎，上腹痛區域會更廣泛，澱粉酵素也會增高；當急性膽囊炎發作時，一般建議 72 小時內若沒有高燒和黃疸時可以進行手術切除，如果經過 72 小時，沾黏更加嚴重，這時建議以抗生素治療，等病情緩和之後再考慮手術治療。

在老年患者其症狀不明顯，有項對 65 歲以上急性膽囊炎患者回顧性研究指出：60% 以上患者在發病時沒有右上腹或背部疼痛，50% 以上患者沒有發熱，41% 的患者血白細胞正常，更有 5% 老年人完全沒有腹痛。因此，影像診斷也是非常重要的一環，如果是總膽管阻塞，95% 以上的病人使用超音波可以有所發現，在適當的病人用內視鏡逆行性膽管胰臟照像（ERCP）也是不錯的選擇，如果阻塞在比較遠端，這時往往會有胰臟癌的可能，電腦斷層攝影可幫助我們判斷胰臟受損的程度。

在沒有症狀的膽結石患者，一般是不建議開刀摘除膽囊，因老年患者病史長，反復發作導致膽囊萎縮和局部黏連，手術風險加大；同時老年患者全身狀況差，常合併多種疾病，手術處理困難較大，膽囊切除術其死亡率約 3%，併發症約 10%，因此在老年的膽結石患者（即使有糖尿病等情形），只要沒有症狀，都不建議開刀。原則上採取擇期處理，結合全身條件判斷，選擇創傷小的手術方案。至於藥物治療，目前並沒有令人滿意的結果。

急性膽管炎

急性膽管炎多是因為膽結石掉到膽管，或是膽道寄生蟲等使得膽管阻塞、膽汁淤積，然後細菌感染而發炎，臨床表現像是敗血性休克（發燒寒顫）、右上腹痛、黃疸產生，此為臨床三特徵（charcot triad）。治療方法很多，重點都是在膽管減壓及解除阻塞情形，在有敗血性休克的病人，無論接下來是否要手術，建議都先給予抗生素治療。手術則要慎重的評估，老年急性化膿性膽管炎的術後死亡率，較擇期再開膽道手術的死亡率高出

20 倍。若是因爲老年患者發生急性膽管炎時，缺乏典型的高熱和腹部症狀，臨床上，醫師常因顧慮患者對手術創傷的承受能力，及手術成功的風險，而先選擇保守治療，再決定治療方案，往往會因此而延誤手術時機。比較好的時機是：當老年膽管炎患者出現休克或意識改變時，均應立即膽道引流，並以 ERCP 爲首選治療方式。雖然老年患者病情危重，但並不影響 ERCP 的成功率，其他像是鼻膽導管引流術、經皮穿肝引流術、經皮膽囊引流術都是可選擇使用的。如果是堵住壺腹乳頭（ampulla of vater）所引起的，內視鏡括約肌切斷術則非常有效，在歐美都已施行，不過其經驗技巧相對要求較高。

膽結石腸阻塞

在腸阻塞的病人中，約莫 1～4% 是因膽結石引起，可是在大於 65 歲的老年中，有 20% 的小腸阻塞是因膽結石引起，且老年人的致死率及罹病率也相對較高，女性比男性多三倍的機會發生，嘔吐、腹脹、發燒等症狀其實與一般腸阻塞類似，有時候症狀會戲劇性的加重或緩解，這是由於結石移動所致，大部分原因是膽結石經由瘻管掉到腸道，進而引起阻塞，最常見的瘻管是膽囊──十二指腸瘻管（83%），最常阻塞的位置是迴腸（62.5%）、空腸（30%），這時就要以內視鏡來診斷並治療；一般要確診膽結石腸阻塞是以影像學確診，在腹部 X 光影像會有小腸阻塞、膽道氣體增加、異位膽結石，不過大概只有 9～14% 的患者會三種症狀都有，治療上是以手術爲主，也可以內視鏡取出結石，體外震波碎石也有成功的案例，不過病人條件限制相對較多。

結論

年齡增長，身體隨之逐漸老化，進而產生一些疾病，但是老化並不等於疾病。一般隨著老化，消化系統仍保持正常生理功能，只有少許功能變化：口咽、食道、胃、小腸、肝、胰臟等。

老人常見的消化疾病就是胃食道逆流，臨床常見反覆的藥物治療但還是復發，這時便要考慮手術治療。由於消炎止痛藥使用及胃幽門螺旋桿菌在老年人口中的高盛行率，胃潰瘍也是相當常見。下消化道方面，各種原因所造成的便秘困擾著許多病人與醫療者、大腸激躁症、憩室炎也是常見。膽道方面，隨著年紀膽結石盛行率也增加，不可不小心需手術治療的上腹痛。而膽囊、膽管炎的預後以及所需要的抗生素等治療，都比年輕患者更長久、困難。所以老年人發生消化道疾病更需要早期發現給予積極治療，才會有好結果。

參考資料

1. 《老年醫學與保健》。Geriatr Health Care。2007, vol.13, No.1，老年人酸相關疾病。

2. 《老年醫學與保健》。Geriatr Health Care。2002, vol.8, No.1，老年人消化系統的增齡變化及其臨床意義。

3. 《臺大內科學》。第五版，下冊，張天鈞主編。p.1165，老化的生物學基礎與生理改變。

4. 《實用老年醫學》。2008.10，第 22 卷，第五期。

5. Gallstone ileus:a diease easily ignored in the elderly.

6. Geriatric Medicine: An Evidence-based Approach.Contributors: Cassel, Christine K.; Cohen, Harvey Jay; Larson, Eric B. Publisher: Springer-

Verlag New York, Incorporated. Date:2003，第 56 章 Gastroenterologic Disorders(p.1346~) by Joanne A.P. Wilson

7. Geriatr Health Care, 2008, V01.14 No.5.

8. International Journal of Gerontology, 2008; 2(1):18-21.

第十五章　老年人的糖尿病

學習目標

當閱讀完這個章節之後，我們將會學習到：

1. 糖尿病在老年人身上典型和非典型症狀。

2. 實驗評估診斷糖尿病。

3. 現今對於糖尿病的藥物和非藥物治療。

前言

隨著年齡增加糖尿病的盛行率也會上升，尤其在老年人口越來越多的情況下，糖尿病人口數上升是可以預期的。國家衛生研究院依衛生署的國民營養健康狀況變遷調查研究結果顯示，臺灣的糖尿病盛行率已達 9.2%，幾乎每十個人就有一人罹病，較 2002 年「三高調查」提高近 3%；尤以 65 歲以上男性最爲嚴重 28.5%，幾乎每四個 65 歲以上男性，便有一人罹患糖尿病。根據研究顯示超過 65 歲以上的人口有 18～20% 患糖尿病。另外 20～25% 老年病人有糖耐受性降低的情形。超過 65 歲的人通常是得到第二型糖尿病，其中有部分族群會變成胰島素依賴型患者。

葡萄糖代謝隨著年齡而改變

與年齡增加相關的葡萄糖不耐性是糖尿病的患病潛因。即使是健康的人，當年齡增加後，也可以發現對葡萄糖的耐受性下降。30 歲過後，飯後血糖每十年增加 5.3mg/dL，而空腹血糖也會增加 1～2mg/dL 左右。

此現象探討起來可分為幾個原因。首先，隨著年齡上升，葡萄糖吸收速度會減緩，而且胰島素的釋放也會延遲。此外，隨著運動量的下降或飲食習慣改變而造成脂肪增加、肌肉質量流失，也會增加胰島素抗性。再者，老年人常服用利尿劑、動情素、抗憂鬱藥、抗痙攣劑（phenytoin）、葡萄糖皮質酮等，或其他如：心肌梗塞、感染、燒傷及手術等，都會對葡萄糖代謝有不利的影響。

隨著老化而下降的葡萄糖耐受力與胰島素抗性、肥胖、高血脂和高血壓相關。這些互相關連的因子我們稱為代謝症候群。

致病及危險因子

基因是中老年得糖尿病最重要的潛因，但確切基因尚未發現。因此家族史與糖尿病密切相關，而生理與環境因子影響也不容忽視。老年人攝取高糖高脂外加不運動者，也是高危險群。

診斷評估

症狀／徵兆

一開始通常藉由空腹血糖高於標準值而發現，反而糖尿病的典型症狀：多喝、多尿一開始並不會顯現。尿中要測到葡萄糖則需等血中葡萄糖顯著升高才測得出來。如果有任何症狀，通常都是非典型的，像是吃不胖、尿失禁或譫妄。在安養院中，老年人由於神智不清、水喝得少，非酮酸性高滲透性昏迷常為糖尿病第一個被發現的徵兆。

實驗室發現

　　診斷糖尿病有幾個依據：空腹血糖質上升、隨機血糖或是現在很少用的口服葡萄糖耐量試驗等（OGTT）。1997 年，美國糖尿病協會（ADA）修訂糖尿病標準：空腹血糖值超過 126mg/dL，取代之前 WHO 在 1980～1985 所制定的空腹血糖超過 140mg/dL 與飯後兩小時血糖超過 200mg/dL 的標準。此外，新增加另外兩個診斷族群：空腹血糖異常（IGT），訂為空腹血漿葡萄糖介於 110～126mg/dL，以及正常空腹血糖則是低於 110mg/dL。

　　美國糖尿病協會所新制定的標準，使得被診斷出糖尿病的人數增加了許多，雖然只用空腹血糖值作診斷可以簡化試驗過程，然而有許多研究顯示，以這樣的標準來評估空腹的血糖，會與飯後兩小時血糖的敏感性並不一致。

如何處置

　　老年糖尿病人的基本照護計畫，包含完整的病史及身體檢查來偵測可能的早期併發症（表 15-1）。其計畫首重功能評估，一般來說由護理人員或社工介入，來評估老年人是否可完成日常生活（如洗澡、進食、如廁等）及基本活動。

　　糖尿病確診後的實驗室評估，包括：空腹血糖值、醣化血色素、空腹脂肪概況、血漿肌酸酐，尿液分析尿蛋白，外加心電圖。此外，美國糖尿病協會建議對於所有第二型糖尿病人必須做眼睛的評估，因為他們是青光眼與白內障的高危險群。當然飲食的評估也是相當重要的。

表 15-1　照顧老年糖尿病病人的最低標準

最初評估
- 完整的病史跟身體檢查
- 老年功能性評估
- 實驗室檢驗：空腹血糖值、醣化血色素、空腹脂肪概況、血漿肌酸酐、尿液分析、心電圖
- 眼睛檢查
- 飲食評估

後續照護
- 以達到目標血糖值的治療：飲食、口服藥或胰島素
- 經常測量血糖值，以監控血糖狀況
- 每年針對糖尿病相關併發症做追蹤
- 每年接受老年醫學檢查

資料來源：Minaker KL. Treatment of diabetes. In:Cassel CK, Leipzig RM, Cohen HJ,et al.,eds. Geriatric Medicine, 4th ed. New York: Springer, 2003.

預防照護

　　預防照護是針對那些避免罹患代謝性併發症為主目標的族群。控制尿糖以免除體液流失、低血壓和低組織灌流的風險，高血糖、高滲透壓、非酮酸性昏迷常起因於脫水和糖尿症。體重減輕也是因為糖尿症中尿中卡路里流失所致，長期下來會變成易受感染的體質。

積極照護

　　積極照護以預防長期併發症為首要目標。正常血糖的定義為：1. 空腹血糖低於 115mg/dL（6.4mM）；2. 平均葡萄糖值介在 110～140 mg/dL（6～8mM）之間；3. 正常醣化血色素值。上述為第一型糖尿病病人的預防計畫，同理可以應用在第二型糖尿病病人身上。

　　比起預防照護，積極照護更需要技巧、參與和相關教育。標準的療法

包括飲食控制、運動，如果可以的話，口服低糖食品，或是施打胰島素。
許多老年病人都可以理解概念並執行。因此，推行調整生活型態來實行理
想的糖尿病治療計畫有時候並不困難。

飲食療法

　　飲食療法不一定能對糖尿病有良好的控制。雖然年老糖尿病病人能靠
飲食和減重控制糖尿病，可是對年老患者來說，嚴格遵守食物療法、持續
減重都不是容易的，尤其是行動不便的老年人難以用運動來消耗熱量，嚴
格的飲食控制也容易引起營養和維他命不足。

　　對於糖尿病的飲食來說，碳水化合物的比例要高（占一天所需熱量的
50～60%），脂肪的比例要低（不能大於一天所需的 30%），蛋白質的比
例適中即可（占一天所需熱量的 20%）。針對持續營養不良的老年患者，
要加強蛋白質的比例，提高能量的攝取。當每天攝取熱量小於一千大卡
時，要補充維他命和礦物質。

表 15-2　飲食療法對於年老糖尿病病人的困難

• 經濟能力不足
• 行動不變，難以出門採購
• 準備食物的能力不足（特別是喪偶的獨居老人）
• 固有的飲食習慣難以改變
• 認知能力不足，難以遵循食物療法
• 味覺喪失
• 便秘的頻率增加

資料來源：Minaker KL. Treatment of diabetes. In: Cassel CK, Leipzig RM, Cohen HJ et al., eds. Geriatric Medicine, 4th ed. New York: Springer, 2003.

運動療法

形式化的運動療法一直是飽受爭議的，雖然運動對於葡萄糖耐受性的益處已被多次證實，可是運動能否降低血糖值還有待商榷，而且一旦停止運動，很快又會回復原來的樣子。運動也可能對年老糖尿病病人帶來其他問題，尤其對還有其他疾病的患者來說，更難遵循規律的運動訓練計畫，所以運動療法對年老患者來說不一定是合適的，表 15-3 將其益處與危險條列出來。

表 15-3　運動療法對於年老糖尿病病人的益處與危險

益　處	危　險
• 改善運動耐受性 • 改善葡萄糖耐受性異常 • 改善氧氣最大消耗量 • 降低血壓 • 降低體脂肪、增加肌肉量 • 改善脂肪數據 • 感覺自己更健康	• 加重心臟疾病 • 關節、腳部的運動傷害 • 低血糖

資料來源：Minaker KL. Treatment of diabetes. In:Cassel CK, Leipzig RM, Cohen HJ et al., eds. Geriatric Medicine, 4th ed. New York:Springer, 2003.

口服降血糖藥物

現今越來越強調以飲食和運動來控制第二型糖尿病，希望能達到醣化血色素小於 7% 之最佳控制。當患者對於治療的需求及治療的副作用增加，或無法嚴密監控病況時，改善的空間便會減少，併發症的機率也會提高。現今除了給予胰島素，還有其他藥物能促進胰島素分泌、增加胰島素敏感度，或是讓碳水化合物代謝速度減緩的藥物。

促進胰島素分泌的藥物

磺醯尿素類（sulfonylurea＝SU）

第一代藥物 *Chlorpropamine*（*Diabinese* 特泌胰）因其有低血糖與低血鈉的副作用，現已很少用。第二代藥物 *Glipizide* 和 *Glyburide* 是近年來的主流，但是都有低血糖、體重增加的副作用，而且當空腹血糖值越高時，此類藥物的效用便減低，尤其當空腹血糖高於 200mg/dL 時，胰島素分泌能力相當有限，此類藥物變逐漸失效。不過第二代藥物產生副作用較少，一開始必須開立最小劑量，一天吃兩次。

Meglitinide

repaglinide 在餐前使用，半衰期較短、作用速度比磺醯尿素類快，所以餐後血糖上升時能達到最佳效果。副作用和磺醯類藥物一樣，會體重增加、低血糖，不過使用磺醯類藥物的患者，在每餐之間常有低血糖的不適，此時 repaglinide 就是個不錯的選擇。

D-Phenylalanine

Nateglinide 是胺基酸 phenylalanine 的化學衍生物，藥性和 *Meglitinide* 相同，因其作用快速的特點，在早期糖尿病空腹血糖值僅些微上升時使用，效果最佳。

促進胰島素作用的藥物

Metformin

Metformin（*Glugophage, Glucophage XL*）一天使用 1～2 次，協助肝臟利用胰島素，改善糖尿病病人不正常的醣類代謝，有效降低空腹血糖值。開始用藥時可能出現脹氣、腹部絞痛和腹瀉等現象，在慢性腎、肝、心臟衰竭的患者偶爾會出現乳酸酸血症，所以在住院、脫水、施打顯影劑之前，就不要使用 *Metformin*。當肌酸酐清除率低的時候（血漿肌酸酐大於

1.5mg/dL，約 5% 老年人有此現象），或是嚴重的肝、心、肺疾病時要避免使用。

Thiazolidinediones

Pioglitazone（*Actos*）一天使用 1～2 次，和食物一起食入，能幫助胰島素在肌肉、脂肪組織的作用，是 *Metformin* 良好的替代物，且和 *Metformin* 都不太有低血糖的副作用。使用後約有 10% 的患者有肝臟酵素提高的情況，需要每個月檢查肝功能，不過致命性肝炎的副作用則很少見。

減緩腸胃代謝碳水化合物的藥物

葡萄糖苷酶抑制劑（α-glucosidase inhibitors）

Acarbose（*Precose*）和 *Miglitol*（*Glyset*）在每餐和食物一同食入能減緩餐後碳水化合物代謝的速率，可當作嚴重糖尿病病人的輔助性治療，在葡萄糖耐受性異常和早期糖尿病病人也能達到療效。多攝取麥麩也能改善葡萄糖耐受性異常，還能降低膽固醇。此藥常見的副作用爲脹氣、腹瀉。

胰島素配合藥物的組合療法

爲了避免使用胰島素，降低胰島素用量及其所帶來的不便、低血糖、體重增加等副作用，現今常合併藥物和胰島素來治療，已有成功經驗證實其療效。

藥物一開使用較小劑量，再慢慢調高。目前最常被拿來研究的組合是磺醯尿素類藥物和胰島素；胰島素在晚上給予，磺醯尿素類藥物在餐前給予，以提升胰島素分泌。Metformin 和胰島素也是個常見組合，能提升胰島素作用的能力。此外，有人使用磺醯尿素類藥物和 Metformin 的組合，磺醯尿素類藥物先增加胰島素分泌，Metformin 再加強組織對於胰島素的耐受性，更能有效利用胰島素。

糖尿病的預防

全球超過一億人受到糖尿病的困擾，不過由於一些已知的、可改變的危險因子，第二型糖尿病可能有機會改善。至於飲食、運動、藥物治療是否能改善糖尿病，目前尚有許多臨床試驗正在研究中。

結論

- 糖尿病盛行率隨年齡增加，老年糖尿病病人容易合併高血壓、中風、神經病變等問題。
- 老年糖尿病病人不一定有糖尿病的典型症狀，也可能出現尿失禁、譫妄、跌倒等狀況。
- 美國糖尿病協會在 1997 年校正糖尿病的唯一診斷標準為空腹血糖大於 126mg/dL（7.1mmol/dL）。
- 治療老年糖尿病病人時，可能有許多身體疾病、社經狀況等問題會影響其接受治療的配合度，這些影響因子都要全盤考慮進去，才能給病人最好的照顧。

參考文獻

1. Age Ageing. 2001 Aug;30 Suppl 3:24-32. Nursing homes: a suitable alternative to hospital care for older people in the UK?

2. Diabet Med. 2011 Jul;28(7):772-7. Good clinical practice guidelines for care home residents with diabetes: an executive summary. Sinclair AJ; Task and Finish Group of Diabetes UK.

3. Joseph J. Gallo, Terry Fulmer, Gregory. J. ph. D Handbook of Geriatric assessment, Fourth Edition, 2006.

4. Minerva Endocrinol. 2005 Sep;30(3):139-59. The metabolic syndrome and type 2 diabetes. Poole R, Byrne CD.

5. Nihon Rinsho. 2011 Jan;69 Suppl 1:388-93.Diabetes mellitus and impaired glucose regulation　Nakagami T, Iwamoto Y.

6. Robert Kane, Joseph Ouslander and Itmar Abrass Essentials of Clinical Geriatrics: sixth edition. 6th Edition, Sep 2009.

7. William; Blass, John; Halter, Jeffrey; Ouslander, Josep Hazzard: Principles of Geriatric Medicine and Gerontology. Fifth edition New York: McGraw-Hill 2003.

第十六章　老年人的甲狀腺疾病

學習目標

當閱讀完這個章節之後，我們將會學習到：

1. 分辨老年人典型與非典型的甲狀腺異常表現。

2. 一般用來評估甲狀腺疾病的測試與結果。

3. 老年人甲狀腺急症的表現。

4. 甲狀腺疾病的處理。

前言

甲狀腺異常雖然是一般老年人常見的問題，但對於診斷與治療方面卻往往更具挑戰性。因為老年人口之中，甲狀腺疾病（如：甲狀腺結節、甲狀腺腫大、甲狀腺素低下等）的盛行率很高，而且某些甲狀腺異常（如：甲狀腺素低下）的表現卻不明顯或是非典型。另外一般在老年人的疾病，甲狀腺功能測試也有可能是異常，這些都使得診斷甲狀腺疾病更加困難。此外，在老年人的治療方面也與一般年輕人有所不同，因為他們往往存在著其他慢性疾病（尤其是心血管疾病），所以更需仔細考慮後續的治療。

甲狀腺結構與功能對年齡的改變

在結構方面，隨著年齡的增長，甲狀腺也會發生正常的萎縮與纖維化。所以當年齡漸漸增加，甲狀腺的重量也會隨之縮減，使甲狀腺越來越不易被觸診。

另外在甲狀腺的功能方面，一些研究指出甲狀腺的功能也可能隨著年齡的增長而改變，但大部分的研究都顯示在血液循環中的甲狀腺素（T_4）與促甲狀腺分泌激素（TSH）應該不會或很少隨著年齡的改變而改變。

甲狀腺功能測試

由於現今實驗測量的進步，甲狀腺功能的評估顯得較為簡單，即使是很輕微的甲狀腺功能低下或亢進，也可以輕易的診斷出來。

促甲狀腺分泌激素（Thyroid-Stimulating Hormone, TSH）的測量

TSH 是由腦下垂體所分泌，腦下垂體對於感受血液中甲狀腺素的濃度相當的精密，所以 TSH 值常被用來測量即使是很輕微的原發性甲狀腺功能低下（Primary Hypothyroidism）；另外，理論上有甲狀腺功能亢進的病人，其 TSH 值應該都是較低的。當然，對於腦下垂體或下視丘衰竭的原發性甲狀腺功能低下病人，TSH 是異常的低的；對於罕見易分泌 TSH 的腦下垂體腺瘤的甲狀腺功能亢進的病人，TSH 值往往是正常或異常升高的。

甲狀腺激素（Thyroid Hormone）濃度的測量

快速的用放射免疫分析法（Radioimmunoassay, RIA）來測量 T_3 與 T_4，已經是常規的測驗，但甲狀腺結合球蛋白（Thyroxine Binding Globulin, TBG）的改變，卻會影響到血液中總 T_3 與 T_4 的濃度，但不會影響到血液中游離甲狀腺素（Free Thyroid Hormone, free T_4）的濃度，因此往往 TBG 超過或缺乏的病人也會有 T_3 與 T_4 濃度太高或太低的現象。隨著直接測量技術進步，直接測量 free T_4 濃度也逐漸普及。

一般來說，低的血漿 T_4 濃度就是甲狀腺功能低下的表徵，高的血漿 T_4 濃度也可以在大部分的甲狀腺亢進的病人中發現，但評估一個不正常的 T_4 濃度時，仍需考慮其他的情況：

表 16-1　老年人導致異常血漿中 T_4 濃度的主要因素

T_4 增加	T_4 減少
• 甲狀腺機能亢進 • 蛋白結合增加 • TBG 過多 • 具 Anti-T_4 抗體 • 不正常的蛋白結合 • 急性的甲狀腺疾病 • T_4 代謝降低 • Amiodarone（Cordarone、臟得樂） • High-dose propranolol（Inderal、思特來）	• 甲狀腺機能低下 • 甲狀腺結合球蛋白缺乏 • 嚴重的甲狀腺疾病 • 抗痙攣治療

資料來源：Cooper DS. Thyroid disorders. In:Cassel CK, Leipzig RM, Cohen HJ, et al., eds. Geriatric Medicine, 4th ed. New York:Springer, 2003.

以甲狀腺核子掃描來評估甲狀腺的結構與功能

　　甲狀腺會攝取碘或其他的離子，因此使用碘的同位素（^{123}I 與 ^{131}I）與鎝（^{99m}TcO$_4$）使甲狀腺吸收，就可以得到甲狀腺的腺狀結構性及功能性。因為鎝的經濟與便利（20 分鐘就可以成像），所以常被用來作為甲狀腺的顯影，但不像碘一樣的被甲狀腺利用與代謝，鎝只能被關在細胞裡，因此得不到像碘一樣有用的甲狀腺功能的資訊（碘需 6～24 小時才能成像）。雖然放射性碘吸收（Radioactive Iodine Uptake, RAIU）測驗受到 24 小時長時間的限制，但它仍然對於決定甲狀腺的大小位置、評估甲狀腺節結的功能提供了很大的幫助。另外它對於甲狀腺腫瘤的診斷也是有幫助的。

其他關於甲狀腺的測試

　　抗甲狀腺抗體（Antithyroid Antibodies）是確立自體免疫甲狀腺疾病診斷的重要工具。還有其他如抗甲狀腺球蛋白的抗體（anti-Thyro Globulin

Antibody, TGA）被認為是比抗甲狀腺過氧化酶抗體（anti-Thyroid Peroxidase Antibody, TPA）來得不精確。因為有甲狀腺異常的人甲狀腺往往會將甲狀腺球蛋白給釋放出去，所以甲狀腺球蛋白的測量並不是一個很好的診斷工具，然而它在追蹤分化良好的甲狀腺癌的病人方面卻顯得很重要。最後還有甲狀腺細針切片（thyroid needle biopsy）與超音波（ultrasonography）也都占很重要的工用。

甲狀腺機能亢進

　　甲狀腺機能亢進症（Hyperthyroidism）在老年人有增加的趨勢。葛瑞夫茲病（Grave's Disease）是在任何年齡層中最常發生甲狀腺機能亢進的疾病，但毒性多發結節性甲狀腺腫（Toxic Multinodular Goiter, Plummer's Disease）則是隨著年齡層的增加，比例也逐漸增加。由於甲狀腺結節在老年人的盛行率相當的高，診斷又不容易，所以一些老年人們常因得了葛瑞夫茲病，而使得原本良性的甲狀腺結節發展成甲狀腺機能亢進症。除此之外，大概約 20～50% 的甲狀腺機能亢進的病人無法摸到甲狀腺肥大，也使得診斷上更加模糊。

診斷評估

症狀與徵兆

　　不同於甲狀腺機能亢進的年輕患者們表現的典型症狀，老年病人較少有那些仿交感神經機能的症狀，取而代之的往往是沮喪（depression）、昏睡（lethargy）、虛弱（weakness）等，這樣的病人也被稱為「隱藏性甲狀腺毒血症」（Masked or Apathetic Thyrotoxicosis）。另外甲狀腺毒腦症（Thyrotoxic Encephalopathy）的病人不安與困惑的症狀表現，與癡呆（demetia）的病人很類似。半數的甲狀腺亢進的病人都會有不明原因的體

重減輕、緊張、心悸與發抖，並且會導致快速的骨質流失，因此有典型的停經後骨質疏鬆的病人，也應該接受甲狀腺機能的測試。

還有我們的心血管系統，即使到了老年仍然對甲狀腺荷爾蒙相當敏感，故若有伴隨著冠狀動脈硬化的病人，有不明原因的心悸、狹心症狀加重，或是系統性心衰竭（較少），都要特別小心可能甲狀腺出了問題。另外，心房震顫（Atrial Fibrillation）也是甲狀腺機能亢進的病人可能有的症狀之一，這些病人都該接受甲狀腺功能的測試。

實驗診斷

與年輕人不同，老年人的甲狀腺機能亢進的實驗檢查也是個令人傷腦筋的問題。大多數甲狀腺機能亢進病人的 TSH 值都已低於第三代試驗可以測試的敏感範圍，另外一些帶有非毒性多結節性甲狀腺腫（Nontoxic Multinodular Goiter）的無症狀病人，可能有亞臨床性高甲狀腺機能症（Subclinical Hyperthyroidism）的現象，正常的 T_4、free T_4 與 T_3 值，但 TSH 值卻低於正常。一般住院的病人也有可能有低 TSH 值的現象，尤其是重症的病人 TSH 值可能低到測不出來，但這樣的病人通常須優先鑑別診斷的是低甲狀腺機能的問題，而不是高甲狀腺機能症。

在超過三成的葛瑞夫茲病與超過六成的毒性多發結節性甲狀腺腫在 24 小時的放射性碘吸收（RAIU）測試下是正常的，故 RAIU 不是鑑別診斷高甲狀腺機能的好工具。因此臨床上若出現擁有正常的血漿 T_4 濃度與低 TSH 值的情形時，應該積極的去測量病人的血漿 T_3 與 free T_3 濃度來幫助診斷。

鑑別診斷

在給予治療前，我們要先了解造成高甲狀腺機能症的原因，臨床上葛瑞夫茲病（占 50～70%）與毒性多發結節性甲狀腺腫兩者共占了九成高甲狀腺機能症的病人。

有兩種老年人很罕見的甲狀腺炎，其會導致急性與自限的（self-limited）高甲狀腺機能症，一個是亞急性甲狀腺炎（Subacute Thyroiditis or De Quervain's），它由病毒所引起，其典型的症狀就是嚴重的前頸痛、發燒與全身性的不舒服，因為儲存在甲狀腺中的荷爾蒙被釋放到血液中，使得甲狀腺功能測試會提高，但隨著甲狀腺的破壞，24 小時的放射性碘吸收則是呈現低下的狀態，當然因為高甲狀腺素的關係，病人的 TSH 也是低的。亞急性甲狀腺炎可以是無痛的（Painless or Lymphocytic Thyroiditis），在老年人很少見，它的表現就是高甲狀腺毒症與無痛的輕微甲狀腺腫，藉由實驗測試與葛瑞夫茲病很難分辨出來，但藉由 24 小時的放射性碘吸收測試是低的表現仍然可以診斷出來。

另一個需要鑑別診斷的疾病就是分泌甲狀腺促進機素腦垂體腺瘤（TSH-secreting pituitary tumor），它最大的特色就是 TSH 值是上升的。最後可能導致高甲狀腺毒症的現象，它常發生在多結節性甲狀腺腫的病人，若攝取碘或含碘的物質，就有可能發生甲狀腺機能亢進的現象，近年來因為抗心律不整藥 amiodarone 的使用，使得這種問題更加嚴重，這時需要用類固醇類藥物治療，而不是抗甲狀腺藥物。

處理與考量

高甲狀腺機能症有三種主要的治療方式：抗甲狀腺藥物、輻射碘治療與外科手術治療。如果考慮到會伴隨的問題，老年人的甲狀腺亢進很少會用外科手術來治療，除非是太大的多結節性甲狀腺腫壓迫到附近的器官或組織導致的一些症狀（如吞嚥困難與呼吸困難）。在放射性碘治療方面，因為並沒有太大的副作用，且目標通常是治癒疾病，故較常被採用，唯一比較需要小心的副作用就是在剛治療完後，之前儲存在甲狀腺裡的甲狀腺素可能會被釋放到血液中，導致更嚴重的甲狀腺毒血症，且治療完後必須

持續追蹤是否有因為治療所引起的甲狀腺低下的症狀。甲狀腺低下的副作用在葛瑞夫茲病人治療過後幾乎是無可避免的，但毒性多結節甲狀腺腫的病人卻較少有這類的併發症，可見這樣的治療很難將輻射全部濃縮集中在一個區域裡。

　　抗甲狀腺藥物（propylthiouracil 和 methimazole）約有 1～5%的機率會導致病人發燒、紅疹與關節痛（arthralgia）。顆粒性白血球缺乏（agranulocytosis）大約有 1/300～1/500 的可能，通常發生在剛吃藥的前兩個月，老年人也比較容易得到。低劑量的 methimazole（小於 20 mg/dL）比起 propylthiouracil 較沒有顆粒性白血球缺乏的症狀發生，但 propylthiouracil 一天只吃一次，就可以增加病人對藥物的耐受程度。剛開始服用抗甲狀腺藥物的病人要特別小心是否有發燒或是口咽炎發生，有的話必須要立即停藥並尋求醫師協助。

　　β-adrenergic 的阻斷劑對於甲狀腺亢進的病人也是一個很重要的幫手，因為它能快速的解決高甲狀腺素所帶來的心臟與神經肌肉系統方面的症狀，但不能解決像氧代謝與氮平衡的這類典型問題，所以不能作為甲狀腺機能亢進的單獨用藥，除非是一些很罕見自限的甲狀腺炎病人。這種藥物對於使用抗甲狀腺素藥物或放射性碘治療前後的病人都相當的有用。

嚴重的高甲狀腺機能症與甲狀腺素風暴

　　甲狀腺素風暴（Thyroid Storm）是一種甲狀腺毒血症喪失代償能力的現象，它會有過高的新陳代謝、發燒、神經精神系統的改變和常會發生的鬱血性心衰竭。甲狀腺功能的測試並不能分辨出高甲狀腺機能症與甲狀腺素風暴的差別，但常因為急性症狀（如感染）或是外傷（如手術），使得甲狀腺素風暴的病人對於代謝過快有較差的代償能力。這樣的病人需補充適當的體液與電解質，降溫，大劑量的抗甲狀腺藥物、碘、含碘顯影劑與β-adrenergic 阻斷劑，另外加重劑量的類固醇在這種情況也常被使用。由於

老年人高甲狀腺素的表現往往較不強烈，所以對於甲狀腺素風暴的病人的預後，老年人也比年輕人來得好。

對於甲狀腺毒症嚴重到需要住院的病人，與原本重病（如心肌缺氧）後來發生甲狀腺毒症的病人，更需要快速的控制甲狀腺的機能。這時通常會給予大劑量的抗甲狀腺藥物（每 6 小時 200 mg 的 propylthiouracil 或是單劑量 40～80mg/day 的 methimazole），這樣劑量的藥物通常可以完全阻斷甲狀腺素的製造，但對於原先製造好的甲狀腺素卻無法阻止它的釋放，這個時候通常會再給予碘化鉀（飽和的碘化鉀溶液，每滴含 35mg 的碘或是 Lugol 氏液，每滴含 8 mg 的碘），因為碘能很有效的抑制甲狀腺素的釋放，一個人的劑量大概在 100～500mg/day 之間，但要注意碘只能在病人服用完抗甲狀腺素藥物後給予。

近年來，口服膽囊攝影含碘顯影藥劑（iodinated oral cholecystographic contrast agents）、碘泊酸鈉（sodium ipodate 與 sodium iopanoate）也被用來治療這類的病人，它能釋放碘到血液當中來阻止甲狀腺素的釋放，並且能有效的阻斷 T_4 與 T_3 的轉換，迅速降低血漿中 T_3 的含量。

交感神經的阻斷劑對於血液中甲狀腺素循環所導致的類交感神經症狀相當有效，對於容易造成生命危險的心律不整且過快的病人應給予靜脈注射 1mg 的 propanolol hydrochloride，並且每五分鐘重複給予一次，或是像 esmolol 這種快速反應的藥劑。但對於有心房震顫的病人，β-adrenergic 的阻斷劑是不能給予的，要給予 diltiazem 這類鈣離子通道的阻斷劑。

亞臨床性高甲狀腺機能症

隨著 TSH 檢測越來越進步與精密，越來越多種形式的甲狀腺功能異常也被檢測出來，約有 1～5% 的老年人被發現有亞臨床性高甲狀腺機能症（包括服用過量的 thyroxine 所導致的），這樣的病人通常沒有症狀，TSH 值很低或沒有，但 T_4、free T_4、T_3 都是正常的，沒有可以摸得到的甲狀腺

腫，這樣的病人是甲狀腺機能亢進、心房震顫與骨質密度流失的高危險群，但是否該治療這樣沒有症狀的病人來保護其心血管與骨骼肌肉系統，仍然有其爭議性。

甲狀腺機能低下

診斷與評估

症狀與特徵

　　一般來說，有 70% 的甲狀腺機能低下患者，是在 50 歲以後才被診斷出來的。年輕人要診斷出甲狀腺機能低下並不困難，因爲年輕人的症狀很典型，例如：疲勞、體重增加、皮膚乾澀、怕冷，或便秘等症狀。而老年人們隨著年紀的增長，他們本身就會發生上述症狀，所以，要從症狀及特徵來診斷老年人的甲狀腺機能低下是比較困難的，年紀較大的人有甲狀腺機能低下的話，通常會表現出疲勞或虛弱的狀態。

　　病人對任何症狀的闡述，醫療人員都應想到甲狀腺機能低下的可能，舉個例子，像心跳過慢，或是心律不整等，都可能是甲狀腺機能低下所表現的症狀。對於低體溫的病人，必須想到三件事情：第一，甲狀腺機能低下；第二，血糖太低；第三，敗血症。另外，如果今天遇到一位智能發展遲緩的病人，我們必須注意是否有先天甲狀腺機能低下的情形。

實驗診斷的發現

　　甲狀腺機能低下也就是甲狀腺素功能不足，而原發性甲狀腺機能低下的診斷標準，通常就是有較低的血中未結合型四碘甲狀腺素，並且有較高的促甲狀腺激素。通常我們不太去測量三碘甲狀腺素，因爲除非是相當嚴重的甲狀腺素低下，不然三碘甲狀腺素在血中的濃度變化不大。若是下視丘或腦下垂體有問題而導致促甲狀腺素不足的病人，就會有較低的四碘甲狀腺素並有低下或正常的促甲狀腺素。

鑑別診斷

最常見的甲狀腺功能低下，是因爲人老了而有一些自體免疫的疾病，如橋本氏症甲狀腺炎（Hashimoto's Disease），或是慢性甲狀腺炎所導致的甲狀腺功能低下。有文獻記載，人越老，甲狀腺的自體免疫疾病出現的機率就越高，而這些抗甲狀腺的抗體中，又分成兩種：一種是抗甲狀腺過氧化酶抗體；一種是抗甲狀腺球蛋白的抗體，而抗甲狀腺過氧化酶抗體，就是造成橋本氏症的元凶，要是只有抗甲狀腺球蛋白的抗體，就不能明確的斷定說是自體免疫所引起的。

而醫源性的甲狀腺功能低下也是另一個重點，但是不常見，像是因爲甲狀腺腫大動手術的病人，或是利用放射線治療甲狀腺的病人，都有可能造成這種情況。另外，還有像是亞急性的甲狀腺炎或是不會疼痛的甲狀腺炎，都是造成甲狀腺功能低下的原因，而前面所敘述的下視丘或是腦下垂體的問題所造成的甲狀腺功能低下，更是少之又少。

治療方式

通常對於甲狀腺低下的患者，我們都是先補充甲狀腺素，這種口服的甲狀腺素可以在腸胃道被充分吸收，但是如果病人年紀越大，這種藥物的吸收就越差，並且半衰期較長，可以維持血液中濃度，而有一些物質會干擾口服甲狀腺素的吸收，所以如果正在服用甲狀腺素，就要避免同時攝取如硫酸鐵、鈣等物質，若是一位健康的人服用了甲狀腺素，那麼這些多出來的甲狀腺素就會被轉變成沒有活性的三碘甲狀腺素。

面對較老的患者，服用口服甲狀腺素應該遵循「開始慢，進行慢」的原則，因爲若是一次給予過多的甲狀腺素，將會造成心肌耗氧量激增，可能會造成胸悶或是心絞痛的惡化，所以我們通常會將劑量控制在一定的範圍內，並且每月定期監控甲狀腺的功能，此目的是爲使血液中的促甲狀腺

激素可以在正常的範圍下，避免過多的甲狀腺素被攝取，造成醫源性的甲狀腺亢進。

無臨床症狀的甲狀腺功能低下

無臨床症狀的甲狀腺功能低下，是指病人血液中的四碘甲狀腺素和未結合型四碘甲狀腺素是正常的，但促甲狀腺素卻有增高的情況，這是在老年人身上相當常見的甲狀腺疾病。在超過 60 歲的老人中，有 17% 的老人有這樣的問題，大多數的病人是因為體內有抗甲狀腺的抗體，或是有葛瑞夫氏症的病人，抑或有服用藥物所導致甲狀腺功能低下的問題，又因為在老年人中，甲狀腺功能低下是一個很常見的疾病，因此建議每五年固定檢查一次甲狀腺功能。

面對一個無臨床症狀的甲狀腺功能低下患者是否應該治療，一直以來都是一個爭論不休的問題，因為它只是臨床上發現生理上的不平衡，並沒有給病人帶來不適。

黏液性水腫昏迷

黏液性水腫昏迷與甲狀腺亢進所造成的甲狀腺風暴，是兩種極端的情況，它是因為甲狀腺功能低下太嚴重所造成的問題。一般來說，所謂的黏液性水腫昏迷並不一定會呈現昏迷的狀態，它也有可能會呆滯、抽搐，或是精神狀態改變。而黏液性水腫昏迷通常發生在冬天季節中的老年人身上。

要診斷黏液性水腫昏迷是很困難的，不過如果有甲狀腺低下的病史，那就較有可能是這個疾病，黏液性水腫昏迷通常還會有體溫過低的情況。如果今天確定病人是因為甲狀腺素太少所導致的昏迷，那治療必須馬上開始，因為黏液性水腫昏迷有 50% 的致死率，相當駭人。在治療的同時，我們必須避免病人的心血管、肺部、腸胃道、腎功能等相關器官的衰竭，而

面對這樣的病人，通常需要插管來維持病人的呼吸功能，病人也會有血鈉過低的情況發生，通常面對這樣的病人，我們會給予糖質皮質素來治療病人，並且給予靜脈注射甲狀腺素。

甲狀腺結節

甲狀腺的腫大結節通常都會馬上發現，因為它在身體檢查上摸得到，也常常在老人家身上發現；而女性的甲狀腺結節也比男性較常發現，而通常發現一個頸部的結節，我們要把甲狀腺結節和唾液線結節分清楚，以辨別是否為惡性的可能性（唾液腺較常是屬於惡性的腫瘤）。

所幸，通常只有 10% 的甲狀腺結節是惡性的，90% 都是屬於良性的，因此，在治療甲狀腺結節的時候，避免不必要的手術，同時又要免除惡性腫瘤的課題，就是我們必須去考量的地方。

診斷與評估

症狀和特徵

我們可以從病人的病史，像是年紀、性別、結節的成長速度等，抑或理學檢查，如是否為硬塊等，來判對其惡性的可能性。如果在嬰兒、青少年時期就有過頭頸部，或是上胸部放射線暴露，那就有相當大的機會造成甲狀腺惡性結節。此外，像是治療何杰金氏淋巴癌的病人，也因為放射線暴露的關係，罹患甲狀腺惡性腫瘤的風險也會大增，因此，是否有放射線暴露的病史，對於評估一個甲狀腺結節的病人來說是一個很重要的因素。

實驗診斷的發現

在甲狀腺結節的病人身上，我們從實驗學檢查上，很少發現有甲狀腺功能亢進的問題，如果有的話，那很有可能是因為該病人的甲狀腺結節是一個功能性的，而如果我們發現病人有甲狀腺功能低下的問題，那麼此結

節很有可能是因爲橋本氏甲狀腺炎所導致的。

如果病人的促甲狀腺素有升高的情況，抗甲狀腺抗體的檢查也可以用來確診是否是因爲橋本氏甲狀腺炎。

在傳統的例行血液學檢查和放射線碘的甲狀腺診斷後，如果該甲狀腺結節所呈現的是所謂的熱的甲狀腺，也就是有放射性碘反應的甲狀腺，一般來說，是沒有惡性的可能性的，所以不需要做進一步的甲狀腺細針切片；但是，如果呈現出來的沒有放射反應，就是所謂的冷的甲狀腺，這樣就必須進行細針切片診斷，來判定是否爲惡性腫瘤。其實大概有 90% 的病人，都是顯示沒有功能的結節，亦即有 90% 的病人都需要做細針切片檢查。

另外，甲狀腺的超音波診斷也是一種監控此結節大小的有效技術，因爲有些結節並不是很容易觸診發現。

甲狀腺的細針抽取切片

甲狀腺細針切片的檢驗率取決於操作員的技術，在正常的情況下，細針切片的偽陰性大概在 5% 以下，雖然它的特異性只有約 70% 左右。

鑑別診斷

雖然大部分的甲狀腺結節都是屬於良性的結節，但是不管任何的甲狀腺疾病都有可能以甲狀腺結節的方式表現。大部分的甲狀腺癌都可以利用切片診斷出來。甲狀腺結節很少是由其他地方的癌症而轉移到甲狀腺的。

處理的原則

雖然利用外科來切除結節是一個可以治癒的方法，但是在年紀稍長的病人，手術畢竟是有其風險存在，如果腫瘤是良性，密切追蹤即可，除非腫瘤是惡性，就必須手術切除。如果腫瘤疑似是惡性的，那麼可以利用放

射線性甲狀腺掃描來看看它是有功能的腫瘤，還是沒功能的腫瘤。如果是冷的腫瘤，那麼就得考慮切除，若是熱的腫瘤則可以利用口服甲狀腺來抵制其作用，進而在三個月後觀察它是否有萎縮變小的情況，如果沒有變小，那麼再考慮手術切除，如果有變小的話，就繼續利用甲狀腺治療並且密切的追蹤。

結論

- 懷疑有甲狀腺疾病時，測量 TSH 和 T_4 有助於臨床上的鑑別診斷。
- 甲狀腺亢進的老年病人常有的非典型症狀，如：便秘、憂鬱、虛弱。
- 甲狀腺低下的老年病人較常有症狀，如：虛弱、疲累，較少有便秘、怕冷、體重上升等症狀。
- 要審慎考慮是否要治療 subclinical 甲狀腺亢進或低下，因為這種情況久了還是會影響病人的身體健康。

參考文獻

1. Clin Geriatr Med. 1988 Feb;4(1):151-61. Thyroid function in the elderly. Feit H.

2. J Endocrinol Invest. 2005;28 Thyroid disease in the elderly: sex-related differences in clinical expression. Morganti S, Ceda GP, Saccani M, Milli B, Ugolotti D.

3. Joseph J. Gallo, Terry Fulmer, Gregory. J. ph. D Handbook of Geriatric assessment, Fourth Edition, 2006.

4. Med Clin North Am. 1991 Jan;75(1):151-67. Thyroid disease in the elderly. Levy EG.

5. Thyroid Disorders in Elderly Patients Shakaib U. Rehman MD; Dennis W.

Cope MD; Anna D. Senseney MD; Walter Brzezinski MD South Med J. 2005;98(5):543-549. © 2005 Lippincott Williams & Wilkins Robert Kane, Joseph Ouslander and Itmar Abrass Essentials of Clinical Geriatrics: sixth edition. 6th Edition, Sep 2009.

6. William; Blass, John; Halter, Jeffrey; Ouslander, Josep Hazzard: Principles of Geriatric Medicine and Gerontology. Fifth edition New York: McGraw-Hill 2003.

第十七章　老年人的腎臟疾病

學習目標

當閱讀完這個章節之後，我們將會學習到：

1. 隨著年齡所造成的腎臟功能的改變。

2. 最常見和年齡有關的腎臟功能疾病。

前言

老化與腎臟功能方面的改變，在於雖然腎臟的功能會隨著年紀而有明顯的下降，但是一般來說還是足以應付體內廢物的排除與維持體液的恆定。然而，此一功能的下降卻會使得老人們無法對生理或是病理的壓力做出適當的反應。因此，隨著腎功能的下降，許多經由腎臟排除的藥物也必須做一些調整。

隨年齡增加，腎臟功能也逐年下降、體積也逐年縮小，最主要的是腎皮質層萎縮，也就是腎元（腎的基礎單位）數量逐年減少所表現的結果。整體來說是能過濾體液產生尿液的面積變小，腎小球的通透力其實是沒有改變的。由於髓質的變化並不大，加上老化對於集尿小管也沒有什麼影響，所以尿液濃縮功能理論上受老化的影響非常有限，以成人來說，年紀每增加 10 歲其濃縮能力約下降 5%，所以因腎臟尿液濃縮功能損傷造成尿量增加所產生的頻尿、夜尿等現象，實則不應只歸因於老化。

隨著年齡的增長，最明顯的變化莫過於腎絲球過濾率（Glomerular filtration Rate）的下降，但人體的肌肉組織也會隨年齡而逐漸減少，其減少的速度與腎絲球過濾率的下降速度相當，而目前評估腎功能主要是由抽血

檢查血液中肌肉的代謝產物肌酐酸的量,若肌肝酸指數高代表腎排泄功能下降,所以隨老化而下降的腎絲球過濾率並不一定伴有血清肌酐酸濃度的上升。目前最被廣泛應用來推算肌酐酸廓清率的公式是由 Cockcroft 和 Gault 所提出者:

$$腎絲球過濾率(mL/min) = \frac{(140 - 年齡) \times 體重(kg)}{72 \times 血清肌酐酸(mg/dL)}(女性:乘以 0.85)$$

但約有 1/3 的人,其腎功能並不會隨著老化而下降,因此,除了年紀外,還有許多其他的因素,如:飲食、代謝、荷爾蒙、血流動力學或種族等,都會影響到腎功能的衰退。

老化也會降低腎素(Renin)和醛固酮(Aldosterone)的生成,因此可能會造成許多水分和電解質的異常,其中最重要的就是高血鉀症(Hyperkalemia),所以在使用某些降低鉀排除的藥物,如利尿劑(spironolactone、triamtrene)、非類固醇類抗發炎藥物(NSAIDs),或是高血壓藥(ACEI, ARB)時,更須特別注意。

急性腎衰竭

一般來說,急性腎衰竭(Acute Renal Failure)在老年人比年輕人更常見,由於它的預後大致上都還不錯,因此不可以因爲年紀比較大就不去積極治療。

急性腎衰竭的原因

急性腎衰竭的原因,可分爲:腎前性、腎因性及腎後性。

1. 腎前性常見原因:缺乏水分、血管內有效容量缺乏(心臟衰竭、敗血症)、腎血管收縮(肝腎症候群、非類固醇止痛藥)、腎臟血液

動力學變化、腎靜脈壓上升（Abdominal Compartment Syndrome）。

2. 大部分的腎因性急性腎衰竭都是因為缺血（ischemic）或是腎毒性（nephrotoxic）的物質所造成，而在病理下看到的變化通常都是急性腎小管壞死（ATN）。常見原因，包括：腎血管的阻塞、腎絲球腎炎、腎血管炎、急性腎小管壞死、間質性腎炎等。其實腎前性和腎因性都是因為腎臟灌流不足所造成的，只是嚴重程度不同，所表現出來的型態也不同。

3. 腎後性急性腎衰竭的主要就是由泌尿道阻塞所引起，例如：結石、腫瘤、血塊等。

常見症狀

通常症狀會因為腎臟損傷的嚴重度，以及造成急性腎衰竭的速度而有很大的差異。病人可能會無尿、尿量減少或是尿滯留，也可能表現出造成急性腎衰竭病因的症狀，甚至是尿毒病的併發症。

併發症與治療

在急性腎衰竭的病人當中，可能會致死的併發症，包括：體液滯留造成的肺水腫、高血壓危症、高血鉀和感染等。治療的目標其實和年輕人一樣，除了感染之外，其他的部分我們都可以靠密集的監控水分、電解質和給予適當的營養補給，加上儘早施以透析來避免。泌尿道的感染通常是因為放置導尿管所造成，不過其實尿量的多寡對於我們的治療方針並沒有太大的影響，反倒是病人的血氮、肌酐酸、鉀濃度和當下的體液情況才是較重要的指標。另外，靜脈導管也是常見的感染源之一，不需要用到點滴時要儘早拔除。

慢性腎衰竭

　　臨床上許多的病理變化，到末期會導致腎臟的排除和調節功能的不足以應付身體所需，我們稱之爲慢性腎衰竭（Chronic Kidney Disease），老年人比年輕人常見得多。許多老年人常見的慢性疾病，例如：糖尿病、高血壓、攝護腺肥大、癌症造成的泌尿道阻塞，或是動脈粥狀硬化導致動脈栓塞等，都容易造成慢性腎衰竭。此外，長期使用一些藥物，如非類固醇抗發炎藥、止痛藥等，也會造成慢性的腎間質發炎或是腎乳突壞死，最終導致慢性腎衰竭。

治療

飲食調控

　　限制蛋白質的攝取可以減緩腎功能的衰退，但是低蛋白飲食造成營養狀況的改變與減緩腎病的進展到底哪一個較重要，值得仔細去思考。一旦進行低蛋白飲食，要記得補充一些必需胺基酸。再來，減少油脂的攝取、降低血中的膽固醇和三酸甘油酯，似乎也能減緩腎功能的破壞。

血壓控制

　　如果病人是因爲糖尿病造成的腎臟病變，則將血壓降到正常範圍內，對他的幫助非常大。此外，血管張力素轉化酶抑制劑（ACEI）不僅能用來控制血壓，還能降低非糖尿病性腎病變的進展。

透析

　　對於慢性腎衰竭的病人，最主要的治療方法還是透析（不論是血液透析或是腹膜透析）。大部分的老年人對於透析的適應良好，若有併發症，通常是與本身的疾病有關，而非因年老造成。就精神層面而言，老年人對於透析的接受度遠高於年輕人。一旦覺得病人需要做透析時，就要儘快去

建立用來洗腎的動靜脈瘻管（AV shunt），因為在老年人從瘻管的建立到臨床上可以使用，需要花費較長的時間。

　　最後，慢性腎衰竭造成的併發病，例如：貧血、高血磷、低血鈣、副甲狀腺機能亢進、皮膚癢等，也需要處理。

泌尿道感染

　　泌尿道感染在老年人是一個常見的疾病，因為隨年紀而衰退的自體保護力，加上臨床表現的非典型，使得診斷、治療和預防變得較複雜。一些常見的危險因子，包括：萎縮性尿道炎、陰道黏膜萎縮（萎縮性陰道炎）、攝護腺肥大、慢性細菌性攝護腺炎、攝護腺癌、使用導尿管、泌尿道結石、腎臟／腎周圍膿瘍、尿道狹窄等。

分類

　　細菌性泌尿道感染可依感染的位不同分為：尿道炎、膀胱炎和腎盂腎炎。在男性，攝護腺炎可能會很像泌尿道感染。另外，也可以根據症狀的有無、發生的頻率、是否產生併發症，或是有無使用導尿管來分類。會造成複雜性泌尿道感染的因子，包括：泌尿道結石、產生膿瘍、阻塞性泌尿道疾病，值得注意的是，只要是男性發生泌尿道感染，不論有無上述因子的存在，我們都會把它認為是複雜性泌尿道感染。

常見症狀

　　大部分的患者經常沒有症狀的，較常被提及的症狀，包括：排尿疼痛、頻尿、急尿，最近才產生的尿失禁、腰痛和發燒，所以意識不清和譫妄的老人家較易產生泌尿道感染，須特別注意。

治療

無症狀之菌尿症

如果女性出現無症狀的菌尿症，通常是不需要特別去治療的。在沒有經過治療的無症狀菌尿症的病人身上，那些微生物（特別是大腸桿菌）會漸漸的失去它們的致病力，之後它們在尿液裡大量繁殖後，甚至能抑制那些更具致病力的病原菌繁殖。但若是在男性，則須仔細的檢查去排除那些可能造成複雜性泌尿道感染的危險因子，如餘尿、結石或腫瘤。

膀胱炎

大部分年長的女性，非複雜性下泌尿道感染通常需要用抗生性治療 10 天，男性則需 14 天。年長的病人一般並不會建議使用短期的治療（小於 7 天），因為失敗率和復發率相對來講較高。如果病人反復出現下泌尿道感染的話，可以考慮投予預防性抗生素，但是如果病人有放置導尿管的話，則要避免使用預防性抗生素。

腎盂腎炎

不論男女，只要有上泌尿道感染（產生尿路性敗血症、側腹壁痛、發燒高於 38.3℃），都至少要治療 14 天。

結論

老年人在腎臟方面首重預防傷害，包含：

- 注意使用可能會造成腎毒性的藥物（如：止痛藥、利尿劑及抗癌藥）及食物。
- 長期服藥的老年患者，須定期檢驗腎功能。
- 老年患有高血壓、糖尿病等慢性病者，需要謹慎控制，避免腎臟功能傷害。

．老年人須定期的接受健康檢查，以及早發現腎臟疾病，防止腎臟功能
　的惡化。

參考文獻

1.　〈腎臟與透析〉，民國 95 年，18 卷，第 4 期。

2.　《高醫醫訊》，第 26 卷，第 11 期。

3.　《台大內科學》。張天鈞主編。橘井文化事業股份有限公司出版，
　　2004年。

4.　The American Geriatrics Society. http://www.americangeriatrics.org/.

5.　The Merck Manual of Geriatrics,3rd ed. http://www.merck.com/mkgr/mmg/
　　home.jsp.

6.　roToday. http://www.urotoday.com/.

7.　Walsh PC, Retik AB, Vaughan ED Jr., Wein AJ, etc: Campbell's Urology, 7th
　　ed. Philadelphia, Saunders Company, 1998.

第十八章　老年人的攝護腺肥大

學習目標

當閱讀完這個章節之後，我們將會學習到：

1. 因年齡所引起的攝護腺變化及良性攝護腺增生、下泌尿道症狀的病生理學。
2. 下泌尿道症狀的典型症狀及診斷步驟。
3. 尿動力測驗的實用性及何時該轉診給泌尿科醫師。
4. 攝護腺增生主要的醫療方式及注意事項。
5. 良性攝護腺增生藥物處置的藥理、劑量及副作用。

前言

攝護腺的症狀對於許多上了年紀的男性是很常見的（表 18-1 描述及定義這些名詞）。良性攝護腺增生發生的機率隨著年齡上升，年齡超過 80 歲的男性中約有 80% 的發生率，並在超過 80 歲時約有 1/4 的病人接受治療

表 18-1　描述攝護腺變化及症狀的用詞

良性攝護腺增生（Benign Prostatic Hyperplasia）
- 依組織學定義
- 發生在大多數上了年紀的男性

良性攝護腺腫大（Benign Prostate Enlargement）
- 依肛門指診、膀胱鏡，或是經由尿道攝護腺刮除下來組織的重量來定義
- 老年男性發生率約一半

（續）

膀胱出口阻塞（Bladder Outlet Obstruction）
- 依尿路動力測驗來定義
- 有良性攝護腺腫大且有症狀的病人中，約有 2/3 在尿路動力測驗中發現異常

下泌尿道症狀（Lower Urinary Tract Symptoms）
- 有良性攝護腺腫大的男性中約有一半的發生率

資料來源：Urology 1994;44: 153-155. Isaacs JT, Coffey DS. Etiology and disease process of benign prostatic hyperplasia.

與年齡相關的攝護腺及下泌尿道改變

　　良性攝護腺增生在組織上的變化約在 30 歲左右，所增生的體積會隨著年齡而有明顯的增加，且隨著時間的增長而有很大的變異性。除了年齡的因素，其他預測體積增加還有攝護腺特異蛋白（Prostate-Specific Antigen）：當 PSA > 2 ng/mL 通常有攝護腺的增長，但是當 PSA < 2 ng/mL 時，約 1/3 的男性有攝護腺萎縮的情形。

　　相同於攝護腺的體積經過一段時間的變化後，每個人都有很大的變異性，所產生的症狀同樣有很大的不同。

良性攝護腺增生與下泌尿道症狀的病生理學

　　良性攝護腺發生的機制主要是和雄性激素相關。性荷爾蒙，尤其是「三氫睪固酮」（Dihydrotestosterone），是攝護腺中雄性素（Testosterone）經由 5α-reductase（5α-還原酶）還原而成，其與年齡是攝護腺增生的必要條件。

　　良性攝護腺增生、腫大，以及下泌尿道症狀在一位男性身上的發生並不相同。舉例來說良性攝護腺增生會造成膀胱出口物理性阻塞，但是尿道壓迫及膀胱出口阻塞，並不等同於良性攝護腺增生。

診斷評估

　　關於下泌尿道症狀的治療評估的步驟請參見表 18-2。下泌尿道症狀第一步的評估要先考慮攝護腺以外的因素，包括了與年齡有關的下泌尿道改變（萎縮性尿道炎）、藥物、糞便堆積、鬱血性心臟衰竭，以及神經方面的疾病（脊椎狹窄、脊隨損傷、自主神經病變）。

　　攝護腺並不是所有老年男性發生下泌尿道症狀的原因，即使有攝護腺腫大的情況。老年男性下泌尿道症狀的評估與解尿功能失常的評估是相類似的。

表 18-2　下泌尿道症狀建議的診斷性評估步驟

- 病史
- 症狀嚴重程度
- 用藥審查
- 48 小時排尿日誌
- 身體檢查，特別是肛門指診
- 排尿後殘餘尿量
- 尿液檢驗（排除血尿或感染的跡象）
- 血肌酐（排除腎功能衰竭）
- 尿動力測試（用於複雜的案件）
- 攝護腺特異性抗原檢測

資料來源：American urological Association practice guidelines, 2003.

症狀

　　良性攝護腺增生常見的臨床症狀請參見表 18-3。下泌尿道症狀的典型症狀，包括了阻塞性（延遲排尿、尿流微弱、排尿中斷、排尿後滴尿、未排尿乾淨的感覺），以及刺激性（急尿、頻尿、夜尿）。許多男性是無症狀的，即使他們有良性攝護腺腫大及膀胱出口阻塞。較不常見的症狀有血

表 18-3　良性攝護腺增生相關的下泌尿道症狀表現

常見症狀	較少症狀	檢視系統
• 急尿 • 頻尿 • 夜尿 • 排尿延遲 • 弱尿流 • 中斷流 • 排尿後滴尿 • 排尿未全感	• 血尿 • 尿液滯留	• 血尿 • 骨盆疼痛 • 之前發生過的尿液滯留 • 心臟症狀（考慮可能的鬱血性心臟衰竭） • 腸道功能（反映骨盆的神經病變） • 攝入液體的種類與量 • 睡眠困擾 • 血尿

尿（從攝護腺的靜脈曲張）及尿液滯留。

　　在檢視過去醫療病史及全身系統時，要觀察其他的症狀。所有正在使用的藥物都應該檢查是否會導致尿液滯留（抗副交感神經藥物），或是造成排尿過多（利尿劑）的原因。48 小時的排尿日誌在於釐清體液與尿量間及症狀間的關係，尤其是對於夜尿而言。

　　症狀上所造成的不適是病人尋求治療的原因。美國泌尿科協會 (American Urological Association; AUA) 症狀評估表所表示出來的指數（表 18-4），可以把排尿症狀的嚴重度予以量化。症狀被區分為：輕微（0～7 分）；中度（8～19）分；重度（20～35 分）。

身體檢查

　　肛門指診可以知道攝護腺的形狀、結節性及大小；評估肛門張力。增生的攝護腺摸起來會比較像橡膠且較大。如果摸到攝護腺有結節、硬結或是很硬的質感，則可能偏向癌症。攝護腺的大小會影響到經尿道手術治療，但是並不能預測術後的結果。然而攝護腺的大小不能當作積極治療與否的依據，因為大小與症狀的嚴重度、預測膀胱出口阻塞及預測治療的結

表 18-4　泌尿道症狀評估表

	一點也不	少於一次	少於一半時間	約一半時間	超過一半時間	幾乎總是
1.過去一個月內，你有多常感覺到排完尿後仍有未排完的感覺？	0	1	2	3	4	5
2.過去一個月內，你有多常在排完尿後的兩個小時內又需要排尿一次？	0	1	2	3	4	5
3.過去一個月內，你有多常發現在排尿時有中斷又再度開始的經驗	0	1	2	3	4	5
4.過去一個月內，你有多常發現自己有忍尿上的困難？	0	1	2	3	4	5
5.過去一個月內，你有多常發現自己在排尿時尿路微弱？	0	1	2	3	4	5
6.過去一個月內，你有多常需要推擠或是用力才能開始解尿？	0	1	2	3	4	5
7.在上個月以來，從晚上開始睡覺一直到早上起來的期間內，你會起來上廁所幾次？（0＝無，1＝1次，2＝2次，3＝3次，4＝4次，5＝5次或更多）	0	1	2	3	4	5

AUA symptom score＝全部七題得分之總和。

果是沒有相關性的。而且經由肛門指診所推測的攝護腺大小是不準確的，即使專家來做也一樣。

膀胱後餘尿超過 100cc. 被視為不正常的排尿後餘尿。原因可能是膀胱迫尿肌的功能下降或是有阻塞的情形發生。測量排尿後餘尿的原則參見表 18-5。

表 18-5　測量排尿後餘尿

需要測量排尿後餘尿的徵象
- 中度至重度症狀
- 尿滯留
- 共存神經疾病
- 腎功能受損
- 服用抑制膀胱藥物

如何衡量排尿後餘尿
- 請病人以他一貫的方式完全地排尿
- 利用導尿管檢查
- 超音波檢查

排尿後餘尿增加
- 約超過 100cc.
- 由於膀胱活性不足或阻塞
- 考慮 ＿ 留置尿管 ＿ 間歇導尿 ＿ 諮詢泌尿科

尿動力檢查

由泌尿科醫生完成的尿流動力學測試，可以提供有關膀胱出口，以及尿道括約肌重要的功能和構造的資料（表 18-6）。尿流動力學測試的重點，包括：利用尿流量計所得出的尿自由流通率（Q）、壓力與流速去測量逼尿肌與尿道壓力之間的動態變化、排尿膀胱尿道攝影及膀胱鏡檢查，被

用來評估膀胱內的病理變化，如腫瘤、結石，同時可以評估攝護腺大小、長度及增大情形。

表 18-6　尿路動力學測試的使用時機

> • 鑑別診斷下尿路症狀
> • 要排除不需手術的下尿路功能障礙（例如逼尿肌過度活性伴隨收縮不良）
> • 當經驗性治療攝護腺增生症失敗後
> • 存在神經系統疾病（尤其是脊髓損傷）

攝護腺特異性蛋白檢驗

　　當評估一位老年男性伴隨有下泌尿道症狀時，需要檢驗攝護腺特異性蛋白，來篩檢是否有攝護腺癌的可能性。攝護腺特異性蛋白也可預測與良性攝護腺增生相關的下泌尿道症狀的病程進展。

治療

　　治療良性攝護腺增生相關的下泌尿道症狀須以病人為中心，根據病情的嚴重度、困擾程度、病人的意願，以及最後醫療可能的結果。最主要的四種治療方式為：觀察、藥物治療、手術及替代性治療（表 18-7）。

生活型態上的改變

　　行為的方法可以減少下泌尿道症狀和降低。最初的辦法包括訓練膀胱排尿。利尿飲料如含有咖啡因或酒精應當避免。如果夜尿造成困擾，傍晚應避免攝入液體，同時可以考慮中午服用利尿性的飲料。

表 18-7 良性攝護腺增生相關的下泌尿道症狀的治療

觀察等待
- 生活型態及行為的改變與積極觀察症狀

藥物
- α1 腎上腺素受體阻斷劑
- 5α 還原酶抑制劑
- 植物療法
- 雄性激素抑制劑

手術
- 經尿道攝護腺切除術（經尿道攝護腺電切）
- 開放式攝護腺切除術

替代程序
- 激光攝護腺切除術
- 經尿道微波熱療（TUMT）
- 經尿道針刺消融
- 尿道支架置入術
- 球囊擴張
- 留置尿管

觀察等待

男性病人適合觀察等待的是屬於輕、中度症狀的族群，定期追蹤有沒有尿液滯留的證據。患者應追蹤監測症狀、腎功能及血清 PSA 濃度。應該勸告他們避免服用可能導致尿液滯留的藥物。

藥物治療

α1 腎上腺素受體阻斷劑能降低良性攝護腺增生症相關的下尿路症狀，藉由下降攝護腺包膜、基質和尿道的平滑肌收縮力。多數常用的有 prazosin（Minipress）1～2 mg/day，每日兩次。長效型的有 terazosin（Hytrin）2～

5mg/day 和 doxazosin 4～8mg/day，以及 α1 選擇性 tamsulosin（Flomax），
每天 0.4mg（表 18-8）。

表 18-8　常用藥物

作用機制	藥　　物	劑　　量	副作用
α1 腎上腺素受體阻斷劑	Terazosin（Hytrin） Doxazosin（Cardura） Prazosin（Minipress） Alfuzosin（Uroxatral）	2～5mg/day 4～8mg/day 1～2mg twice/day 10mg/day	頭暈、姿勢性低血壓、無力、頭痛、逆行性射精
α1 選擇性阻斷劑	Tamsulosin（Flomax）	0.4mg/day	逆行性射精
5α 還原酶抑制劑	Finasteride（Proscar）	5～10mg/day	性功能異常、男性女乳症

　　常見的副作用包括：頭暈（高達 19%）、姿態性低血壓、虛弱和頭
痛，以及 tamsulosin 造成的逆行性射精（4～14%）。副作用的避免藉由緩
慢從低劑量開始且在睡前服用。雖然 α 阻滯劑批准用於治療高血壓，但不
建議作為第一線藥物。

　　5α 還原酶抑制劑。Finasteride（Proscar）縮小攝護腺腺體藉由阻斷 5α
型還原睪固酮成 dihydrotesterone（一種類固醇維持攝護腺增長）。標準
劑量每日 5 mg。效果的產生可能需要長達 10 個月。持續效果需要終生
的使用，因為一旦停用攝護腺便會恢復增長。有 1/3 的男性在服用一年
Finasteride 後，PSA 會降低 40～60%；但這可能使監測攝護腺癌較為困難。
常見的副作用（包含不良性功能影響），包括：降低性慾（3%）、減少射
精（3%）、陽痿（3～4%），以及男性女乳症（0.4%）。

植物療法

植物衍生的化合物於店頭市場被廣泛治療攝護腺增生症。雖然這方面的研究方法上是有缺陷的,但大型的研究分析顯示它們是有效的。研究最透徹的是 Serenoa repens,和安慰劑相比,它改善尿道方面症狀,減少夜尿,並增加排尿速率。其他證明是有效的,包括 β-sitosterols 和 cernilton。這些物質副作用很少,但長期數據缺乏。

雄性激素抑制劑

促黃體激素釋放激素促進劑(LHRH)或雄激素受體抑制劑,如 leuprolide 會造成男性的藥物去勢,並導致攝護腺萎縮。產生效果的時間約 12 個月。如同 finasteride,這些藥物會降低 PSA 水平,必須繼續無限期地使用,以維持攝護腺縮減。其副作用,包括:陽痿、體重增加、潮熱、腹瀉及男性女乳症。

手術治療

經尿道攝護腺切除術

經尿道攝護腺切除術(Transurethral Resection of Prostate, TURP)是標準的良性攝護腺增生症的治療方式,因為其症狀改善比例約 80%。適應症是嚴重的阻塞性症狀、急性尿滯留、腎積水、經常性尿感染或血尿、阻塞性腎功能衰竭。治療後的性功能障礙是許多男性關注的。陽痿發生在 14〜40% 的男性,逆行性射精約 74%,尿失禁發生在大約 5%。主要併發症是:出血、尿滯留及感染,由於術中使用的低張性膀胱灌洗溶液被全身吸收後會造成的嚴重低鈉血症。80 歲以上的男性有較高的手術中死亡率(約 2%,年輕男子約 0.5%)。在身體虛弱的病人或攝護腺比較小的情況,一般避免全身或脊椎麻醉,可利用鎮靜劑和局部麻醉劑來施行。

開放式攝護腺切除術

攝護腺肥大採取經尿道攝護腺刮除需要更長的時間，會增加經尿道攝護腺切除術症候群（TURP syndrome）風險及麻醉的併發症。經由腹部或會陰部開放式攝護腺切除術，建議施行於攝護腺體積大於 60 g 的男性患者。但在臨床上，開放式的手術占不到 5%。

雷射攝護腺切除術

雷射系統目前用於使攝護腺治療上。試驗結果顯示，攝護腺切除術與經尿道攝護腺刮除術後第一年，病人在排尿功能上效果相當。雷射治療的優點，包括：縮短住院時間、減少輸血和術後尿道狹窄。缺點為：尿管放置時間延長感染較多、陽痿和逆行性射精等副作用。

結論

- 良性攝護腺增生在組織上的變化約在 30 歲左右。所增生的體積隨著年齡會有很明顯的增加，攝護腺特異蛋白可以用來當作預測攝護腺體積之依據。
- 良性攝護腺發生的機制主要是和雄性激素有關。
- 對於下泌尿道症狀的治療評估包括與年齡有關的下泌尿道改變（萎縮性尿道炎）、藥物、糞便堆積、鬱血性心臟衰竭、神經方面的疾病（脊椎狹窄、脊髓損傷、自主神經病變），以及良性攝護腺增生。
- 良性攝護腺增生之下泌尿道症狀的典型症狀，包括：阻塞性（延遲排尿、尿流微弱、排尿中斷、排尿後滴尿、未排尿乾淨的感覺），以及刺激性（急尿、頻尿、夜尿）。可以用美國泌尿科協會的症狀評估表來評估症狀的嚴重性。
- 肛門指診可以知道攝護腺的形狀、結節性及大小，還可以知道肛門擴

約肌的功能。攝護腺的大小不能當作積極治療與否的依據,因為大小與症狀的嚴重度、預測膀胱出口阻塞,以及預測治療的結果是沒有相關性的。

- 尿流動力學測試,可以提供有關膀胱出口,和尿道括約肌重要的功能和構造的資料。
- 良性攝護腺增生主要的四種治療方式為:觀察、藥物治療、手術,以及替代性治療。

參考文獻

1. Andersen JT, Nordling J. Prostatism II. The correlation between cystourethroscopic, cystometric, and urodynamic fi ndings. Scand J Urol Nephrol, 1980; 14: 23-27.

2. AUA Practice Guidelines Committee (2003). AUA guideline on management of benign prostatic hyperplasia (2003). Chapter 1:Diagnosis and treatment recommendations. J Urol, 203; 170: 530-547.

3. Bruskewitz RC, Larsen EH, Madsen PO, et al. 3 year followup of urinary symptoms after transurethral resection of the prostate. J Urol, 1986; 136: 613-615.

4. Carter A, Sells H, Speakman M, Ewings P, MacDonagh R, O'Boyle P. A prospective randomized controlled trial of hybrid laser treatment or transurethral section of the prostate, with a 1-year follow-up. BJU Int, 1999; 83: 254-259.

5. Carter A, Sells H, Speakman M, Ewings P, O'Boyle P, MacDonagh R. Quality of life changes following KTP/Nd:YAG laser treatment of the prostate and TURP. Eur Urol, 1999; 36: 92-98.

6. Chapple CR, Burt RP, Andersson PO, Greengrass P, Wyllie M, Marshall I. Alpha1-adrenoreceptor subtypes in the human prostate. Br J Urol, 1994; 74: 585-589.

7. Chapple CR, Smith D. The pathophysiological changes in the bladder obstructed by benign prostatic hyperplasia. Br J Urol, 1994; 73: 117-123.

8. Coolsaet B, Blok C. Detrusor properties related to prostatism. Neurourol Urodynam, 1986; 5: 435-447.

9. Donovan JL, Peters TJ, Neal DE, et al. A randomized trial comparing transurethral resection of the prostate, laser therapy and conservative management for lower urinary tract symptoms associated with benign prostatic enlargement:the ClasP study. J Urol, 2000; 164: 65-70.

10. Dorfl inger T, England DM, Madsen PO, Bruskewitz RC. Urodynamic and histological correlates of benign prostatic hyperplasia. J Urol, 1988; 140: 1487-1490.

11. Elbadawi A, Yalla SV, Resnick NM. Structural basis of geriatric voiding dysfunction. IV. Bladder outlet obstruction. J Urol, 1993; 150: 1681-1695.

12. Hinman F Jr. Point of view:capsular infl uence on benign prostatic hypertrophy. Urology, 1986; 28: 347-350.

13. Jensen KM-E, Bruskewitz RC, Iversen P, Madsen PO. Signifi cance of prostatic weight in prostatism. Urol Int, 1983; 38: 173-178.

14. Meyhoff HH, Hald T. Are doctors able to assess prostatic size? Scand J Urol Nephrol, 1978; 12: 219-221.

第十九章　老年人的性功能障礙

學習目標

當閱讀完這個章節之後，我們將會學習到：

1. 勃起功能障礙的盛行率及對老年男性生活上的影響。

2. 年齡的增長在男性性功能上的影響。

3. 勃起功能障礙的病理機轉。

4. 勃起功能障礙的診斷。

5. 五項治療勃起功能障礙的方式，以及各項治療的風險與利弊。

前言

一般來說，性功能隨著年齡的增長而退化，性功能障礙的盛行率也隨著年齡的增長而攀升。對於老年人來說，性功能障礙是一個相當重要的課題，易造成生活品質上的困擾（性的慾望沒有減少，但是性功能卻大不如前）。根據 National Institutes of Health（NIH）對勃起功能障礙的定義為：在性行為時無法達到勃起或維持足夠硬度。大多數人的勃起功能障礙都是跟年齡有關係。統計大約有 1～3 千萬的美國男性受勃起功能障礙之苦，其中五成介於 40～70 歲之間；若是完全無法勃起的男性有四成介於 60～79 歲之間；對於超過 70 歲的男性，100% 都有部分的勃起功能障礙。

老化與男性性行為關係

年齡在性功能障礙上的影響是多層面的，主要跟器質性的退化有關。

表 19-1　年齡的變化在性行為上的影響

1.性功能頻率的降低
• 46～50 歲的男性有 95% 平均一個星期會有一次性行為；但是 66～71 歲的男性只有 28% 一個星期有一次性行為。
• 因為健康的問題使得性行為的頻率降低。
2.勃起功能障礙、性慾降低、生理上的疾病都會造成性行為次數的降低，甚至中斷。
3.藉由增加其他親密行為（親吻、擁抱、口交等）來降低性行為的次數。
4.性慾的變化跟年齡的增加比較沒有直接相關性。
• 血液中睪固酮的濃度對於男性的性慾有很大的影響。
5.性交反應中的四個時期（興奮期、高原期、高潮期、恢復期）都受年齡很大的影響。

資料來源：Kaiser FE. Sexuality in the elderly. Urol Clin North Am 1996; 23: 99-109. Aging and sexual function in men. Arch Sex Behav 1993; 22: 545-557.

勃起功能障礙的病理機轉

對老年人來說最常造成勃起功能障礙的原因在於血管性疾病、神經性疾病及藥物的使用。其中對於糖尿病病人而言，勃起功能障礙相當常見。至於性激素分泌低下、高泌乳血症、甲狀腺機能亢進或低下等造成的勃起功能障礙較少見。除此之外，精神疾病造成的勃起功能障礙與年齡遞增較無相關性。

血管性疾病

這是造成老年人勃起功能障礙最常見的原因。越多心血管危險因子（糖尿病、抽菸、高血脂、高血壓），造成勃起功能障礙的機會越高。

「供血不足」以及「靜脈漏出」是造成勃起障礙的兩大機轉。動脈粥狀硬化使得動脈阻塞，造成陰莖血液的灌流下降；此外，血液從白膜下靜脈叢漏出造成陰莖海綿體內充血的壓力下降，也會使得勃起無法持續。

神經性疾病

神經性疾病是造成老年人勃起功能障礙第二常見的因素。主要是由於副交感神經的異常，影響了小梁平滑肌的鬆弛，以及造成動脈血管無法擴張。這些大部分都是由糖尿病、中風、巴金森氏症的自主神經異常造成的。少部分是由於外科手術或外傷造成神經受損。

糖尿病

在糖尿病病人中有勃起障礙的大約有 75%。因為糖尿病病人長期的高血糖導致糖化蛋白質增加，這類醣化蛋白質會使得血管內皮功能受到破壞（NO inactivation），進而影響了小梁平滑肌的放鬆。另一方面，糖尿病的自主神經異常亦會造成勃起功能的障礙。

睪固酮的濃度

性慾的高低跟睪固酮的濃度息息相關。針對性腺激素分泌低下的患者可以藉由補充男性荷爾蒙來提升性慾，但是男性荷爾蒙的濃度與勃起並沒有直接的關連。

藥物相關的勃起功能障礙

抗高血壓藥物易造成勃起功能的障礙，像是乙型受體阻斷劑（β-Blockers）、clonidine、thiazide 利尿劑都會降低陰莖海綿體的血液冠流量。其他像是抗憂鬱藥物、抗精神病藥物、抗組織胺藥物都有阻斷副交感神經受器的作用，使得小梁平滑肌的鬆弛異常，並造成動脈血管無法擴張。其中抗精神病的藥物因為還有抗多巴胺的作用，進而使得泌乳激素上升影響性慾。

精神性的勃起功能障礙

造成精神性的勃起功能障礙，例如：對自我性功能表現的焦慮、夫妻的衝突緊張關係、童年的被性侵害史、對於性傳染病的恐懼症等，推測這類機轉都是因為造成交感神經的過度刺激而抑制了副交感的作用。

其他方面造成的勃起功能障礙

內分泌方面的問題也會造成勃起功能的障礙，例如：高泌乳血症會間接降低血中睪固酮的濃度，甲狀腺機能亢進與低下跟性慾的降低有相關性，慢性的酒癮患者會影響到下視丘－腦垂腺－性腺激素的分泌及自主神經。其他如慢性阻塞性的肺病，因為低血氧的關係也會抑制到下視丘－腦垂腺－性腺激素的分泌。

診斷評估

一開始的評估內容必須包括：性行為、心理社會層面和個人醫療史、用藥史、局部身體檢查和一些小範圍的診斷測驗（表 19-2）。

性行為相關問診必須釐清問題點是在於勃起、插入或高潮期。必須知道勃起困難、睡覺時或是自慰時勃起、性慾的產生等這些情況的發生時間和時間長度。這些資訊可幫助了解性行為狀況和選擇合適的解決方式。

心理社會層面可得知病人是否有對性行為情緒上反應或害怕，以及和他的伴侶關係如何、伴侶的健康狀態、生活情況等。是否有酒精和藥物使用也需要了解。

個人病史上，尋找有無糖尿病、抽菸、高血脂、高血壓等，會危害到血管的因素或任何已知的血管方面疾病。神經方面的危險因子有糖尿病、中風、巴金森氏症、飲酒、動過脊髓或骨盆神經手術或受過傷。用藥史也要注意，包括自行使用的藥物、中草藥。

表 19-2　評估診斷勃起障礙的步驟

性行為史
- 找尋性行為問題的時間點
- 突發性 vs. 逐漸發生（心理上或藥物副作用 vs. 器質上的病因）
- 睡覺時會勃起，還是自慰時（心理 vs. 器質上病因）
- 性慾的產生（低性腺）
- 曾嘗試的性行為方式

心理社會層面
- 對性行為的情緒或有無害怕
- 和伴侶關係如何
- 伴侶的健康狀態、生活情況
- 藥物和酒精使用

個人病史
- 血管疾病風險因素（糖尿病、抽菸、高血脂、高血壓）
- 神經疾病風險因素（糖尿病、中風、巴金森氏症、飲酒、脊髓或骨盆神經手術過或受傷過）
- 其他慢性病（慢性阻塞性肺疾病、酒癮）

藥物使用
- 抗高血壓、抗憂鬱、精神用藥、抗組織胺、胺類藥物

身體理學檢查
- 周邊動脈、股動脈搏動
- 陰莖或周邊神經病變
- 睪丸萎縮、男性女乳症
- 陰莖硬塊
- 未診斷出的甲狀腺疾病

實驗室檢驗（選擇性）
- 血糖、膽固醇、腎功能
- 睪固酮、泌乳激素
- 促甲狀腺素

診斷性的陰莖血管擴張注射（選擇性）

資料來源：Johnson III AR, Jarow JP. Is routine endocrine testing of impotent men necessary. J Urol 1992;147:1542-1543.Godschalk MF, Sison A, Mulligan T. Management of erectile dysfunction by the geriatrician. J Am Geriatr Soc 1997; 45: 1240-1246.

身體檢查須尋找有無任何血管方面（例如：摸不到周邊脈搏）、神經方面（陰莖或周邊神經病變）、陰莖硬塊、性腺功能低下（睪丸萎縮、男性女乳症）等症狀，或任何未診斷出的甲狀腺疾病。

實驗室檢查較不需要，但是有很多醫生建議可測量血糖值、睪固酮和膽固醇。

處理方面的考量

針對勃起障礙，現今有幾項有效的治療方式。治療必須是個人化的，考量發生勃起障礙的原因、病人個人狀況和花費。

Sildenafil（Viagra）是第一種有效的口服治療。它是一種磷酸二酯酵素抑制劑（phosphodiesterase inhibitor）。它對於約 65% 的器質性勃起困難的男性病人有效，但是對於有其他血管疾病者，效果有限。此藥最常見的副作用，包括：頭痛、臉潮紅和消化不良，發生率約 6～18%。起初劑量是 50 mg，如果產生副作用的話，則縮減至 25 mg，或者依需要也可增加至 100 mg。Sildenafil 不可和 nitrates 合併使用。如果服用 Sildenafil 的男性病人發生缺血性心臟病（心絞痛）時，24 小時內請勿給予 nitrates。美國心臟學會（American College Of Cardiology/American Heart Association）也警告有冠心症、鬱血性心臟病、低血壓或服用多種抗高血壓藥物的病人在使用 Viagra 上須特別注意。在 2003 年，兩種新的勃起障礙口服藥物 vardenafil（Levitra）和 tadalafil（Cialis），也通過 FDA（Food and Drug Administration）的認可上市（表 19-3）。

表 19-3　藥物的選擇與使用

	Sildnafil（Vigra）	Vardenafil（Levitra）	Tadalafil（Cialis）
初始劑量	50mg，可依功效加到 100mg 或減至 25mg，一天不超過一次	依功效從 10mg 加到 20mg 或減至 5 mg，一天不超過一次	依功效從 10mg 加到 20mg 或減至 5mg，一天不超過一次
平均半生期	約 4 小時	約 4 小時	約 17.5 小時
作用長短	近 4 小時	近 4 小時	近 36 小時
合併使用甲型阻斷劑	使用 50 或 100 mg 不可在 4 小時內合併使用；25mg 則皆可	不可合併使用	不可合併使用，除了 tamsulosin 每天 0.4mg
使用在腎功能不全者	在嚴重腎功能不全者（Ccr < 30mL/min）須降至 25mg；洗腎者限制性行為次數	沒有建議的劑量；於洗腎者也未有研究結果	在嚴重腎功能不全者（Ccr < 30mL/min）降至 5mg，一天不超過一次，對洗腎者則沒有研究的數據結果
使用在大於 65 歲者	初始劑量減至 25mg	初始劑量減至 5mg	沒有建議劑量需調整
和食物交互作用	高脂飲食會減小藥效，建議延長至一小時後	高脂飲食會減小藥效	不受影響

（續）

	Sildnafil（Vigra）	Vardenafil（Levitra）	Tadalafil（Cialis）
和酒精交互作用	平均血液酒精濃度 0.08% 時，50mg 並不會增加其低血壓結果	平均血液酒精濃度 0.5g/kg 時，20mg 並不會增加其低血壓；同時服用時不需調整劑量	平均血液酒精濃度 0.7g/kg 和 20mg 藥物會發生姿勢性低血壓、頭暈；但血液酒精濃度 0.6g/kg 則不會；同時服用時不需調整劑量

資料來源：Mikhail N. Management of erectile dysfunction by the primary care physician. Cleve Clin J Med 005; 72(4): 293-294, 296-297, 301-305.

　　陰莖注射療法合併 alprostadil（prostaglandin E1）、papaverine 或 phentolamine 也可用來治療勃起障礙。這些藥注射進入陰莖海綿體可使平滑肌擴張、組織充血、壓迫陰莖的導靜脈，使其在幾方鐘內勃起。此種療法副作用，包括：陰莖疼痛、瘀血、組織纖維化、持續勃起不退等。

　　現在有幾種裝置使用真空壓力吸引器能使得動脈血流入陰莖海綿體，且阻止靜脈血回流。這些裝置的敏捷程度就需依靠這種真空壓力的輔助，報告指出功效有 67%，而且滿意度從 25～49% 不等。

　　陰莖植入手術是使用藥物、陰莖注射、真空壓力裝置皆無效的病人的選擇。副作用包括：感染、陰莖壞死、失敗時被迫手術移除再植入新的人工物等。每個植入花費約 5,000 美元。

　　睪固酮的給予可以實行在性腺功能低下的病人身上。而在正常性腺濃度的男人身上，雄性素療法只能增加性衝動，但是不能改善勃起的能力。

結論

- 勃起障礙的發生隨著年紀漸增，而且會影響到生活品質。
- 即使有漸增的勃起障礙，仍然會有性需求和親密的表現。在老年人身

上最常見的勃起障礙是因血管方面、神經方面和藥物造成的心理性勃起障礙和年紀有關。

- 引起勃起障礙的少見原因有：性腺功能低下、泌乳激素過多、甲狀腺低下、甲狀腺亢進、慢性酗酒和慢性阻塞性肺病。

- 一開始的評估需包括：心理社會層面和個人醫療史、用藥史、局部身體檢查和一些簡單的診斷測驗。

- 目前有效的治療有藥物（sildenafil、vardenafil、tadalafil）、陰莖注射、機械性裝置、手術植入和一些特別的案例：睪固酮的給予。

參考文獻

1. NIH Consensus Conference. Impotence. JAMA, 1993; 270: 83-90.

2. Feldman HA, Goldstein I, Hatzichristou DG, et al. Impotence and its medical and psychosocial correlates:results of the Massachusetts male aging study. J Urol, 1994; 151: 54-61.

3. Pfeiffer E, Verwoerdt A, Wang HS. Sexual behavior in aged men and women. Arch Gen Psychiatr, 1968; 19: 753-758.

4. Mulligan T, Retchin SM, Chinchilli VM, et al. The role of aging and chronic disease in sexual dysfunction. J Am Geriatr Soc, 1988; 36: 520-524

5. Kaiser FE. Sexuality in the elderly. Urol Clin North Am, 1996; 23: 99-109.

6. Masters W, Johnson V. Human Sexual Response. Boston:Little, Brown, 1970

7. Rowland DL, Greenleaf WJ, Dorfman LJ, Davidson JM. Aging and sexual function in men. Arch sex Behav, 1993; 22: 545-557.

8. Nehra A, Azadzoi KMN, Moreland RB,et al. Cavernosal expandability is an erectile tissue mechanical property which predicts trabecular histology in an animal model of vasculogenic erectile dysfunction. J Urol, 1998; 59:

2,229-2,236.

9. Morley JE, Kaiser FE. Sexual function wigh adbancing age. Med Clin North Am, 1989; 73: 1,483-1,495.

10. Hogan M, Cerami A, Bucala R. Advanced glycosylation endproducts block the antiproliferative effect of nitric oxide, J Clin Invest, 1992; 90: 1,110-1,115.

第二十章　老年婦女的常見疾病

學習目標

當閱讀完這個章節之後，我們將會學習到：

1. 常見老年婦科疾病：更年期、骨盆臟器脫垂。

2. 老年婦女常見的泌尿道感染問題。

3. 乳癌。

前言

本章主要介紹婦女常見的老年疾病，其中造成最多困擾及症狀的是婦女更年期問題，還有婦女生殖器官的脫垂的一些危險因子，更進一步討論到治療的方式。最後談到女性乳癌的危險因子，及篩檢、診斷與治療。

更年期

更年期（perimenopausal period）是指婦女生命中行經期接近結束的一個階段。在更年期時月經變得不規則，卵巢製造荷爾蒙（即雌激素）及排卵的機會越來越少。對大部分的婦女而言，更年期一般發生在 45～55 歲之間，通常會持續數年。

更年期的症狀

陣發性潮熱

熱潮紅是血管舒張和收縮失調的一系列表現，也是困擾更年期婦女最主要的原因。患者上半身會突然感覺到奇熱無比，並擴散至全身，接著大量出汗。

異常出血

在更年期的婦女，若出現異常出血，最常見的因素是無排卵和體內雌激素與黃體激素的濃度下降所引起的。然而，在某些情況，應該做子宮內膜切片檢查來排除子宮內膜增生，甚至是子宮內膜癌的可能（表 20-1）。

表 20-1　需做子宮內膜切片的情形

- 月經週期停止超過 6 個月後發生停經後出血
- 間隔小於 21 天的出血
- 出血期大於 8 天
- 出血結成塊的情形有明顯增加者

其他常見的症狀，包括：失眠或睡眠不安、陰道乾澀、疲倦、情緒變化不定、小便控制能力減弱、性慾減退、頭痛及腰痛。體內荷爾蒙的變化對健康之長期影響會增加以下疾病之可能性：

1. 骨質疏鬆或骨質變脆，導致骨折。
2. 心臟病與中風。
3. 更年期內容易膽固醇上升，其中有害的膽固醇（LDL）會增加，而好的膽固醇（HDL）則降低，因此患心血管疾病的危險性會增高。

荷爾蒙補充治療

荷爾蒙補充治療可以減輕更年期的症狀。治療形式，包括：口服藥物、皮膚貼片和宮內置入等，也有以下不同的選擇：

1. 雌激素補充治療法。
2. 黃體素補充治療法。
3. 雌激素及黃體素合用治療法。

　　對未作子宮未切除的婦女來說，雌激素補充療法並用黃體素，以降低雌激素的子宮內膜癌的危險。荷爾蒙補充治療除會引起子宮出血如月經來潮般之外，副作用還包括：體重增加、水腫、乳房發脹、凝血增加、頭痛及嘔心。長期服用雌激素及黃體素合用治療法的人，反而可能會增加羅患中風、乳癌及心臟病的危險性（表 20-2）。

表 20-2　荷爾蒙替代療法

	保有子宮的婦女	切除子宮的婦女
週期性補充	• 第 1～25 天，0.3～1.25mg estrogen • 第 16～25 天，10mg progesterone	
連續性補充	• 每天，0.3～1.25mg estrogen • 每天，2.5mg progesterone	每天，0.3～1.25mg estrogen

　　針對其他無法以雌激素作爲補充療法的病人，我們可以使用 clonidine 或 propanolol 等來緩解更年期的症狀。表 20-3 是一些雌激素的使用禁忌：

表 20-3　雌激素療法禁忌

• 未經診斷的子宮出血 • 活動性或近期患有乳癌或子宮內膜癌 • 活動性肝臟疾病 • 活動性靜脈血栓 • 無法忍受其副作用者

骨盆臟器脫垂

致病機制

　　婦女醫學談到的陰道脫垂，包括：子宮的下垂、陰道前壁的脫垂（俗稱膀胱脫垂）、陰道後壁脫垂（俗稱直腸脫垂）與較少見的陰道後穹窿脫垂（陰道小腸脫垂）四種。婦女骨盆腔內的臟器能安順地位於骨盆腔內，是因為骨盆底有精密且韌性及彈性甚佳的構造，支撐著骨盆腔的臟器。婦女骨盆底的解剖構造顯示，骨盆臟器主要由兩面筋膜與六條韌帶來維繫其穩定性。這兩面筋膜位於陰道的前後壁，用以支撐著膀胱與直腸。另六條韌帶為子宮左右兩側的子宮薦韌帶、子宮主韌帶及恥骨子宮頸韌帶。這兩面筋膜與六條韌帶都匯集到子宮頸，交織形成一個環狀構造，稱為子宮頸環（pericervical ring）。當這些支撐骨盆臟器的組織，因薄弱或斷裂而失去其正常功能，就會導致骨盆臟器脫垂。

臨床表現

1. 陰道突出腫塊：須考慮各種骨盆臟器脫出的可能，例如：膀胱脫垂、子宮陰道頂脫垂、小腸膨出、後陰道壁直腸膨出。
2. 應力性尿失禁：陰道前壁鬆弛造成近端尿道及膀胱頸下降。
3. 排便困難：直腸後陰道壁膨出。
4. 解尿困難：膀胱脫垂。
5. 性交不快：陰部鬆弛陰道口闊大。

嚴重度分級

表 20-4　嚴重度分級

第 0 級	位於正常位置，無下降
第 1 級	生殖器的最下端掉到陰道中斷
第 2 級	最下端掉到處女膜
第 3 級	最下端掉落在出女膜之外，但尚未超過陰道口
第 4 級	生殖器已經超出陰道口之外

治療

1. 婦女應力性尿失禁常合併骨盆底鬆弛症候群，須同時作陰道整型與尿失禁手術的病人，也有高達三成左右會出現尿道及膀胱頸下降和內在尿道黏膜無法閉鎖的情形，這兩種類型的應力性尿失禁常混合出現。Sling suspension 是治療婦女應力性尿失禁的最佳方式，因為它除了懸吊維持尿道與膀胱頸高位置，吊帶本身更提供背部支撐，增加尿道與膀胱頸壓迫力，以彌補提肛肌筋膜的鬆弛。

2. 無張力尿道吊帶懸吊手術使用人造合成材質普林吊帶（prolene mesh）將遠端尿道輕鬆上提，不用固定縫合，利用人造吊帶與周圍組織沾黏，達到適度的壓迫張力。其優點在於方便、快速，傷口小，病人恢復快，效果佳且持久。近年來逐漸風行。但缺點在於：

   (1)手術中使用銳利的穿刺器，使用不當有可能穿透其他骨盆臟器。

   (2)人造合成材質，使用不當有可能造成尿道、陰道排斥侵蝕刺激的顧慮。

   (3)價格不低。

老年婦女的泌尿道感染

在美國，泌尿道感染（Urinary Tract Infection In The Elderly）是最常見的診斷之一，平均每年大約有 360 萬的婦女因為急性膀胱炎而求診，且花費超過 10 億美金的醫療費用。大約有 50% 的婦女一生之中會有膀胱炎的經驗，且 25% 有復發的情形產生。

病理機制

感染路徑和位置

1. 感染路徑，包括：

   ⑴上行感染：為最常見的形式。感染源常是腸胃道的菌落。

   ⑵直接感染：常見於療養中心，因導尿管或留置管的使用而把會陰部的菌落帶入尿道系統。

   ⑶血行感染：較少見，多是因非尿道感染的菌血症所引發的。

2. 感染位置：上行性的感染多會由尿道感染到膀胱，甚至到腎臟，尤其是致病力強的病原菌或合併有生殖泌尿道的異常：如阻塞或膀胱輸尿管逆流症。有將近一半無症狀感染的婦女同時發生腎臟的感染。

微生物學

老年人 UTI 的主要致病菌株是大腸桿菌和變形桿菌，其次為綠膿桿菌和克雷白桿菌等其他革蘭陰性菌。近年來人們注意到革蘭陽性球菌（如葡萄球菌、腸球菌等）導致的老年人 UTI 也較常見。在泌尿系統結構或功能異常的老年人中，真菌（白色念球菌為主）的感染明顯增加。體質衰弱或長期臥床的老年病人還可能由各種非尿路致病菌導致嚴重的 UTI。此外，老年女性的急性尿道綜合症部分也要考慮是否由披衣菌衣原體引起。

宿主因子

老年人易感 UTI 的確切機制尚不完全清楚，已知可能的因素有以下幾方面：

1. 隨年齡泌尿道上皮細胞對細菌的黏附性增加，尤以女性最為明顯。有人推測可能與雌激素的變化有關。

2. 尿路阻塞及尿流不暢的因素明顯增加，使細菌易於生存繁殖。尿路上皮細胞局部抗菌能力減退，因而易發生感染。

3. 全身及局部的免疫反應能力下降。同時，老年腎臟及膀胱均處於相對缺血的狀態，骨盆肌肉鬆弛、習慣性便秘等可能進一步加重局部黏膜的血液循環不良，這些都會使其局部抵抗力減退。

4. 其他：老年人生理性口渴感覺減退，飲水減少，以及腎小管尿濃縮、稀釋功能的改變，更容易導致泌尿道的感染。同時，老年人常伴有高血壓、糖尿病等全身性疾病，營養不良及長期臥床的機率增高，又因常使用止痛藥、非類固醇消炎藥等，因而易招致泌尿道感染，甚至導致慢間質性腎炎或慢性腎盂腎炎。

診斷

臨床診斷

無症狀的膿尿是老年人泌尿道感染最常見的徵象，而有症狀的泌尿道感染臨床表現則和一般年輕族群沒有差別。急性下泌尿道感染如膀胱炎會有頻尿、急尿、恥骨上不適、解尿疼痛等症狀。有些人也會以尿失禁來表現。急性的腎盂腎炎有典型表現有發燒、肋脊角敲痛和壓痛。

療養中心的許多老人都有慢性生殖泌尿道的症狀，同時菌尿症在這類族群的發生率非常高，尿液的細菌培養也呈陽性，但抗生素治療卻未有改善。因此，慢性生殖泌尿道的症狀不應就此歸類於泌尿道感染。除此之

外，找不到生殖泌尿感染的症狀的發燒即使尿液培養呈陽性，也只有 10～15% 的病人感染源真的來自泌尿道。

表 20-5

有可能為泌尿道的感染
• 急性下泌尿道的不適（頻尿、急尿、尿失禁、解尿疼痛）
• 急性腎盂腎炎（發燒、肋脊角敲痛和壓痛）
• 發燒合併尿液留或尿道阻塞
• 發燒合併長期使用留置管
不像泌尿道感染
• 找不到生殖泌尿感染症狀的發燒
• 血尿
• 無特殊症狀的臨床惡化
非泌尿道感染
• 慢性尿失禁
• 其他慢性生殖泌尿症狀

微生物學診斷

表 20-6　泌尿道感染之診斷標準

臨床表現	微生物定量
無症狀泌尿道感染	連續兩管培養中相同微生物大於 10^5cfu/mL
腎盂腎炎或合併發燒的局部生殖泌尿症狀	大於 10^4cfu/mL
急性下泌尿道症狀	泌尿道致病菌大於 10^3cfu/mL
檢體採集 • 外集尿器 • 沖洗式留置尿管	• 大於 10^5cfu/mL • 大於 10^3cfu/mL

治療

表 20-7　用於治療泌尿道感染常見的抗生素

藥物名稱	服用方法
TMP-SMX	160/800 mg，一天兩次服用 7 天
Fluroquinolone 類 　Ciprofloxacin 　Lomefloxacin 　Norfloxacin 　Ofloxacin	1. Ciprofloxacin 250 mg，一天兩次服用 7 天 2. 應避免服用一般含鋁、鈣、鎂等制酸劑，或至少間隔 2～4 小時，以免干擾藥物吸收，使藥效降低
頭芽孢素類 　Cephalexin 　Cephradine 　Cefaclor 　Cefixime 　Cefuroxime	1. Cephalexin 250 mg，一天四次服用 7～10 天 2. Cefuroxine 請與食物并用
Nitrofurantoin	100 mg，一天兩次服用 7～10 天可能使尿液染色（棕色或深黃色）
Fosfomycin	單一劑量 3 g
Ampicillin, Amoxicillin	Ampicillin 在空腹下服用
Amoxicillin-Clavulanate	500/125 mg，一天兩次服用 3 天，與食物合併使用

　　美國感染症醫學會獲得美國泌尿科醫學會及歐洲感染以學會的共同推薦，對於非複雜性泌尿道感染的治療建議如下：

1. 若一個區域內對 TMP-SMS 的抗藥性在 20% 以下，建議其為第一線用藥，劑量為 160/800mg，一天兩次，服用三天。

2. 由於考慮到 Fluoroquinolone 類的抗藥性漸增，不建議全面使用其作為第一線治療。

3. 推薦使用 Nitrofurantoin 七天或 Fosfomycin 單一劑量作為有效的替代藥物，並可適用於懷孕婦女。

4. 不建議使用 β-lactams（如頭芽孢素和盤尼西林類藥物）作為第一線用藥，因為有很多研究指出，其治療泌尿道感染成功率明顯低於其他的藥物治療。

乳房疾病

危險因子

1. 有乳癌的病史：一側發生過乳癌，另一側的發生機率從 10～80% 不等。

2. 家族史：尤其是一等親，如母親或姐妹有人罹患過乳癌，危險性更高。

3. 年紀越大風險越高。

4. 具有纖維性囊腫病史的人（上皮或非典型的細胞增殖）。

5. 生育期比較長的人：初經在 12 歲以前，停經在 35 歲以後較容易得到。相反地，如果在正常停經年齡前，尤其在 40 歲前，使用人工停經如卵巢切除、卵巢放射性照射等，可減少罹患乳癌的機會。但在人工停經後仍有補充女生荷爾蒙，則失去了減少罹癌的作用。

6. 未曾生育者。

7. 生頭胎的年紀比較晚（大於 30 歲）。

8. 停經後使用荷爾蒙的使用。

9. 口服避孕藥。

10.肥胖的婦女：根據動物實驗、描述性和分析性流行病學的研究，飲食中的高卡路里、高蛋白，尤其是高脂肪成分和乳癌形成有關。

目前的解釋是飲食的不同和肥胖可能影響脂溶性動情激素的組織濃度。

11. 酒精濫用（其危險性可高達 40〜60%）：中度酒精飲用可稍增加其危險性。

乳癌的診斷

篩檢

1. 乳房自我檢查

   自己面對鏡子，目測兩側乳房有無對稱，並且由外往內檢查，螺旋按壓，若有不明的腫脹或硬塊且無痛感就應儘速就醫診斷，每月自我檢查一次。

2. 乳房攝影檢查

   乳房攝影仍是最有效的方式，能發現觸診察覺不出的病變，可在腫瘤 0.5 公分即檢測而出，且較容易發現原位癌，特別適合年紀大或體型肥胖的人，不過若是乳房緻密度高，或月經前檢查，或是使用女性荷爾蒙治療，將影響病變的發現。

3. 乳房超音波檢查

   年輕及乳房較小的婦女，由於乳腺緊緻，即使摸到腫塊，乳房攝影也可能檢測不出，所以乳房超音波檢查為此族群最適合的篩檢方式。若發現疑似腫塊，可以超音波導引，用細針抽取組織化驗，其診斷乳癌機率與乳房攝影相同。

4. 乳癌癌症因子篩檢

   抽血檢測腫瘤因子 CEA 及 CA153。當 CA153 異常升高、CEA 呈陽性時，可能罹患乳癌，可作為醫生診斷的參考，然須結合其他檢查來進行綜合判斷。

　　以上檢測若懷疑有腫瘤時，並不代表一定是乳癌，必須進一步做切片確認。雖然乳癌篩檢不能達到零失誤，但為了早期發現乳癌，乳癌篩檢仍是被醫界所認同且鼓勵的。

表 20-8　70 歲以上婦女篩檢乳癌的準則

檢　查	頻　率	建　議
乳房自我檢查	每個月	成效目前無法評估，但仍有許多癌症的案例是由病人檢查出來的
理學檢查（觸診）	每年	由專業的醫師進行
乳房攝影	1～2 年	對於提升 75 歲婦女的存活率的成效還無法證實，不過對停經後的婦女，統計的資料顯示是有幫助的

新式診斷工具

1. 細針抽吸細胞學檢查：由各種儀器定位以細針抽吸細胞做抹片以診斷乳癌。

2. 自動切片槍：以強力彈簧裝置的自動切片槍，在極快速的切取組織做切片檢查的過程，病人不覺得疼痛。

3. 磁振乳房攝影：接受小針美容過的乳房會極度干擾乳房超音波檢查及乳房 X 光攝影。此類病人可用磁振檢查。磁振乳房攝影也可以區別乳癌或手術過的疤痕。

診斷流程

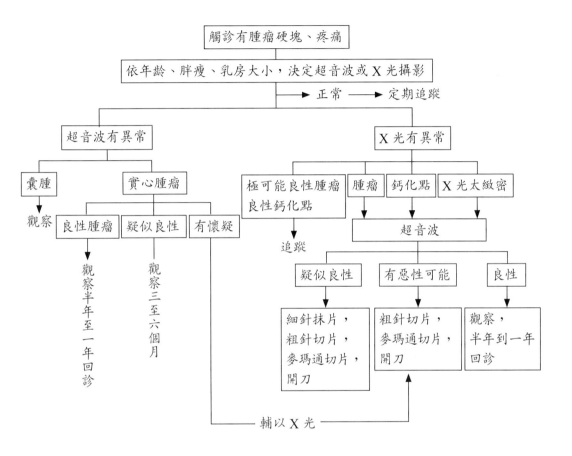

圖 20-1　乳癌診斷流程圖

乳癌分期

　　乳癌分期的主要目的，在確立治療方式的選擇，評估預後及比較不同治療方式的結果。目前乳癌的分期是依據腫瘤大小（T）、腋下淋巴腺轉移與否（N）、遠處是否轉移（M）等 TNM 系統來分，可分為：

1. 零期：即原位癌，為最早期乳癌，癌細胞仍在乳腺管基底層內。

2. 第一期：腫瘤小於 2cm 以下的浸潤癌且腋下淋巴結無癌轉移。

3. 第二期：腫瘤在 2～5cm 之間的浸潤癌，或腫瘤小於 2cm，但腋下淋巴結有癌轉移。

4. 第三期：局部廣泛性乳癌，腫瘤大於 5cm 的浸潤癌，且腋下有淋巴結，任何癌轉移或有胸壁皮膚的浸潤乳癌。

5. 第四期：轉移性乳癌，已有遠處器官轉移，例如：肝、肺、骨等。

乳癌的治療

治療乳癌有兩個主要目標：第一是高度的控制，使腫瘤不再局部復發或轉移至其他器官；第二是盡量保持外表及功能上的完整。手術切除是主要的方法，並且會切除大部分腋下淋巴結，以便確定是否有轉移。若腫瘤小，則可做腫瘤切除或利用近代新發展的乳房保留術，即部分乳房切除，然後再接受放射治療的方法，不但可保存乳房的外觀，並且治療效果與預後接近於完全乳房切除。接下來，將介紹乳癌各種治療的照護：

放射線治療

利用高能量的射線殺死癌細胞，以縮小腫瘤及消滅殘存的癌細胞。

化學治療

利用藥物殺死或抑制癌細胞，以及控制已經轉移的微小癌細胞群。最常見副作用為：血球低下、噁心嘔吐、掉髮及疲倦。一般血球低下時間約為接受化學藥物後 7～14 天，約 14～21 天後慢慢恢復。

荷爾蒙療法

阻斷細胞的生長。荷爾蒙治療是目前副作用最少的乳癌預防及治療的方法，約有 1/3 病人獲得顯著效果，如果患者其乳癌細胞內動情激素跟黃體激素受體呈陽性，治療有效率可達八成。使用最多的藥物是 tamoxifen，每

天服用 20mg，使用五年，此藥有可能引起停經後婦女造成子宮內膜癌，故目前在美國已用 Aromatase inhibitors 取代。

結論

- 更年期是指婦女生命中行經期接近結束的一個階段。更年期一般發生在 45～55 歲之間，通常會持續數年。
- 更年期的症狀：陣發性潮熱、異常出血、失眠或睡眠不安、陰道乾澀、疲倦、情緒變化不定、小便控制能力減弱、性慾減退、頭痛及腰痛。
- 更年期的治療：荷爾蒙補充治療，治療形式，包括：口服藥物、皮膚貼片和宮內置入。
- 婦女醫學談到的陰道脫垂包括四種：子宮的下垂、陰道前壁的脫垂（俗稱膀胱脫垂）、陰道後壁脫垂（俗稱直腸脫垂）與較少見的陰道後穹窿脫垂（陰道小腸脫垂）。
- 陰道脫垂之症狀：陰道突出腫塊、應力性尿失禁、排便困難、解尿困難、性交不快。
- 陰道脫垂之治療：多以手術治療，也可與骨盆腔運動同時進行。
- 婦女泌尿道感染：多是由於上行性感染造成，主要致病菌株是大腸桿菌和變形桿菌，其次為綠膿桿菌和克雷白桿菌等其他革蘭陰性菌。
- 泌尿道感染的臨床症狀：無症狀的膿尿是老年人泌尿道感染最常見的徵象。其他症狀如頻尿、急尿、恥骨上不適、解尿疼痛，而有些會以尿失禁表現。急性的腎盂腎炎的典型表現有發燒、肋脊角敲痛和壓痛。
- 泌尿道感染的主要治療方式是使用抗生素，再配合多喝水加快症狀之緩解。

- 乳癌篩檢：乳房自我檢查、乳房攝影檢查、乳房超音波檢查、癌症因子篩檢。
- 乳癌治療方法：放射線療法、化學治療、荷爾蒙療法。

參考文獻

1. 家庭醫業。http://www.tafm.org.tw/Data/011/368/211004.pdf.

2. Fihn SD: Clinical practice. Acute Uncomplicated Urinary Tract Infection in Women, N Engl J Med, 2003; 349;259-66.

3. Harrison Principles of Internal Medicine 16th Edition.

4. Mehnert-Kay SA: Diagnosis and Management of UncomLicated Urinary Tract Infections. Am Fam Physician, 2005; 72:451-6.

5. Principles of Geriatric Medicine and Gerontology 4th Edition.

第二十一章　老年人的精神疾病

學習目標

當閱讀完這個章節之後，我們將會學習到：

1. 何為精神分裂症。
2. 何為老年失智症。
3. 何為老年憂鬱疾患。

前言

老人有精神疾患可以分成兩種：一種是年輕時就有；另一種是到了老年，累積了許多生理及精神上的壓力，進而導致精神疾患的發生。

目前普遍認為，老人的精神疾患不易診斷的原因，一部分是來自老人的精神疾患不論在表現、病因或病理方面都與一般人不全然相同。導致這種差異主要來自老人常同時存在許多慢性疾病、身體功能不全、服用多種藥物，以及比較容易產生精神疾病。

老年人的社會經濟變化

老人的認知功能較容易受到影響，老人聽力、視力與反應力的降低，以及身體功能的下降，都使老人易有「失去」的感覺。除了這種身體機能的喪失外，老人也比較容易經歷到親人或朋友的逝去，工作喪失，包括社會經濟地位的下滑、收入減少、沒有工作成就感，以及喪失了社會互動的機會。有些老人必須搬去老人院居住，這讓他進一步的喪失了家及隱私權，最可怕的是對這些「失去」，大部分的老人是無力挽回的。

喪親及憂鬱

　　我們必須了解，老人常花費很多時間精力去適應這些喪失感，喪失感是老人主要的情緒。另外，自身即將面對的死亡，也是老人常需要去適應的。因此，憂鬱症相關的症狀在老人常見的有：流淚、難過、失眠、胃口差，以及體重減輕，而且都是常合併出現的症狀，老人傾向認為這些情緒是正常的，而不會求醫，就算去了醫院，多半也是想要治療憂鬱症所伴隨的症狀，如失眠、胃口差及體重減輕。

精神評估

　　老人大多不願意去抱怨他們的情緒或記憶力，即時他們說了，大部分的親人或醫師只會把這些症狀當作老化問題來處理。對於老人的精神評估最好是在沒有其他人陪伴之下，這樣較容易建立關係，若老人的認知功能有障礙，則需要額外對家人詢問病史。家庭訪視通常可以得到許多在醫院得不到的資訊，例如是否有食物匱乏的現象、酒癮、源自於被害妄想而做的過多防衛方法等。

　　以下是常見的警訊：

- 自我忽視。
- 突發的精神混亂狀態。
- 自傷行為。
- 不停抱怨身體病痛。
- 不停抱怨鄰居、家人或警察。
- 使照護者精疲力竭。

以上這些警訊可能暗示老人有精神問題或其他腦部疾病。

精神分裂症

流行病學

　　精神分裂症約占總人口的 1%，通常始於青少年晚期或成人早期，並持續終生，到晚年約 20% 沒有顯著症狀，30% 有殘餘精神分裂症狀，其他則有不同程度的異常。

病因

　　精神分裂是腦神經發育異常的疾病，主要包含了腦的邊緣系統、額葉皮質及基底核。這些區域表現了過度的多巴胺和血清張力素活性。

　　研究顯示，基因遺傳具有很重要的關連性，一位患者的同卵雙胞胎有 47% 的比例也患有精神分裂症。

　　精神分裂症的誘發因子，包含：產前病毒感染、在冬天出生及其他導致胎兒缺氧的因素。用心理與社會環境來解釋病因是非常薄弱的，不過有證據顯示精神分裂症的復發，和家人的批評、敵對與過度干預有關。晚年發作的精神分裂症可能和神經退化有關，病人有偏執的特點，發病前也可以觀察到偏執的傾向。

臨床表現

表 21-1　臨床表現

正性症狀	負性症狀
• 妄想 • 幻覺 • 思想異常 • 不恰當的情感 • 異常行為	• 情感遲鈍 • 言語及思考貧乏 • 失去意志 • 無法感到愉悅 • 社會抽離

治療

藥物治療在老年人的原則是要從低劑量開始，並緩慢的增加，以減輕副作用的發生，可分為傳統藥物與新型藥物。傳統藥物是阻斷多巴胺 D2 受體，可以減少正性症狀，但無助於負性症狀的改善，且對老年人有較多副作用，包括：抗副交感神經所導致的便秘、頭暈、脊椎體外症候的運動失調。新型藥物是阻斷多巴胺 D2 和血清張力素 5HT2 受體，也有更新的藥針對多巴胺 D3、D4 受體，其對正性和負性的症狀都有改善，副作用也較低，所以使用率日益上升。

心理社會治療，包含：心理教育、認知行為治療、社交能力訓練，以及家庭治療。心理教育是提供病人精神分裂症的自然病程和治療資訊，以提高病人對控制疾病的配合度；認知行為治療是幫病人調整面對妄想和幻覺的處理；社交能力訓練可以提升病人自我照顧、與人互動以及在群體中的調適能力；家庭治療則可以讓照顧病人的家屬們得到心理支持及溝通訓練。

預後

長期追蹤顯示，約 20～30% 病人可以正常生活，另外 20～30% 病人有中等程度的症狀，40～60% 有明顯的失能。自殺率是一般人的 10 倍，酒精與藥物濫用率可能高達 90%。

精神分裂症的特色是會不斷復發，每次復發都使病人更難恢復到原本狀態。持續惡化的情形約持續五年會達到高原期。

阿茲海默症與失智症

阿茲海默症

神經病理學

阿茲海默症的確診是依據臨床病史，加上神經病理變化，包括：

1. 神經元退化。

2. 突觸的密度下降。

3. 老年斑塊（細胞外沉積物，β-amyloid protein）。

4. 神經纖維糾結（細胞內沉積物、tau protein，被認為會影響細胞代謝）。

但這些病理變化其實在一般老化過程也會出現，所以定量這些變化就是一個重要的診斷條件，不過並非所有這些變化的量跟失智的嚴重性有明確的關連性。

類澱粉沉積的進展可以分成三級：

1. 散布沉澱在基底新皮質。

2. 更密集的斑狀沉澱在臨近的新皮質和海馬迴。

3. 廣泛分布到皮質區，而神經纖維陳機的進展也可分為六期：

　(1) I 和 II：顳葉內側的鼻皮質區，臨床上沒有症狀。

　(2) III 和 IV：影響邊緣系統，有初期的臨床表現。

　(3) V 和 VI：影響到新皮質，明顯的阿茲海默症狀。

危險因子

1. 年齡：此為最主要的危險因子，隨著年齡增加而增大，超過 60 歲後每五年盛行率則加倍。

2. 家族史：約 5～10% 的阿茲海默症患者有家族史的紀錄，屬於自體顯性遺傳；另外，如果直系親屬中有人有此疾病，則其得病的機會是一般人的 3～5 倍。

3. 唐氏症患者：因其擁有三條 21 號染色體這些孩子從小就有智能障礙，長大後其腦部病理變化同阿茲海默症，有大量的 β 類澱粉蛋白沉積。

4. 女性：可能跟荷爾蒙有關，且接受荷爾蒙治療的停經女性也有減少阿茲海默症發生的趨勢。

5. 重複的頭部重創。

6. 高收縮壓心臟血管疾病。

保護因子

1. 高教育程度。

2. 使用雌激素。

3. 使用抗發炎藥物。

失智症的臨床評估

失智是由一群不同病因，但都具有特定症狀的匯集，最常見的就是阿茲海默症。鑑別診斷失智症最重要的是要與譫妄、失憶及憂鬱症做區分。

依據美國精神科協會所發表的《精神疾病診斷標準則手冊》第四版（DSM-IV criteria）中，所訂定的失智症診斷標準：

1. 出現記憶力喪失或減退的症狀。

2. 必須同時合併有下列至少一項的症狀：

　⑴失語症（Aphasia）。

　⑵失用症（Apraxia）。

　⑶失認症（Agnosia）。

　⑷執行功能異常（impair executive function）：指計畫、組織、抽象思考和注意力。

3. 以上幾種認知功能障礙必須導致職業上或社交功能上的影響，同時
　要排除有譫妄（Delirium）的情形。

其中，失智症的記憶損失一開始主要是表現在短期記憶上，大腦無法登錄新的記憶途徑，而純粹老化導致的記憶損失，則是只有記憶取出的問題，所以經過提示則可有較好的表現，而失智症就算提示了還是無法記起。

失用症的最早徵象是，一個整潔的人表現出些微的衣衫不整。之後漸漸出現個人衛生問題，不知如何使用家裡的一般工具、家電。要測試病人，可以請他比出如何使用鑰匙，或是如何梳頭的手勢。

失認症判定的重要條件是要先排除感覺上的異常，例如：失明、失聰、肢體麻痺，或失去關節本體感。排除後可以請病人藉由聲音、視覺，或是觸覺來辨識一個特定物體。

另外，早期診斷失智症的一個好方法，是請病人列出某個分類下盡可能多的項目，例如請病人說出所有他知道的動物名稱。焦慮、易怒、較難以察覺其他人的需要，也是疾病的早期表現之一。

通常在診斷出為阿茲海默症時，其症狀可能都已有兩、三年了。此病由診斷到死亡時間約 5～10 年，死因主要為因病情所導致的意外災害或併發症，如肺炎、尿道感染等。

失智評估的流程

表 21-2　NINCDS-ADRDA 對失智的診斷標準

確診（definite）	• 臨床條件符合疑似病例。 • 組織病理符合標準變化。
疑似病例（probable）	• 病史或神經生理測是符合失智症。 • 記憶和其他任一認知功能的進行性缺損。 • 沒有意識混亂的情形。 • 40～90 歲之間發病。 • 沒有系統性疾病或其他腦部疾病導致失智。
可能病例（possible）	• 失智但屬於非典型的發病及病程。 • 有系統性疾病或其他腦部疾病。 • 只有一項認知功能呈現進行性缺損。

診斷評估的方法

表 21-3　診斷評估的方法

病史	• 一般病史，包含血管疾病方面的危險因子。 • 神經內科和精神科病史。 • 症狀起始及認知功能異常的模式。 • 藥物使用、營養狀況、酒精使用。 • 家族病史。
檢查	• 神經學檢查。 • 認知功能評估。
實驗	• 常規性：血液、生化、甲狀腺、維生素 B_{12}、血清梅毒。 • 選擇性：紅血球沉降速率、血清葉酸、愛滋病毒、胸部 X 光、尿液分析、毒物偵測、腰椎穿刺、腦波。
影像	• 電腦斷層或核磁共振。 • 功能性掃描，如單光子射出電腦斷層掃描。

憂鬱疾患

　　老人最常見的精神疾患除了失智症以外，最常見的就是憂鬱疾患（Depreesive Disorders），可能與其他疾病伴隨發生。憂鬱疾患也是老人最常被輕忽及缺乏治療的疾患。憂鬱疾患對老人的影響也比其他如高血壓等身體疾病來得嚴重，由於憂鬱與自殺有很大的關連，憂鬱症造成的死亡率也很高，因此有憂鬱疾患的老人一定要接受正確的診斷與適當的治療。

流行病學

　　社區研究顯示憂鬱症狀在老人有 8～16% 的盛行率，而重鬱症則有 1～3% 的盛行率，然而這個研究結果卻因為一些因素而低估了憂鬱疾患的盛行率。針對看護之家的老人做的研究，憂鬱症狀有 11～40% 的盛行率，而重鬱症則有 17～24% 的盛行率，這個差別可能來自於有憂鬱症狀的老人傾向於不願求助就醫，最後只得被家人安置在養護所，也可能是因為在養護所的老人經歷失去家庭等喪失感而變得更憂鬱。

臨床表現

根據 DSM IV-TR 2002 憂鬱症診斷標準如下：

　　幾乎每天的大部分時間都會有以下五個或五個以上症狀（必須包含 1、2 兩點），且持續最少兩週，影響到日常生活或職業功能，並且此症狀並非來自藥物或生理功能問題：

　　1. 情緒低落、沮喪。

　　2. 興趣或愉快感消失，活動量減少。

　　3. 睡眠障礙。

　　4. 胃口食慾減退。

　　5. 身體疲倦或全身乏力。

6. 注意力減退。

7. 不適當的罪惡感、無價值感。

8. 自殺念頭。

9. 激躁不安或遲緩呆滯。

老人的憂鬱症又可歸類出以下的特色：

1. 隱藏憂鬱：老人常將憂鬱的心情隱藏在在微笑的外表下。

2. 激動：老人常將憂鬱的心情以激動的情緒或過度的活動來表現。

3. 身體症狀：身體疼痛或疲累。

4. 自殺：老人較不似年輕人會將自殺意念說出來，但卻更易執行自殺的行為。

表 21-4 是老人憂鬱量表（GDS: Yesavage et.al., 1983）簡化版本：

表 21-4　老人憂鬱量表（簡化版）

1.	你滿意自己的生活嗎？	答「是」得 0 分，答「否」得 1 分
2.	你是否覺得自己的生活很空虛？	答「是」得 1 分，答「否」得 0 分
3.	你是否害怕不好的事情將要發生在你身上？	答「是」得 1 分，答「否」得 0 分
4.	你是否常常覺得快樂？	答「是」得 0 分，答「否」得 1 分

0 分：沒有憂鬱。
1 分：不確定。
2～4 分：可能有憂鬱。

其他病因

我們需要詳細研究是否有其他導致憂鬱的身體疾病，常見檢查及疾病如下：

1. ESR、CBC：慢性感染及貧血。

2. 血液電解質。

3. 維生素 B_{12} 及葉酸：維生素 B_{12} 及葉酸缺乏會造成憂鬱。

4. 甲狀腺功能：太高或太低都會造成憂鬱。

5. 胸部 X 光：慢性胸腔感染、癌症、心衰竭也與憂鬱相關。

6. 其他：梅毒、腦部影像、腦波圖。

治療

老人的憂鬱對藥物反應良好，也是治療的第一線方法，其他方法還有精神治療、改變環境及電療法。

預後

僅發生過一次憂鬱的老人之後的預後良好，60% 可以完全恢復，若是重複發作的老人則有 80% 復發率，由於憂鬱症的老人自殺比例高，若是憂鬱合併其他生理疾病或認知功能受損則預後較差。

結論

- 老人的精神疾患不易診斷的原因，一部分是來自老人的精神疾患不論在表現、病因或病理方面都與一般人不全然相同。導致這種差異主要來自老人常同時存在許多慢性疾病、身體功能不全、服用多種藥物，以及比較容易產生精神疾病。

- 精神分裂症到晚年約 20% 沒有顯著症狀，30% 有殘餘精神分裂症狀。晚年發作的精神分裂症可能和神經退化有關，病人有偏執的特點，發病前也可以觀察到偏執的傾向。藥物治療在老年人的原則是要從低劑量開始，並緩慢的增加，以減輕副作用的發生。

- 失智是一群不同病因，但都具有特定症狀的匯集，最常見的就是阿茲海默症。鑑別診斷失智症最重要的是要和譫妄、失憶和憂鬱症區分。失智症的須包含記憶損失（一開始主要是表現在短期記憶上，大腦無法登錄新的記憶途徑），再加上下列四項中的一項：1. 失語症（Aphasia）；2. 失用症（Apraxia）；3. 失認症（Agnosia）；4. 執行功能異常（impair executive function），指計畫、組織、抽象思考和注意力。

- 老人最常見的精神疾患除了失智症以外，最常見的就是憂鬱疾患，可能與其他疾病伴隨發生。看護之家的老人，憂鬱症狀有 11～40% 的盛行率，而重鬱症則有 17～24% 的盛行率。需要詳細研究有沒有其他導致憂鬱的身體疾病。憂鬱症的老人自殺比例高，若是憂鬱合併其他生理疾病或是認知功能受損則預後較差。

參考文獻

1. 《當代精神醫學的診斷與治療》。楊聰財總編譯。合記圖書出版社，2003年。

2. 《照會精神醫學》。葉英堃編。合記圖書出版社，2005。

3. Grober E, Lipton RB, Hall C Memory impairment on tree and cued selective reminding predicts dementia, Neurology, 2000; 54.

4. Katzman R. Alzheimer's disease N Engl J Med, 1986; 314.

5. Murphy E The prognosis of depression in old age. Br J Psychzatry, 1983: 142.

6. Van der Mast RC. pathophysiology of delirium J. Geriatric Psychiatry Neurology, 1998. 11.

第二十二章　老年人疼痛的處理原則

學習目標

當閱讀完這個章節之後，我們將會學習到：

1. 疼痛的病生理學。
2. 如何獲得相關疼痛病史的方法。
3. 辨別使用不同種類的藥物來治療疼痛，以及各種藥物的適應症和限制因素。
4. 領會疼痛是由多種因素所造成，而且通常需要多種治療方法相互配合來改善疼痛。

前言

疼痛是老年人發生疾病時最常出現的症狀之一。在問診過程中疼痛也是最常被提到的身體不適之一。

老年人的疼痛評估及處理方法和年輕人並不一樣，除了功能不全，精神上的壓力，老年人可能因爲其他原因而少說了他的疼痛，或者疼痛可能與其他不舒服及許多問題同時出現，使得在疼痛的評估及治療上更加困難。年紀愈大的病人出現藥物副作用的比例越高，而且有更高的可能在治療的過程中會出現併發症。若排除上述的因素，大多數的老年人疼痛是可以有效治療的。除此之外，針對即將面臨死亡的病人，臨床醫師有道德上的義務使病人避免不必要的痛苦，並且提供有效的疼痛緩解。

痛覺感受力與年齡轉變的關連性

痛覺感受力的轉變與年齡的相關性已經被關注許久，越年老的人越容易在心肌梗塞或腹部疾病時感受不到疼痛的感覺，但其與年齡的關連性至今仍未被證實。表 22-1 列出隨著年齡變化在解剖上和神經化學上的轉變，可能造成痛覺感受力改變的因子。

表 22-1　與年齡相關的改變造成痛覺感受力的轉變

構成要素	與年齡相關的變化	備　註
痛覺受器	• Pacini's corpuscles 會下降 50%。 • Meissner's / Merkel's disks 會下降 10～30%。 • 自由神經末端：不會隨年齡變化。	少數的研究主要限制在皮膚。
周邊神經	• 有髓鞘的神經 　密度降低。 　不正常或退化的纖維增加。 　傳導速率變慢。 • 沒有髓鞘的神經 　較粗的纖維數目減少（1.2～1.6μm）。 　較細的纖維數目不變（0.4μm）。 　P 物質的含量減少。	• 在疼痛感受力變化上的證據：功能不足。 • 研究結果並不只特定在疼痛的表現。
中樞神經系統	• 背角神經元損失 　改變內因性的抑制，痛覺過敏。 • 皮質、中腦、腦幹的神經元損失 　視丘的部分佔了 18%。 　影響大腦喚起記憶的反應。 　降低兒茶酚胺、乙醯膽鹼。 • GABA、5-HT 　內生性鴉片：繁雜的改變。 　神經胜肽：沒有變化。	研究結果並不只特定在疼痛的表現。

急性疼痛

急性疼痛的定義通常為：有清楚的發生時間、明顯的造成原因和持續時間短。受傷、燙傷、梗塞和發炎通常都會造成急性疼痛。急性疼痛通常會伴隨著自主神經系統症狀，包括：心跳加快、冒冷汗或血壓上升。急性疼痛通常代表急性傷害或急性疾病，而且疼痛程度常與其嚴重度相關。因此對於急性疼痛，我們應該找出它的原因及對危及生命的因素做出立即處理。

慢性疼痛

慢性疼痛的定義為疼痛持續的時間超出所預期的癒合時間，且超過三個月。慢性疼痛的強度比例常常會超出所觀察到的病理狀態，且通常會造成生理和心理上的功能受損，通常不會伴隨自主神經系統症狀。

因為造成慢性疼痛的原因較難以根治，而且治療方法都難以持續或存在長期的副作用，因此慢性疼痛通常很難去改善。慢性疼痛的治療需從多方面下手，包括：止痛藥和非藥物的治療。

疼痛的病生理分類

美國老年安全協會將造成慢性疼痛的病生理機制分成四類（表22-2），應用在選擇治療方法上。

侵害受容性疼痛

疼痛大部分是來自於刺激痛覺受器所引起的，可能由組織受傷、發炎或機械性的損害所引起，例如：受傷、燙傷、感染、關節炎、缺血及組織扭轉等。這種疼痛對止痛藥的反應很好。

表 22-2 疼痛的病生理分類

侵害受容性疼痛（體表或內臟）
1. 受傷或燙傷
2. 缺血
3. 發炎（感染、發炎性疾病、關節炎）
4. 機械性的缺陷（組織扭傷、腫脹、腫瘤、身體扭曲）
5. 肌肉痛（肌筋膜疼痛症候群）
神經性疼痛
1. 周邊神經
• 糖尿病神經痛
• 病毒性神經痛（皰疹性神經痛）
• 創傷後神經動（術後神經痛、截肢後神經痛）
• 三叉神經痛
2. 中樞神經系統
• 視丘中風後神經痛
• 脊髓病變性疼痛（多發性硬化症）
3. 自主神經系統
• 自主神經反射失調
• 灼痛（完全局部疼痛症候群）
混合性或不明的原因
1. 慢性反覆性疼痛
2. 血管性疼痛症狀
心理引起的疼痛症候群
1. 身體化疾患
2. 歇斯底里

神經性疼痛

　　神經性疼痛是指因周邊或中樞神經系統的病生理過程所引起的疼痛。包括：糖尿病神經痛、病毒性神經痛、受傷後神經痛（截肢後疼痛）。這類的疼痛對於非傳統性的止痛藥，例如：三環抗憂鬱藥和抗驚厥藥有反應。

混合性疼痛症候群

　　當引起疼痛的機制很多或不明時就歸類於這一類，例如：頭痛和血管性疼痛症狀，其治療通常比較麻煩且無法被預測。

流行病學

　　大致上來說，老年人最常引起疼痛的原因是肌肉骨骼方面的疾病，例如：背痛和關節炎，由糖尿病、帶狀疱疹、手術和截肢所引起的神經痛也很常見。夜間腳部疼痛（例如：抽筋、不寧腿症候群）也很常見。根據調查在護理之家約有 45～80% 的病人有疼痛的情形。在老年人中，疼痛、憂鬱、降低社會化、睡眠不好、步態不穩及增加照護的費用等，都和疼痛息息相關，而且疼痛的情形也會使病人本身及其照護者覺得苦惱，會加重照護者的負擔及影響他的態度。

診斷評估

主觀和客觀的症狀

　　疼痛的評估必須包含詳細的病史，身體檢查去診斷出潛在的疾病和描述疼痛的基本型態。病史的部分要詳細的詢問：這個疼痛何時開始？可能是因為什麼事件或疾病引起的？疼痛的位置和型態如何？什麼因素會加重或減輕這個疼痛？病人已經接受過什麼樣的治療？過去服用的藥物和手術紀錄，可以用來察覺同時存在的疾病以及過去疼痛的經驗和使用的藥物。

和其相關的系統性疾病需要、特別針對肌肉骨骼和神經系統。需要注意之前有沒有受過傷的情形，因為在老年人跌倒，造成潛在性的骨折都很常見。慢性的疼痛會隨著時間而有所波動，使得其評估變得更加困難。要小心不要忽略由輕微的受傷或痛封鎖所引起的疼痛。然後必須要注意老年人可能用「痠」這個字來表達其疼痛的狀況，因此要辨別病人是不是用他自己的字眼來表達疼痛，這樣才可以清楚的評估病人的狀況。

身體檢查應該確認之前詢問病史時所懷疑的疾病，而且要著重在肌肉骨骼和神經系統方面，要注意有無發炎處的壓痛、肌肉痙攣、觸發疼痛的點。觀察病人有無不正常的姿勢、步態不穩，動作有無限制來評估是否需要復健。完整的神經學檢查可以辨別是否有潛在性的神經性疼痛。局部的肌肉無力、萎縮、不正常的反射或感覺神經異常，都可能代表有周邊或中樞神經的病變。

經由評估病人的功能狀態，可以得知自我照顧能力喪失的程度來安排之後的治療計畫。

評估病人精神狀況以及社交狀況也是很重要的。在慢性病人中也常有憂鬱、焦慮、社會隔離、社會脫離的情況。因為憂鬱和慢性疼痛之間有很大的關連性，因此在例行的評估中必須包括精神狀態的評估，如果病人有明顯的症狀，需要精神科醫師的評估和治療。

疼痛評估量表

疼痛評估是疼痛治療最重要的部分，正確的評估可以鑑別診斷造成疼痛的機制及根本的疾病，更進一步選擇最有效的治療方式和使病人獲得最好的結果。我們需要藉由疼痛評估來檢視那些可能危及生命的急性疼痛，並且區分出哪些因素會使慢性疼痛的情形更為惡化。對於那些認知有問題或很難去表達疼痛的病人，臨床醫師、家屬或照顧者或許可以提供更正確的訊息（表 22-3）。

表 22-3　單面向疼痛評估量表

量　表	說　明	效　力	可信賴度	優　點	缺　點	參考來源
視覺類比	100mm 的直線；垂直線或平行線	好	一般	連續的刻度	需要筆和紙	Clinical Practice Guideline
描述疼痛強度	分 6 點，0～5 個刻度	好	一般	淺顯易懂，文字敘述固定	需要視覺的提示	Melzack, 1975
圖解法	笑臉或哭臉等	一般	一般	較有趣	需要圖像和專注力	Herr et al.
sloan kettering 疼痛卡	用七個單字隨意的分布在一張卡片上	好	一般	易於執行	需要視覺的提示	Ferrell et al.
口頭上 0～10 級的量表	以 0 代表完全不痛，10 代表可以想像到最痛的情況，詢問病人現在是幾級	好	一般	或許是最容易用來評量的	需要病人聽力正常	Ferrell et al.

　　疼痛量表可以區分為多面向和單面向的量表。大致上來說，在大部分的狀況下多面向量表可以提供較可靠的評估，但需要花費較多的時間，且在病房間較難以去評量，因此比較難被應用在繁忙的臨床單位。

　　單面向量表只針對疼痛的強度做出評量。這種評估方法不需太多的時間及專業的訓練，就可以得到相對可信賴的結果，因此已經被廣泛的應用

在臨床評估其採取的治療是否有效，且能有效的評估隨著時間而改變的疼痛狀況。

治療考量

急性和手術中疼痛的治療

急性疼痛的治療大部分依賴短時間的止痛藥，以及解決最根本引起疼痛的問題。國際衛生組織發表對急性疼痛的治療是依據其疼痛的強度。輕微的疼痛通常只需要單獨使用非鴉片類的藥物（非類固醇類抗發炎藥），或是結合其他非藥物的治療，例如物理治療或讓病人分散注意力及放鬆。中度疼痛就需要更強的藥物，例如較弱的鴉片類藥物或小劑量、但較強的鴉片類藥物，通常這些藥物會與非類固醇類的止痛藥合併使用來達到更好的止痛效果，或降低鴉片類藥物的使用來減少其副作用的產生。重度疼痛就需要單獨使用強效的鴉片類藥物或合併使用止痛藥。

針對嚴重受傷或術後的疼痛，間歇性或持續性的靜脈注射、脊髓麻醉或許可以提供更快速和持續的解除疼痛。

雖然大家對於癌症的疼痛處理已建立一套流程，但世界衛生組織也提出了一些注意要點：第一、要記得強效的鴉片類藥物並不一定要在其他的治療方法失敗後才可以使用，當病人有重度疼痛的時候就應該馬上使用較強的藥物；第二、當疼痛的程度在短時間內由中度變成了重度時，止痛劑應該馬上換成較強的鴉片類藥物；第三、應該在輕度或中度疼痛時就使用輔助性藥物和結合其他的治療方法，特別是針對神經性疼痛；最後，當病人處於急性疼痛時，縱使要優先診斷其原因，但治療其疼痛的症狀也必須同時進行，而且當病人覺得比較舒服時，對於醫師的診斷過程也會比較配合。

表 22-4　急性疼痛治療選擇

輕度疼痛	中度疼痛	重度疼痛
• 給予乙醯氨酚或非類固醇類抗發炎藥 • 認知和行為上的方法（放鬆或使病人分散注意力） • 物理治療（冰敷、熱療、按摩等） • 結合上述方法	• 低劑量或較弱的鴉片類藥物 • 低劑量或較弱的鴉片類藥物合併使用乙醯氨酚或非類固醇類抗發炎藥 • 結合其他非藥物性治療	• 強效的鴉片類止痛藥（間歇性） • 持續注射鴉片類止痛藥（疼痛控制裝置） • 神經阻斷（間歇或持續） • 脊髓麻醉（硬脊膜外麻醉、間歇或持續給藥） • 結合各種治療方法

慢性疼痛的治療

治療慢性疼痛需要從多方面去考量，雖然使用止痛藥來治來慢性疼痛最為普遍，但若配合其他非藥物的治療，可以降低長期對藥物的依賴性。

大體來說，慢性疼痛比急性疼痛更難治療，雖然可以預期到疼痛可以被緩解，但不要讓病人抱持著疼痛可以完全解除的期待，因此必須直接和病人溝通治療的目標，且在嘗試新的治療方法的過程中可能會遭遇失敗。此外必須不斷的注意使用的藥物、劑量、使用方法、效用及副作用，且沒有效的藥物應該停止使用。

疼痛的藥物治療

任何病人當其疼痛影響正常功能或生活品質的時候，都應當考慮給予止痛藥物治療。止痛藥物對於年紀大的病人是安全且有效的，病人在藥物劑量的給予要從低劑量而後逐漸向上增加，同時再次重新評估，以達到最理想的疼痛緩解並處理可能的副作用

盡可能用最不侵犯性的方式給予藥物，有些藥物可以從不同的路徑給予，例如：皮下、靜脈注射、經皮、舌下或直腸投予。最佳給藥方式是經

由口服，因其方便性和藥物血中濃度相對穩定。而靜脈給藥能夠提供最快速的作用和最短的作用時間，但需要較多的人力，較高的技術和嚴密的監測。經皮注射和肌肉注射雖然臨床常用，但相較於口服給予，吸收過程會有較大的波動，也可能會有作用迅速下降的情形。經皮、直腸，以及舌下給藥常用在有吞嚥困難的病人身上，但這些方式常有臨床評估的困難。

投藥的時間也是一項重點。快速作用且短效的止痛藥物只能視需要給予，不可定時投藥。但若為持續性疼痛，則需定時給藥，因為在這樣的情況下，維持藥物血中濃度能夠達到較好的止痛效果。而長效或緩釋制劑只能用於持續性疼痛。另外，多數持續疼痛的患者也需要快速作用且短效的藥物給突破性疼痛（breakthrough pain）。突破性疼痛，包含：下一次劑量給予前，上一次藥量快作用完，血中藥物濃度下降，疼痛增加時。事件性疼痛：通常是由活動所引起，可以預見和預先處理。自發性疼痛通常是神經性的疼痛，往往短暫而且難以預料。

1. Acetaminophen

Acetaminophen 是老年人輕、中度疼痛的首選藥物，尤其是關節炎和其他骨骼肌肉問題。Acetaminophen 為解熱鎮痛劑，作用在中樞神經系統，以減輕疼痛知覺。儘管缺乏抗發炎的活性，但研究指出 Acetaminophen 對慢性膝關節炎和 ibuprofen 是一樣有效的。相較於傳統的 NSAID 和其他止痛藥物，對大多數病人，Acetaminophen 一天給予四次 650～1,000 mg 的劑量，仍是最安全的止痛藥物。不幸的是，過量的 Acetaminophen 可能造成不可逆的肝壞死。因此，每日最大劑量不可超過 4,000 mg。

2. 非類固醇抗發炎藥物（NSAIDs）

非類固醇抗發炎藥物同時對中樞和周邊都有止痛效果，它們有很強的能力去抑制攝護腺素的合成，進而阻斷發炎、疼痛受體和神經傳導，並可能影響到中樞神經系統。

非特異性的環氧酶（cylooxygenase, COX）抑制劑（大多數舊型的 NSAIDs）適合短期使用在發炎性關節炎，如痛風、鈣假性痛風病，急性爆發型的類風濕性關節炎及其他發炎性風濕病的情況。另外，非特異性的環氧酶抑制劑還可以用在減緩頭痛、月經痛和其他輕、中度疼痛。這些藥物可單獨使用在輕、中度疼痛或與鴉片類藥物合併用在重度的疼痛。它們的優點是病人較不會形成依賴性，而 NSAIDs 中個別的藥物在抗發炎活性、效價、止痛特性、代謝、排泄和副作用很大的差異性。此外，其中一種藥物止痛效果不佳，並無法用來預測其他種藥物的效果。相較於鴉片藥物，非類固醇抗發炎藥都會表現出天花板效應（ceiling effect），也就是到一定止痛程度後，即使藥量再增加止痛效果也不會更好。現今 NSAIDs 的藥物有許多種，但沒有證據支持哪一種 NSAID 是最佳的選擇，其中有幾種不需要處方即可自行購買。

老年人應避免長期使用高劑量的非類固醇抗發炎藥物，因發生相關併發症的機率高，包括：消化道出血、腎功能損害，以及血小板功能障礙導致凝血功能異常。同時併用 misoprostol，高劑量的 histamine-2 受體拮抗劑，或 proron pump 抑制劑能夠成功減少消化道出血的風險，但必須同時衡量這些藥物可能帶來的副作用。對於那些有多種內科疾病的病人，NSAIDs 可能造成藥物和藥物及藥物和疾病的相互作用，例如：非類固醇抗發炎藥物可能影響高血壓藥物的治療。因此，對於有慢性疼痛的老年人，NSAIDs 的給予必須再次評估其風險與益處。另外，對於某些患者，慢性鴉片類藥物、低劑量或間歇性類固醇，或其他非止痛藥物治療，相較於長期使用非類固醇抗發炎藥物，可能帶來更少相關風險。

3. 鴉片類止痛藥物

鴉片類止痛藥物藉由阻斷中樞神經系統的接受器，減少疼痛知覺。鴉片類的止痛效果沒有天花板效應，而且可以緩解所有類型的疼痛。但鴉片

類藥物對老年人可能造成嗜睡、認知障礙、噁心、呼吸困難及便秘等副作用，應及早注意。鴉片類藥物對中樞神經系統的影響呈劑量依賴性，因此可用於判斷劑量率的上升。如果病人沒有明顯的昏睡或認知功能損害，而疼痛仍未緩解，則劑量可再升級。中樞神經系統副作用的耐受性通常在幾天之內達到平衡，而患者的警覺和認知功能也回到正常，在這之前，應指示病人不要開車，並採取預防措施，以防跌倒或其他意外事故；而渡過這段時期後，即使使用高劑量的鴉片類藥物，病人仍然可以恢復正常活動，包括駕駛和其他艱鉅的任務。但鴉片類藥物造成的便秘無法產生耐受性，因此預防性的措施必須及早給予，包括：增加液體攝取量、保持運動，並定時使用的緩瀉藥物，所有病人都需要給予大便軟化劑和滲性瀉劑，如：牛奶鎂、果糖或山梨醇；而在較嚴重的病人身上，要給予強效的刺激性瀉藥，如：番瀉葉（senna）或比沙可啶（bisacodyl），但要注意刺激性瀉藥只能在腸道沒有阻塞的情況下才能使用。

　　透過多種不同的機制，鴉片藥物治療有時候也會引起噁心感，但情況通常會在數天到一週後有所改善。在較年輕的病人，通常會給予prochlorperazine、chlorpromazine 或抗組織胺類的止吐藥，但近來發現，低劑量的 haloperidol 和 metoclopramide 反而較不會引起副作用。要注意的是，上述的這些止吐藥物在年紀大的病人都有較高的副作用，其中包括：運動障礙、精神錯亂和抗膽鹼作用。因此，臨床醫師在選擇止吐藥物時，應考量最低的副作用的藥物和並持續監測患者。

4. 耐受性（tolerance）、依賴性（dependency）、成癮性（addiction）、假成癮性（pseudo-addiction）

　　在開立鴉片類止痛藥物處方之前，了解耐受性、依賴性、成癮性的定義及差異是很重要的。耐受性的定義是指持續使用藥物一段時間後，其影響逐漸減弱，而在鴉片類藥物中，很難去預測耐受性。一般來說，對於嗜

睡和呼吸抑制的耐受性發生速度，遠快於陣痛的耐受性。而中樞神經系統的副作用和噁心感，也都很快就有耐受性，但便秘是永遠都不會產生耐受性的。

依賴性也是一種與許多藥物相關的藥理現象，包括類固醇和 β 阻斷劑。依賴性是指當藥物突然中斷時，會讓病人產生不舒服的副作用，而依賴性的產生需要數天以上持續的使用藥物。突然中斷鴉片類藥物可能出現的相關症狀，包括：厭食、躁動、噁心、發汗、心動過速、輕度高血壓和輕微發燒等。更嚴重的可能出現皮膚斑點、雞皮疙瘩，甚至自主神經危象（autonomic crisis）。幸運的是，這些症狀可以藉由逐漸減少藥物的給予來預防，鴉片類藥物的劑量可以每隔幾天減少一些，在一個星期內完全停止。重要的是要記住，相較鴉片類的戒斷所造成的生理影響，酒精、苯或巴比妥的戒斷更容易危及生命。

成癮性包含了精神和行為上的問題，而成癮性行為的定義，是儘管生理上並不需要或會對社會造成不良後果，仍然會強迫性的藥物使用（傷害自己和他人）以及渴求止痛效果以外的其他症狀。成癮性患者往往有反常行為，如在街上出售、購買藥品，或以特殊的方式使用藥物，如破碎或溶解藥片由靜脈自我給藥。單純的藥物使用並不會造成成癮性的發生，其他醫療、社會和經濟因素對成癮性行為才更有很大的影響。另外要注意的是，某些行為並無法確切的歸類為成癮性行為，例如：囤積藥物、不停的抱怨疼痛持續或惡化、頻繁的就醫、要求劑量提升，以及其他因治療不足或疼痛仍未緩解導致的行為，則稱為「假性成癮」。事實上，真正因為醫療需要服用鴉片類藥物所導致的成癮是很罕見的，過度害怕成癮和藥物相關的副作用，導致疼痛治療失敗，常發生在年紀大的病人身上，特別是那些臨終的病人。另一方面不幸的是，因藥物濫用所帶來的社會壓力，造成臨床醫師和病人的恐懼，影響到藥物的使用和疼痛控制，而不是醫學上的

理由，導致病人無法忍受疼痛所帶來的痛苦而尋求自殺以解脫。要記住，臨床醫師有責任爲病人提供舒適、緩解疼痛和維持尊嚴。

5. 其他非鴉片類止痛藥物

　　許多其他沒有正式列爲止痛藥的藥物，被發現在某些特定的疼痛處理上是有幫助的。輔助性止痛藥（adjuvant analgesic drugs）雖然經常使用，但有些時候則不能使用，特別是在治療神經性疼痛時，如糖尿病神經病變，帶狀疱疹後遺留的神經痛和三叉神經痛。三環抗抑鬱藥，抗癲癇藥和局部麻醉劑，是最常用來治療神經痛的非鴉片類止痛藥物。在合併其他傳統藥物或非藥物治療的方式下，可以提供更好的疼痛控制和降低藥物的使用劑量。一般而言，在治療神經性疼痛的非鴉片類止痛藥，應盡可能降低其副作用，治療通常是從較低劑量而後逐漸增加，同時要知道各種藥物的藥物動力學，且依不同情況給予個別治療。不幸的是，對於年紀大的病人，大多數的非鴉片類止痛藥物通常會產生較高的副作用，因此在給藥時應嚴密監控病人情況。

　　抗憂鬱劑爲目前非鴉片類止痛藥中最爲廣泛研究的藥物。對於神經性疼痛，抗憂鬱劑的主要作用不是改變情緒，雖然機制尚未完全了解，但應該和藉由阻斷大腦中正腎上腺素和血清素行經路徑有關。血清素再攝取抑制劑（serotonin reuptake inhibitors）的研究好壞參半，有的指出在老人家的使用上可能有較低的副作用，但也有的結果是除了慢性疼痛和糖尿病神經病變外，對其他疼痛無法有效的控制。而多年來認知，有些含有抗癲癇活性的藥物可緩解三叉神經痛（tic douloureux），研究指出，含有diphenylhydantoin、carbamazepine 和 valproic acid 的化合物，可以緩解部分病人的糖尿病神經痛和其他神經性疼痛。而最近備受關注的 gabapentin，被認爲對糖尿病神經痛和帶狀疱疹後遺留的神經痛，相較於抗癲癇藥物和抗憂鬱藥物有較好的止痛效果和較少的副作用。

　　許多局部止痛在改以系統性給予時，也被指出有較好的止痛效果，例如 lidocaine 貼劑已有效地用於治療神經性疼痛。

6. 麻醉和神經外科相關的疼痛處理

　　現今已有其他各式各樣的麻醉和手術方法來幫病人處理疼痛，但多應用在較嚴重的疼痛控制。

7. 非藥物治療的疼痛處理

　　非藥物治療的策略上，可以單獨或合併其他合適的止痛藥物，來給予嚴重疼痛的老年人完整的照顧計畫。非藥物給予的策略包含一系列廣泛的方法和物理治療，如果和適當的藥物合用，不但可以降低藥物給予劑量，還能預防副作用的產生。

　　在非藥物的方式介入中，病人教育非常重要，研究指出，單獨的病人教育計畫能夠大大改善疼痛，計畫中包含了疼痛的性質與原因，如何使用疼痛日誌和疼痛評估工具，如何適當的使用藥物，以及如何使用自助的非藥物方法，不論方式為團體或個人，教育應該以病人能夠理解的方式，並且針對病人的個別需求，給予書面資料或其他加強方法，都能大大提升教育計畫的成功率，進而改善疼痛的控制。

　　對大多數的病人，物理治療能夠改善疼痛，運動計畫須配合病人需求，而且要能達到復健、維持肌力和訓練耐力的功能。慢性疼痛患者在訓練初期的 8～12 週，通常需要專業人員的陪同，特別是有肌肉骨骼疾患的老年人。目前沒有任何證據顯示，一種形式優於其他所有方式，所以在規劃訓練的時候，可以根據個人的需求、生活方式和偏好來擬定。而鍛鍊的強度、頻率和持續時間，必須隨著個人條件加以調整，以避免加劇的原有病情。重要的是，不可因為病人主觀感覺有進步，而認為經常的規律運動是沒有必要。另外，持續給予病人鼓勵和打氣是必要的，除非相關併發症發生，不然該計畫應該無限期的持續下去，以防失調或惡化。

　　心理輔導也被證明對某些嚴重疼痛是有益的；認知療法是藉由改變對疼痛的態度和想法來達到緩解疼痛的目的，其中包含各種形式的干擾、放鬆、生物回饋和催眠；認知行為療法最單純的形式，包括：一個有條理的方式來教導應對技巧，可用單獨應用，或與鎮痛的藥物和其他非藥物的策略的來控制疼痛。

　　最後，還有其他各種另類療法，許多患者經由醫生或初級保健提供者以外的管道，尋求醫療替代的療法，其中包括：順勢療法、精神治療，市場上增長中的維生素、草藥或其他自然補救法。

　　雖然沒有什麼科學證據支持上述方式的疼痛控制，但重要的是，衛生保健提供者不能因此而放棄或不理會這些患者，而是教育自己及其病人對上述各種另類療法相關的利益與風險。

結論

　　疼痛是現今社會相當常見的抱怨，了解其發病機制有助於擬定適當的治療，和提高患者的治療結果。從歷史上來看，多種因素（害怕成癮和副作用、害怕相關社會問題、病史收集不足等）已導致疼痛的認知和治療不足，但醫生有其道德和義務來防止病人不必要的痛苦，並提供有效的緩解疼痛，特別是那些即將結束生命的病人。一個完整的疼痛病史是區分急性和慢性疼痛，以及擬定適當處理計畫的基礎，而疼痛處理應遵循世界衛生組織的建議，依疼痛的強度來選擇治療的程度，輕度疼痛通常可以單獨使用非鴉片類藥物，或合併其他藥物，或加以認知行為的改變。而中等強度的疼痛往往需要低劑量的鴉片類止痛藥，或合併其他止痛方法。

參考文獻

1. Adv Nurse Pract. 2002 Nov;10(11):28-32; quiz 32-3.

2. Am J Nurs. 2008 Jun;108(6):40-7; Using pain-rating scales with older adults. Flaherty E.

3. Curr Opin Anaesthesiol. 2009 Oct;22(5):594-9. Pain management in the elderly and cognitively impaired patient: the role of regional anesthesia and analgesia. Halaszynski TM.

4. Evidence-based guideline. Improving medication management for older adult clients. Bergman-Evans B.

5. Medsurg Nurs. 2003 Feb;12(1): Assessing and managing acute pain in older adults: a research base to guide practice. Ardery G, Herr KA, Titler MG, Sorofman BA, Schmitt MB.

6. Nurs Stand. 2005 Jan 19-25;19(19):45-52; quiz 53-4. Assessing pain in older people. Bird J.

7. Opioids and the management of chronic severe pain in the elderly: consensus statement of an International Expert Panel with focus on the six clinically most often used World Health Organization Step III opioids (buprenorphine, fentanyl, hydromorphone, methadone, morphine, oxycodone). Pergolizzi J, Böger RH, Budd K, Dahan A,

8. Pain. 1997 Mar;70(1):3-14. Chronic pain in elderly people. Gagliese L, Melzack R.

9. Pain Pract. 2008 Jul-Aug;8(4):287-313. Epub, 2008 May 23.

10. The assessment and management of chronic pain in the elderly. A guide for practice. Battista EM. J Gerontol Nurs. 2006 Jul;32(7):6-14.

第二十三章　老年人的視力與聽力

學習目標

當閱讀完這個章節之後，我們將會學習到：

1. 隨著年齡所造成的視力或聽力的改變和疾病。

2. 最常見和年齡有關的視力或聽力的改變。

3. 如何處理視力或聽力的障礙。

前言

眼睛是個複雜的構造，隨著年齡會有生理、功能和病理的變化，此外，一些全身性的疾病，眼睛外部構造的退化，也會造成視力缺損，尤其是在年紀大於 50 歲並有高血壓或糖尿病等全身系統疾病的人士身上，表 23-1 是年齡對眼部構造的影響。

此外，隨著年紀的增長，聽力也會漸漸的退化，而聽力缺失所造成的老人失能是排在第三名，但人們往往卻輕忽或不了解，而延誤了治療。年紀對聽力的影響主要分三個部分：生理的正常退化、外加因素、固有因素。外加因素如：耳朵的疾病、噪音、受傷、耳毒性藥物；固有因素如：每天日常生活的聲音。這些原因造成了我們聽力的退化和缺損。

老年性耳聾（Presbycusis）的盛行率約三成，隨年紀上升超過 75 歲約四成），主要的特徵是：進展緩慢的雙側性、高頻下降為主的神經性耳聾。早期絕大多數都是在不知不覺中發展起來的，直到影響生活才引起個人及家人的注意。

表 23-1　年齡對眼部構造的影響

眼部構造	功　能	年齡造成的影響
眼瞼 （eyelids）	有助淚液的分布，避免角膜乾燥。	• 隨著年齡變薄，缺水，缺少血液的灌流 • 失去肌肉的張力，眼瞼下垂，進而遮住瞳孔
淚液層 （Tear layer）	維持角膜，内部眼險的溼潤。	• 40 歲後開始大量減少眼淚的分泌；50 歲時約 20 歲的一半的量；80 歲時約 1/4 的量 • 造成角膜的傷害或血管的新生
結膜 （conjunctiva）	保護眼睛不受到感染和傷害。	隨年紀增長而容易感染、過敏，也會有退化、血管，細胞增生的改變
角膜 （cornea）	兩個主要的折射購造之一，讓光線能夠到達視網膜。	病理和退化性的改變、變黃、失去透明度、形狀變亂
水狀液／許萊母氏管 （Aqueous fluid / canal of Schlemm）	維持眼内壓力。	• 許萊母氏管的缺損可能導致眼內壓上升 • 可能導致眼内壓上升，進而造成視神經和視網膜的傷害
水晶體 （Lens）	兩個主要的折射購造之一，清澈透明。	改變光線在其中的傳導，隨年紀逐漸變黃，進而漸少光線到達視網膜
玻璃體 （Vitreous）	位於眼睛的後半部，主要是維持形狀。	可能會液化、萎縮，甚至視網膜剝離

（續）

眼部構造	功　能	年齡造成的影響
視網膜（Retina）	有 Rods and cones 兩種細胞，Cones 多位於中央（macula），主要控制顏色。Rods 多位於周圍，多位於周圍，只能反應黑白，但對光線較 cones 敏感。	可能因為黃斑點退化、糖尿病視網膜病變、視網膜病變、視網膜剝離、血管阻塞等病理性變化而造成損傷
視神經（Optic nerve）	傳送視網膜上的影像到大腦灰質的視區。	青光眼、腦瘤都可能造成損傷
瞳孔（Pupil）	照光會收縮，反之會擴張。	從 20～80 歲，瞳孔的孔徑減少約 2.5 mm，會減少光線到達視網膜，進而影響視力

視力的損傷

老人常見的眼部疾病

青光眼（Glaucoma）

　　青光眼又稱綠內障，是世界各地成人失明的主要原因之一，主要分為兩種：隅角閉鎖性及隅角開放性。前者大多數為慢性，沒有明顯的表徵，而後者一般屬於急性。隨著年齡的增長，可能會有細胞的缺損，增加小梁組織網（Trabecular Meshwork）色素的堆積、組織變厚，最後影響房水排出，造成眼壓升高（正常為 20mmHg）。診斷青光眼，通常是靠眼壓上升、視野缺損、視神經和 optic disk 的變化，是否有家族史也很重要。症狀主要有眼睛劇痛、視力模糊，嚴重會有頭痛，甚至噁心，若眼壓過高且持續太久，視神經就會受損。

Tonometry 是測量眼壓的工具，然而有時眼壓正常，但視神經仍然可能已經被破壞。Visual field testing（perimetry）是另一個種工具，可以準確的測出視野的缺損，並且評估治療的功效。

治療青光眼乃是控制病情不再惡化，並不能使此病「根治」。治療以控制眼壓為主，可分為藥物和手術治療。點用眼藥或使用口服藥，可以減少房水的生成（如：β-Blockers、Carbonic anhydrase inhibitor 及 epinephrine）或促進排水管的流暢（如：direct-acting cholinergic agents、anticholinesteraseagents 及 prostaglandin analogues），進而降低眼壓，使青光眼得到良好的控制。雷射治療也可促進排水管的通暢，輔助控制眼壓。以上兩種方式均無效時，才會考慮手術治療。

老花眼（Prebyopia）

老花眼是最常見的老人眼睛退化疾病，年輕人因為眼球內的水晶體很有彈性，看近物時會增加眼球的屈光度，但是 40 歲以後水晶體硬化，失去彈性，調適機能降低，甚至眼球的屈光度減少，趨向遠視，從小孩的 15 diopters（D）到老年的 1D。除了年齡是老花眼的危險因子外，身材矮小、全身性疾病（糖尿病、心血管疾病）、藥物、外傷、遠視。至於基因、高血壓、外在環境的影響則不是很清楚。

治療方面，配戴隱形眼鏡、老花眼鏡、雙光眼鏡（bifocals）或 trifocals。再來就是手術，傳導性角膜成形術（Con-ductive Keratoplasty）、置換人工水晶體視力矯正手術、多焦點雷射（multifocal LASIK）等。

白內障（cataracts）

罹患率是穩定的隨著年齡增長，65～74 歲約 18%，但到了 75～85 歲可高達約 46%。危險因子主要有：陽光的曝晒（紫外線）、年齡、吸菸、高膽固醇、高三酸甘油酯、糖尿病、類固醇藥物和眼睛的受傷。

治療方面以手術為主，囊外摘除術（extracapsular cataract extraction）加上水晶體的植入（intraocular lens implant），目前人工水晶體已相當普遍，而且安全、有效，已完全取代了厚重的眼鏡。

玻璃體出血（Vitreous Hemorrhage）

玻璃體一般來說是清澈的，但隨著年齡有時會液化、萎縮，甚至剝離。而玻璃體出血通常是糖尿病視網膜病變增生的併發症，最後造成玻璃體變得混濁，妨礙光線到達視網膜，而且能對眼部組織產生嚴重的破壞作用。

退化性黃斑症（macular degeneration）

老年退化性黃斑症（age-related macular degeneration, AMD）會造成中央視力喪失，只留下周邊視力，通常不會導致全盲。主要分成兩種：「（萎縮性）乾性」和「（分泌性）溼性」。乾性的 AMD 較為普遍與溫和，占所有病例約 90%。病情會隨著時間逐漸發展，通常只會造成輕度的視力喪失。溼性的 AMD 約占所有病例的 10%，導致重度視力喪失的風險極高，經瞳孔雷射熱療法、光動力療法（Photodynamic Therapy）是目前較新對溼性 AMD 的治療方法。當然還有一些其他的治療方式，如低劑量的輻射，黃斑視網膜新生血管摘除手術（submacular surgery）或黃斑點轉移手術（macular translocation）。

糖尿病性視網膜病變（Diabetic Retinopathy）

主要分為三階段：一開始是背景性視網膜病變（background retinopathy），接著是前增殖性視網膜病變（pre-proliferative retinopathy），之後是增殖性視網膜病變，最終因嚴重出血而出現視力模糊，嚴重出血常能導致突然失明。早期的病變無需任何治療，對於增殖性視網膜病變，可採用鐳射治療（Laser Photocoagulation Surgery）來「灼燒」異常血管或玻璃體切除術（Vitrectomy），防止視覺惡化。

視野缺損 (Visual Field Loss)

視野缺失的病因一般有青光眼、中風或腦瘤。中風大部分發生於 50 歲以上的老人身上，常常有半側視野缺失 (himianopia) 的後遺症，而腦瘤也會導致 Hemianopia；青光眼如前面所說的會造成周圍視野缺損。

視力的復健 (Low vision and Vision rehaBilitation)

針對以上疾病所造成的眼睛的缺損，視力的復健是必要的。視力復健是個專業團隊，可能包含：驗光師、視力復健老師、解說員、社工、職能治療師等。準確的評估，適合的眼鏡或治療，利用各種的輔具來訓練，最終達到視力的和日常生活的進步。

聽力的缺損

聽力喪失的分類

傳統上分為三類：傳導性 (conductive)，感覺神經性 (sensorineural) 和中樞性 (central)，細述如下：

傳導性的聽力喪失

聲音無法從外耳或內耳往內傳，通常是阻塞所造成的。耳垢栓塞 (cerumen impaction) 是老年人最常見的問題，通常是因為錯誤的使用棉花棒清理所引起的。其他影響聲音傳導的問題，如中耳炎、耳硬化症。單側的聽力喪失，鼻咽癌是需要被考慮的，但感染往往是更常見的原因。

感覺神經性的聽力喪失

通常是傷到耳蝸的毛細胞 (hair cell) 或第八對腦神經，老年性耳聾通常影響兩者，一開始會是高頻聽力下降為主。單側的要考慮到聽神經瘤、受傷或病毒感染。忽然的傳導性的聽力喪失，可能會併有一些前庭的症

狀，如暈眩、頭暈、眼震顫等，通常以內固醇治療。還有一些內分泌的問題也可能造成這類的聽力喪失，如甲狀腺、胰臟、腎上腺、腎臟的疾病、糖尿病或高血壓。

中樞性的聽力喪失

較不常見，通常跟中風、腫瘤、阿茲海默症或多發性硬化症有關。

診斷和評估

徵象和症狀

一開始先仔細的詢問病史：開始的時間、忽然或逐漸的、是否併有其他症狀（頭昏、耳鳴、痛）、家族史、是否有噪音的暴露、受傷或過去病史（糖尿病、高血壓、洗腎）、藥物史（Aminoglycoside, cisplatinum, loop diuretic, NSAID）。理學檢查方面，耳道使否有阻塞、耳膜的完整性、韋伯（webber test）、Rinne test。如果病人有單側的聽力喪失、極度不對稱或找不到原因的耳鳴，MRI 是可以考慮使用。

可以使用 Audiometer 幫我們做聽力的篩檢，當年輕人在 25db 或老年人 40db 有問題時，可以再做進一部的評估。

自我的評估

常用的表如表 23-2。

治療的方式

藥物或手術的治療

傳導性的問題通常都可以用藥物或手術治療，如耳膜修補術（myringoplasty），中耳積液的引流；失能的鐙骨，可以用鐙骨切除術，並用人工的來取代。經過治療後，大部分都可以回到接近正常的聽力。

表 23-2 自我評估表

1. 在遇見新相識的人時，聽力問題有否讓你感到尷尬？

2. 在和家人交談時，聽力問題有否讓你感到受挫折？

3. 當別人喁喁細語時，你有否感到聆聽困難？

4. 聽力問題有否令你感到殘缺？

5. 聽力問題有否令你在探望朋友、家人或鄰居時感到困難？

6. 聽力問題有否令你參加宗教或其他活動較你希望能參加的為少？

7. 聽力問題有否令你和家人或朋友吵架？

8. 聽力問題有否令你聆聽電視或收音機時感到困難？

9. 你認為任何的聽力問題有否影響你的個人或社交生活？

10. 和家人或朋友在餐廳時，聽力問題有否令你感到困難？

資料來源：Hearing Handicap Inventory for Elderly-Screening（中文版 from http://www.ihcr.cuhk.edu.hk/）

助聽器（hearing aid amplification）

感覺神經性的聽力喪失，藥物治療通常幫助不大，助聽器可以幫助聽力。助聽器的種類很多，有機型較大的口袋型、眼鏡型；有較小的耳掛型、耳內型；也有小巧玲瓏，如耳道型及深耳道型等，根據操作模式又分為傳統式、數碼編程式和全數碼式。助聽器各有其優缺點，每個人的需求也不同，所以需專業的人員並配合定期的檢查，才能選到適合的助聽器，對聽力和生活品質才會有最大的提升。

結論

• 老年人的視力問題要多注意是否跟其他慢性疾病有關係，一些已經發生的慢性疾病的治療，可以預防很多視力問題的發生。如果已

經發生視力的問題，除了考慮治療之外，也要小心老人跌倒的危險性，避免有更多併發症的產生。

- 與聽力損失老人交談的技巧口齒要清晰，說話要稍慢一些，有助於他們對與語言訊息的處理。不要大聲喧譁，許多聽力損失的老人對大聲較敏感。面對面講話以增加視覺的線索，並可配合一些合適的肢體語言。盡量減少背景噪音的干擾──可關閉電視機、收音機或到較安靜的區域對話。群體間交談時，轉換話題要預先告知。鼓勵使用輔具和助聽器。

參考文獻

1. ASHA Ad Hoc Committee on Hearing Screening in Adults, 2003.

2. A Vision Impairment and functional derabrbity ammy noruty house resrdecrts Greronfologlsf 1998.

3. Fundamentals of Geriatric Medicine: A Case-Based Approach. 26 Sep 2007, Rainier P. Soriano. New York, NY, Springer, 2007.

4. Harrision，第16版，Uptodate.

5. Hearing impairment in the elderly J Gen Intern Med, 2002.

6. The higt house National Survey on Vision Loss, 2005.

7. Vision and Hearing Impairments by Helen M. Fernandez.

第五篇

老年人居家照護和旅遊保健

第二十四章 老年人的跌倒議題

學習目標

當閱讀完這個章節之後，我們將會學習到：

1. 老年人跌倒的發生率。

2. 老年人跌倒的危險因子及常見原因。

3. 評估老年人跌倒可能性。

前言

跌倒是虛弱的重要臨床表徵，有證據顯示它與其他功能問題息息相關，例如大小便失禁等。除此之外，它也伴隨著較高的死亡率，而這並不與跌倒造成的傷害有直接的關係。由於它與發病率的相關性，在身體虛弱，甚至身體較健康和年紀較大的族群裡，跌倒本身也是一個重要的健康問題。

流行病學

每年，有將近 1/3 超過 65 歲的社區居住民眾有發生過跌倒，其中 50% 的人超過 80 歲。這些跌倒的人裡，有一半的人有多次跌倒的經驗。而在小於 75 歲的族群裡，女性跌倒的頻率大過於男性。

意外傷害是超過 65 歲族群的第六大死因，而造成死亡的原因，跌倒和其併發症占了大部分，特別是超過 85 歲。雖然女性在跌倒中受到嚴重傷害的程度約為男性的兩倍，但跌倒相關的死亡率在男性始終較高，男性約比女性多了 22% 的機率遭受致死性跌倒。

　　每年約有 7% 超過 75 歲的民眾因為跌倒傷害而被送進急診室，其中 40% 最後以住院收場。在這個年齡層，跌倒有 10 % 的機率會造成的嚴重傷害，例如：骨折、關節脫位、嚴重的腦內出血等；5% 會造成嚴重的軟組織傷害而需要醫療介入，例如：腳扭傷、關節血腫等；而 30～50% 的人是輕微傷害，像是瘀青、擦傷、撕裂傷。

　　害怕跌倒是在社區居住的老人們裡是相當常見的，尤其是女性。很多年紀較大的女性表示，擔心跌倒和骨折會讓她們無法獨立生活而影響到生活品質。報告指出，1/4 跌倒過的人會因為害怕跌倒，而避免某些活動。

　　跌倒，會增加住院、安置於護理之家和死亡的可能，彼此是有相關的，而較多這種關連性，是可以用較大的年紀或是一些慢性的問題和日常生活問題來解釋的。

原因

　　並非因為昏厥所造成的跌倒，大部分會與環境中的危險因子，或是維持姿態平穩的能力有關。有一些特定的疾病，例如：帕金森氏症、正常腦壓的水腦症或是一些白質的疾病，都可能造成嚴重的姿態不平穩。但整體而言，因為中樞神經系統疾病而造成跌倒的比例，在老年中只占了相對少數。

　　研究者試著從已發表的文獻中，找出最可能造成即刻跌倒的因素。幾個研究的總結如下：跌倒和環境相關的因素占了 41%（範圍 23～53%），是最可能的原因；其次是步態或平衡障礙或無力，占 13%（2～29%）；頭昏和暈眩占 8%（0～19%）；混亂占 2%（0～7%）；而姿勢性低血壓則占 1%（0～6 %）。視覺疾病、昏倒、急性身體不適（acute illness）、藥物等其他因素占了 17%，剩下的 6%（0～16）為原因不明造成跌倒。不同的因素在不同的研究中所占的相對頻率，差異頗大。

　　臨床上用以解釋跌倒的原因考慮了兩種因子，前置因子（predisposing factors）和狀況因素（situational factors）。前置因子為個人內在特性的慢性不平穩，使得個體因為新事件而傷害。而狀況因素則是在跌倒發生的那個時間，個人、活動或環境所造成的影響。

　　表 24-1 為與跌倒有關的前置因子和狀況因素，以及在各種情況下該用何種處置的表格：

表 24-1　跌倒的相關因子與處置方法

與跌倒有關的前置因子	合適的處置
感覺方面	
視力方面： 敏銳度、察覺度、減弱的危險認知、歪曲的環境標示、失去空間方向感	醫療：調整眼鏡折光度、白內障摘除 復健：平衡感和步態訓練 環境：良好的燈光、家中安全設備設置、建築設計將曲折或錯覺降到最低
聽力方面： 失去空間方向感、平衡感缺陷、聽力下降	醫療：清除耳垢、聽力檢測，如有必要需使用聽力輔助 復健：訓練聽力輔助器的使用 環境：減少背景噪音
平衡功能異常： 在休息時失去空間方向感、視力注視減弱、失去平衡感特別是在轉動頭或身體時	醫療：避免使用對前庭有毒性（vestibulotoxic）的藥物、手術介入 復健：習慣運動 環境：良好的燈光（可以用視覺幫助平衡）、建築設計將曲折或錯覺降到最低

（續）

與跌倒有關的前置因子	合適的處置
本體－頸部失調（proprioceptive-cervical disorers）；周邊神經病變：當有姿勢改變或當在不平的地面或是夜晚的環境下走路時，會有空間方向感障礙的問題	醫療：診斷及治療特定的疾病，例如：維生素 B_{12} 缺乏 復健：平衡運動、正確的使用行走輔助 環境：良好的燈光（可以用視覺幫助平衡）、適當的足具、家中安全設備設置
中樞神經方面	
中樞神經系統疾病： 力量、感覺、平衡、步態或協調等	醫療：診斷及治療特定的疾病，例如：帕金森氏症、正常腦壓的水腦症 復健：物理治療、平衡感和步態訓練、正確的使用行走輔助 環境：家中安全設備設置、合適的應變，例如：使用較高且穩固的椅子、將廁所的坐墊提高、在浴室內設扶把
失智症或認知功能異常： 解決問題的能力不足、步態有問題	醫療：盡量減低具有鎮定效果或作用於中樞的藥物 復健：在有他人監督下運動或步行 環境：安全設備、有監控的環境
肌肉骨骼方面	
肌肉無力：上肢和下肢維持姿態穩定性的能力降低 關節：維持姿態的穩定性能力降低 足部：本體感覺降低、維持姿態的穩定性能力降低、步態的形式改變 背部：失去恢復穩定性的能力	醫療：診斷及治療特定的疾病 復健：平衡感和步態訓練、太極、肌肉強度訓練、背部肌肉運動、正確的使用行走輔助、適當的足具和足部照護 環境：家中安全設備設置、合適的應變

（續）

與跌倒有關的前置因子	合適的處置
其他	
姿勢性低血壓：到達腦部的血流不足導致疲累、無力、姿態不穩，嚴重時甚至昏厥。	醫療：診斷及治療特定的疾病、避免加重因子、補充水分或鹽分 復健：當嚴重的時候倚靠桌子 環境：提高臥床時頭部的高度
憂鬱：意外傾向？注意力不集中？	醫療：抗憂鬱藥物的使用會提高跌倒的風險？選用較不抗膽鹼的藥物
藥物：特別是鎮定劑、抗憂鬱藥物。	醫療：若必須使用則給予最低的有效劑量、在合適的時機，重新調整劑量或是停藥
急性宿主因素（acute host factors）	
急性身體不適：新的藥物治療或是加重藥物治療、暫時警覺性不足、姿勢性低血壓、疲累。	醫療：診斷及治療特定的疾病、藥物治療以低劑量開始，視情況緩慢增加 環境：當身體不適或是剛接受新的藥物治療時加強監督
環境中的危險	
滑倒或絆倒的危險（例如：鬆散的地毯、溼地板、冰）、階梯、家具、照明設備。	環境：家中安全設備設置配合著合適的應變或結構的改變
護理之家：可移動的桌子、不合適的床或椅子高度、不合腳的鞋或不合身的褲子、約束措施。	環境：家中安全設備設置配合著合適的應變或結構的改變

實驗室診斷

所有曾經跌倒過老年人應該接受實驗室篩檢，可以包含全血球數量（CBC），甲狀腺功能測試，電解質包括血漿腎功能（BUN、Creatinine），血糖及維生素 B_{12} 含量。因為貧血、甲狀腺功能異常、電解質異常、脫水、高血糖或低血糖，以及維生素 B_{12} 缺乏的盛行率及非專一性表現可能是潛在性疾病的變異表現，因此以這些測試來篩檢。藥物方面可以測量正在服用抗癲癇藥物、三環抗憂鬱藥、抗心律不整用藥物濃度的病人應該測量藥物量。而病史和理學檢查應該成為實驗室檢查的指引。

如上所述，將近 10% 的病例，社區居住老年人跌倒是急性疾病的非專一表現。在這些情況，實驗室和診斷性評估應由懷疑的病因決定。而可能是有用的檢查，包括：心電圖、心肌酵素、胸腔 X 光檢查、尿液分析培養和血液培養。

腦部斷層掃描和核磁共振影像只有在神經學檢查有局部異常時，才符合使用的適應症。頸椎 X 片對可能是頸椎病變神經遭受壓迫而造成步態受損，對於下肢僵直和反射過強的病人可能是有幫助的；對要做神經外科手術的病人，應該接著使用核磁共振影像來證實這項發現。

對於非由昏倒造成的跌倒來說，24 小時可攜式心臟監控儀器不能用來分析其結果，此外這些結果可能因為老年人高比例的無症狀心律不整而變得很難分析。

平衡和步態評估

平衡和步態代表許多因子的累積影響後的最後結果，包含疾病、年紀相關改變和生活型態改變和感覺受損神經學和肌肉骨骼功能，因此仔細的分析平衡和步態是跌倒評估最基本的部分。有強烈的流行病學證據支持平衡和步態分析是單一最有效的方法來找出跌倒風險較高的人，對觀察個人

平衡和步態表現的簡單卻可信賴的方法在臨床實際應用上是有的。起立走路 Up-and-go 測試和行動之表現引導分析，是兩個臨床觀察平衡和步態測試的例子，且在臨床應用上被廣泛使用。兩個分析皆包含觀察個人表現許多行為的組合，像是從椅子站起來、伸手、轉身、彎腰、用正常和快速的步伐走路和坐在椅子上，檢查者觀察是否有步態不穩和執行行為上的困難，如表 24-2。這些分析可能不只幫助找出跌倒風險較高的人，也可能發現容易造成跌倒的環境。如下討論的藥物、復健和環境介入的結合，根據單一觀察平衡和步態是較建議的方式。

表 24-2　行動力之表現引導分析包含的姿勢改變、平衡方法和步態組成

姿勢改變或平衡方法	觀察（有以下則可能有跌倒的風險）
從椅子站起來	無法在單一動作內站立、用手臂推或先在椅子上前移、站立初不穩
坐在椅子上	掉落在椅子上、無法坐在椅中心
承受推胸骨或拉腰部	移動腳、往後倒、抓支持物、腳沒有併攏
分別張眼和閉眼並肩站立	移動腳、往後倒、抓支持物、腳沒有併攏（閉眼在於測試病人的平衡對視覺輸入依賴性）
轉脖子	移動腳、往後倒、抓支持物、腳沒有併攏、感覺眩暈、頭昏或不穩
彎腰	無法彎腰從地上桌取小物品（如筆）、抓住物品幫助起身、需要許多幫忙起身
步態組成或方法	**觀察（有以下則可能有跌倒的風險）**
起步	猶豫、絆倒、抓物以求支持
走高	無法一致性地跨過地板（刮過或拖曳）、舉腳太高（超過 2 吋）

（續）

步態組成或方法	觀察（有以下則可能有跌倒的風險）
持續走	在開始的幾步之後無法一致地在一腳踩到地板時舉起另一隻腳
走路平衡	走路的長度不一致（病態性一側通常有較長的步伐問題，可能在臀部、膝蓋、腳踝或附近的肌肉）
行徑偏離	無法走直線、蜿蜒行進
轉身	在第一轉身後停止、搖晃、搖擺、抓物求支持

跌倒狀況的總評

　　第四個跌倒評估的因子是仔細復審最近跌倒的狀況。在決定可能的內在因子所造成的影響時，臨床醫師應該要獲取徵兆的資訊，尤其是要專注於最近的改變、先前的飲酒量或急症的症狀、姿勢性低血壓或心律異常。跌倒時活動力的精確性描述也是很重要的。

　　環境的細節也必須被查明，包括：跌倒附近的障礙物、光線的強度和亮度、地板表面、攜帶的物品、鞋具（包括裝備、鞋底種類、鞋根）和跌倒時所使用的步行輔助物。居家安全評估和仔細復審特定的跌倒狀況，可能可以找出可被改善的環境危險因子。雖然一般還是主張移除明顯的危險物像是小張地毯或障礙物，但這些仍未證實是獨立的危險因子。近來大型回覆性研究顯示仍然支持減少居家危險因子，尤其是由訓練有素專家為剛出院病人所規劃。

預防上和處置上的考量

　　跌倒評估和預防策略的目標是減少跌倒風險而不需減少行動力和功能性獨立。但考慮到安全性和獨立性的消長，對某些人來說可能很難達成。或許更好的目標與其避免跌倒，去預防跌倒相關的病，例如：嚴重的受

傷、恐懼和無法站立等，隨著找出高跌倒後遺症風險的人的改善，評估性和預防性的努力目標可以定得更好。

適當的介入策略與個人的健康狀況、個人的跌倒歷史具有相關性。對健康且尚未跌倒的人來說，爲了降低跌倒風險和維持行動力和功能上的獨立性，治療的目標主要是維持或改善平衡步態柔軟度和肌耐力。有越來越多證據顯示，對健康的人或較少受傷的人來說，運動似乎對跌倒產生很強烈的影響。對於曾經跌倒或有慢性疾病和傷害的老年人，治療的目標是減少再發性跌倒的機率和減低跌倒相關的病痛，像是受傷、恐懼、無法站立、功能減退和無法行動。而治療策略應該根據分析的結果而定。處理的觀念應該是「藉著盡可能移除或改善許多致使因子，才能夠減少跌倒和跌倒後遺症的風險。」如前所述的，因爲影響穩定性的系統互相重疊且互補的性質，即使介入不是以傷害性最大的系統爲主要作用目標，單一介入就可能有主要的改善效果。

因爲大多數致使跌倒風險爲慢性病或可改善但卻無法治癒的損傷，治療的目標應該合併適當的藥物手術復健和環境介入。比起以單一風險領域爲目標，個人化且各領域且多因子的方法來改善所有在老年人中的危險因子，減少跌倒被顯示爲是最有效的。

物理治療是任何跌倒分析和治療系統的整合部分。根據修改性和適應性的建議居家安全性評估、輔助性器材的處方跟適當使用的訓練、轉移和步態訓練，以及肌訓練指導和平衡運動，皆爲訓練有素的物理治療師可採行的跌倒預防性介入的例子。物理治療師也可以藉由教導如何跌倒或跌倒之後如何從地板爬起來，和藉由在 ADL 時不跌倒，以建立信心來幫助處理跌倒的狀況。近來的證據顯示居家運動系統可以減少跌倒，但是仍然需要更近一步證明這項介入的長期效果之證據。

結論

近年來老人跌倒年盛行率增加，與臺灣住宅及社區生活環境不能符合老人需求有關。由於跌倒嚴重影響老人身體、心理及生活品質，且增加許多的醫療及社會成本。目前國內為了防範老人之跌倒，健保局及國民健康局來也在社區推行老人保命防跌活動等，並與各縣市衛生局合作積極推展，期能教育民眾，一同預防老年人跌倒。

參考文獻

1. 《老人跌倒預防》。林桑伊編著。合記圖書出版社，2009年。

2. Sattin RW. Falls among older Persons: a public health perspective. Annu Rev Public Health, 2003.

3. Salkeld G, er al. Quathy of hfe relooted to tear of talking and hip traoture to elderly BMJ, 2000, 320.

4. Tinetti ME, et al. A multifaetortal Tosterveution to reduce the usk of talling amory delerly peoplce rning in the commonty N Engl J Med, 2004.

第二十五章　老年人的運動與復健

學習目標

當閱讀完這個章節之後，我們將會學習到：

1. 運動的重要性及運動與老年人之關係。

2. 老年人的運動規劃。

3. 區分失能的類型及失能對老年病人的影響。

4. 復健內容及老年人復健過程中各醫療團隊的重要性。

前言

運動對健康的益處（特別是對於平時很少運動的久坐族群）在過去十年已得到越來越多的有力證據。昔日的老年人，運動是規律日常生活的一部分。可是，從工業革命開始，乃至今日大部分已開發國家達到高峰，有一個不可避免的趨勢，就是每天透過運動所消耗的能量越來越少。

老化和運動

運動對健康的益處在老年人影響遠大於年輕人，因為年輕人有較多的生理儲備量（肌肉的強度及心血管的能力）。相反地，老人的許多生理功能（包含肌肉的強度及心血管的能力）經歷漸進性的退化。藉以強化力量及最大吸氧量的習慣性運動能減緩失能的惡化，並延長具自主行為能力生活時間的期望值。

除了常做的運動能調節體能外，有越來越多的證據顯示阻抗性的運動

能強化肌肉強度,並且運動療法(包括那些設計來改善平衡能力與急、慢性病人用以復建的運動)對於老人可能是有特殊的價值。因此,運動應該被視為老人與受年齡有關疾病所苦者的重要日常健康照護。

運動的危險

對於老年人而言,運動對整體健康最要緊的是運動本身所帶來的危險。撇開危險不談,運動本身是相當低廉的介入方式,同時所需要的健康照護資源也是相對較少的。因此,對老年人來說,講求效益的關鍵在於運動帶來的危險以及傷害。

運動的危險在於運動實施的強度於時間長度。當運動的強度與時間都拉大時,就會感到疲勞、筋疲力竭以及延長的恢復時間。除此之外,加重的運動強度與拉長的運動時間,也會造成運動傷害的風險增加;對於老年人而言,因為運動而受傷及猝死都是相當重要的併發症。

猝死及不致命的心肌梗塞的風險在沒有監測的活動底下有著極小、但可以偵測的風險。參與運動計畫者當中猝死的危險因子有:當心跳超過最大心跳的 85% 的時候;運動時即使是沒有胸痛卻有顯著的 ST 段下降;無法達到心跳上限者;運動時因為周邊機械性原因而超越同年齡、性別的平均最大輸氧量。總括來說,在運動量較多的個體當中,運動導致的心跳停止的風險卻是比較小的。運動導致的心跳停止的發生率在老年人、高血壓患者或肥胖的男性當中,最常見的原因是缺乏運動。對老年人來說多次且大量的運動,反而會造成他們的威脅。

也就是說,任何均衡的運動計畫都應該適度的規劃運動強度與時間長度,以求降低運動傷害、心跳停止及非致命心肌梗塞的風險,當然還有降低運動後的過度疲勞。此外,適度的補充因為運動中流汗而喪失的水分也是很重要的。

運動計畫的目標

　　為老年人所設計的運動計畫應該要包含四個目標：首先，計畫內涵要延伸運動內容；其次，運動計畫要能夠增強肌肉強度，尤其是下肢的肌肉，因為下肢擔任了獨立行走的重要功能。以上兩項都是為了讓參與計畫者能夠培養出日常生活自理的能力、減少因為日常生活而造成的疲勞，並且增加老年人對生活的滿意度，或許也能夠因為提前訓練而預防了下肢肌力不足造成的跌倒事件。第三，計畫的規劃應該要盡可能減少運動造成的傷害。第四，計畫內容要能夠增進樂趣，同時不能導致過多的疲勞感。

　　運動計畫的內涵包含以下兩點：第一，是有氧運動，例如健走、游泳、騎腳踏車、慢跑及其他類似的活動。第二，是針對下肢肌力的訓練，也可以說是對肌肉的暖身及緩和運動，還有肌腱的延展運動。

　　運動計畫的內涵應該要被引導，尤其是針對那些年老的人而言更是如此。計畫內容的實施要能夠顧及個體的體能狀況、既有的不便、社會功能、生心理狀態及經濟能力。在所有年長者所能企及的運動中，慢步走是其中最為理想的一項，這同時已被數個團體所評價過。

運動後的身理上的正常反應及紅燈警示反應

　　內科醫師及其他運動專家都應該具備針對運動給予適當指導的能力。尤其是對於那些平時活動型態偏向於靜態的人而言，他們會需要針對以下幾點運動後正常生理反應的提醒：心跳與呼吸速率的上升、稍微的流汗、對本身心跳存在的意識，還有最少在最初幾天會有的肌肉痠痛。以上所提及的都是正常的反應，參與者不需要因此而中斷他們的運動計畫。過量運動的警訊包含了：嚴重的喘不過氣、呼吸時有喘鳴聲、咳嗽、胸悶／痛、過度的流汗、昏厥、幾近昏厥、過長的疲勞感、運動後半小時內感到筋疲力竭、局部的肌肉關節不適。而已有心血管疾病的人則要遵循最大心跳的

原則。一個運動容忍度的測試對於計算所需最大心跳速率是很有幫助的。典型的目標最大心跳速率是參與者個人的最大心跳速率的七至八成。現有的表格已有各年齡層平均運動所需的最大心跳速率，然而這些表格可能在老年人當中是不適用的，因為通常老年人個別的狀況所造成差異性很大。

運動的步調

教導參與者運動時的步調或許是最實用的。有種名為「說話測試」的方式就很方便，也就是參與者在運動當中能夠維持正常的對話時，就表示他們沒有過度運動。對許多年長者而言，可信賴的最大心跳數是每分鐘比休息時的心跳多 15～20 下。而沒有過度運動的人還可以發現，當他們停止運動後 20 分鐘內，心跳幾乎就可以恢復至平常休息時的心跳水準。或許，最重要的步調指引是同理心，也就是指導參與者能夠漸漸地、一點一點地增加他們的活動量。許多老年人會因為自我期許太高或太快而在執行計畫的過程產生挫敗感，而在計畫帶來的益處發生之前放棄了運動計畫。

運動時間長度

決定運動時間長度的，是達到「一定的效果」所需的時間。一般來說，每週至少需要三次 20～30 分鐘的有氧運動，其中要達到最大心跳速率的七至八成才能達到所謂的「一定的效果」，這個「效果」必須是執行運動計畫約達兩週後才能看見。適度的運動（如前文所舉諸例）更可能產生「一定的效果」。在此的「適度」指的是一週運動五天，每次進行 30～40 分鐘，而這是由 the U.S. Prevention Services Task Force 所建議。

對醫囑的服從性

對醫囑缺乏服從性以及缺乏內科醫師的指導是老年人最主要的造成運動計畫失敗的原因，而這也是很多健康促進活動最常見的議題。另一個相

關的議題是居民能獲得的社會及社區資源相對的缺乏。最加上現代科技有許多針對省力設施的發明，尤其是那些大型的都會城市，在那裡極少有機會或設施能夠讓老年人有足夠的運動質量。

復健的用處

復健（rehabilitation）是能夠使一個人恢復或是保持獨立生活能力的照護過程，目標是使患者能夠恢復或著適應他們因生病或創傷所失去的身體、心理及社交技巧。

失能在我國老年化的社會中是一個常見的問題。臨床醫生建議藉由強調個人患者僅剩的功能，對於失能的衝擊較能減少。復健是老人醫學照護的基礎，所有的健康照護提供者在照顧老年人時，應該提倡復健治療。

表 25-1　世界衛生組織對失能的定義

- 疾病：臨床上可能顯露或不顯露出的體內病理性失序現象。
- 損傷：在器官層次上發生心理、生理或解剖構造功能的缺失或異常。
- 失能：在正常的習慣下執行一個活動發生限制或無法動作；在執行日常生活工作時發生混亂。
- 殘障：因損傷或失能所造成正常任務的實行受到限制或阻止。

失能的人口統計學（demographics of disability）

老年人口有一大部分比例的人口是失能者，而現今情況復健的介入卻不成比例。原因包括關節炎造成老年人失能；發生中風的高峰期在 70～80 歲；平均 80 歲的年老女性每年有 1～2% 有髖關節骨折的風險；多數截肢的情況發生在老年族群。

復健的組成（components of rehabilitation）

復健是由多方面照護所組成的，這些在表 25-2 中詳述。復健的基礎是希望恢復那些失去的功能，藉由運動再加以生理性、職業性，有時再加上溝通性的治療，使病人可以重新學習如何執行日常生活所需的行為。

表 25-2　復健的內涵

- 穩定原發性的紊亂
- 預防次發性的併發症
- 治療功能性缺失
- 提升適應性
- 對失能的適應
    環境的適應
    家庭的適應

復健小組（rehabilitation teams）

復健是包含各種學問（multidisciplinary）及各門學科間（interdisciplinary）的整合，老人照護者及醫生（內科專科及復健）通常都負責各門學科，一個「包含各種學問」的小組，是負責和病人面談，各專科醫師都會親自和患者面談並和小組的其他成員用紙條或是電話溝通。一個「跨學科整合」的小組是指所有小組成員都能夠定期開會討論患者的問題及進展，雖然每個成員都有其各自擅長的專科，甚至有時會有重疊的領域。越是複雜的案例，像是住院病人或是長期照顧者的復健，越需要跨學科整合小組的參與。

理想中，所有的小組成員應要定期開會來討論各自的處置及建立目標，提供更新的進展，並評估達成目標所需耗費的時間，會議紀錄的總結應放置在病人的病歷當中，有時，小組也可以提供複本給病人及其家屬。

表 25-3　幫助日常活動的工具

洗　澡	淋浴出水握把、浴缸坐椅、長凳、長柄刷、浴室牆上金屬手扶抓桿
步　行	拐杖、助步器、特殊專用鞋、輪椅
上廁所	有護邊的馬桶椅、有扶手的馬桶椅、牆上金屬手扶抓桿
通　勤	路邊扶手欄杆、滑板、懸吊式握桿
用　餐	大握柄餐具、弧形刀、餐盤固定器、手扶支架
著　裝	鈕扣鉤、使用魔鬼氈的服飾、穿襪器、衣服鉤

表 25-4　專責團隊的角色

物理治療醫師	提供複雜性功能限制的諮詢並介入治療改善病人功能；執行診斷性檢查（譬如神經傳導檢查），並以侵入性介入治療神經的阻斷
物理治療師	處理活動或行動的問題、步態訓練、活動支架的使用；參與拐杖、助步器、輪椅使用的訓練
職能治療師	幫助病人改善日常生活技能，使用不同介入方式和教育病人如何使用協助性工具於日常活動中；也可能製作或教導使用夾板
遊戲治療師	幫助病人恢復或學習新的職業技能訓練
語言病理學家	幫助病人改善溝通技能；如果有必要則訓練病人替代的溝通方式；可能牽涉到吞嚥的訓練計畫
矯具師	製作支架及夾板
復健科護士	除了提供護理照護外，也協助病人利用前述的治療師們所教的新技能；牽涉家庭的訓練

醫生在組內的角色應為提供醫學專業，有時也鞭策小組的進行。醫生在專家及鞭策者的角色上的拿捏，要格外謹言慎行。階級制的關係在醫學界是很常見的一件事，但這會阻礙小組成員完全發揮功能，如果此事發生，那麼在決定某些重大決議時，會因資訊取得不足而受阻擾。雖然最後醫生要負起重大決議的所有責任，他們還是必須和其他小組成員商討過。然而在醫學院的養成教育中卻常常忽略小組溝通技巧及知識，而這些技巧對於小組工作成效及組員滿意度是極為重要的一事。

在不同照護中心的復健情形（rehabilitation in different care sites）

在不同的照護中心，所能提供的復健治療也大為不同（表 25-5）。

表 25-5　復健的場所

居　家	需要有任勞任怨的照護者、適度的居家環境修改、居家健康服務的可得性
門診科室	需要有可靠的交通工具，足夠的藥物安定性，適度認識新知識
護理之家	最好是以復健為主的護理機構，需要有可靠的治療人員
急性照護醫院	所提供的復建是短暫有限的；即使是少許的治療仍可能是有助益的；所接受的醫療照護應該是限制功能退化
復健醫院	密集式的特別照護（至少每天 3 小時）可能限制虛弱老人的參與能力

評估復健的可能性（assessment for rehabilitation potential）

第一步，評估能否接受復健及復健後的結果是極重要的，如此我們才能決定復健對於患者是否是有利的，一旦接受了復健，我們就有許多的方

面要考慮其影響的因子，包括：最近健康的改變，患者人格、家庭的支持系統及充足的財務來源。會使預後不好的因子，包括患者本身缺乏動機，更嚴重的健康問題（尤其是會影響的認知的問題），還有不充足的財務及支持系統。不論如何，各個老年人家的差異也很大，沒有任何一個單獨的因素可以使患者被排除在復健治療的大門外。

　　當有疑問時，患者應接受一連串的評估測試，直到最終決定確定後。這些評估應該要包括未來病人所要面對的問題，不論是他（她）的生活環境或是他（她）的能力是否能夠負荷未來的訓練要求。一個完整的評估要包括病人的身體缺陷處、認知能力及心理情緒上的健全度，及他所處的社會環境和經濟能力。醫生應在患者的目標及他現所擁有的能力中間取得一個平衡點。

　　現今有兩種評分表來評估復健的進展，最老的一種是巴氏量表（Barthel Index）。滿分為 100 分，有一些調查的學者認為在 29 分以下的病人是不可能出院在家休養的，能夠出院的應在 60 分左右。現在一般醫生最常使用的是獨立功能評估表——Functional Independence Measure（FIM）。

結論

- 目前有越來越多的證據顯示運動提供老人極大的健康好處，減緩老化與慢性疾病的不良後遺症進而延長壽命的期望值。
- 積極的老年人可能有強化的能力去抵抗疾病的壓力，能更快地由疾病或受傷中康復，在急性疾病期或慢性病惡化的過程中有較佳的能力去行使日常活動。
- 老人運動規劃的四個目標：增加訓練、強化肌肉強度、減少因運動所造成的傷害風險、進樂趣而不導致過度疲累。
- 運動規劃中的兩個必要單元：機能性有氧運動（走路、游泳、騎單

車、慢跑）與下肢強化運動。

- 復健是恢復與維持個體獨立生活能力的過程，對於有功能缺損的老年病人皆應考慮復健。

- 較佳預後的關連因子：最近才發生的健康變化、極少嚴重的功能缺失、肯定的決斷個性、有支持性的家庭系統、適當的經濟來源。

- 由於不同介入治療的複雜特性，因此需要跨學科的復健治療團隊。病人和其家庭必須要一起參與復健治療的決策制定。

參考文獻

1. 《老年人功能性體適能》。李淑芳、劉淑燕編著。華都文化，2008年。

2. Astraud Physical performance as functional of age. JAMA, 1998.

3. Gorsath medrohs 4th New York: Springer, 2003.

4. Lateur BJ, Buchner DM. The effect of strength and endurance training on gait, balance, tall risk, and health services use in community-lining older adults J Geritology Med, 2004.

第二十六章 老年人的壓瘡問題

學習目標

當閱讀完這個章節之後，我們將會學習到：

1. 造成壓瘡的危險因子。

2. 壓瘡的分期。

3. 可能造成老年人之慢性潰瘍的原因。

4. 如何預防老年人的壓瘡。

前言

在目前各種醫療環境下，病人都有可能發生壓瘡（pressure ulcers）。根據研究顯示壓瘡的盛行率為 1.4～36.4% 不等。在住院病人之中，壓瘡最常發生的部位是在薦骨（sacrum）和腳後跟（heels）。不論是在短期或長期的醫療照護下，壓瘡使得病人的死亡率上升了 4 倍。

在急性住院病人之中，有壓瘡的死亡率是 67%，然而沒有壓瘡的死亡率只有 15%。住院病人如果在 6 週內有新的壓瘡形成，死亡率會增加至 3 倍。在長期住院病人之中，三個月內有壓瘡形成的病人死亡率高達 92%，而無壓瘡形成的病人死亡率只有 4%。儘管壓瘡似乎與高死亡率有關，然目前尚不清楚壓瘡是否真的會增加死亡率的發生，但是壓瘡的嚴重性與增加死亡的風險並無相關性。

皮膚在年齡上的變化

壓瘡大多發生在老年人身上，大約 70% 的潰瘍發生在超過 70 歲以上的病人，可能與老化有關，因爲老化會使皮膚局部的血流循環減少、上皮細胞層變薄且平坦，皮下脂肪也減少，皮膚的膠原蛋白纖維也失去了彈性。在 50 歲之後皮膚痛覺的敏感性也會降低。這些皮膚老化的結果造成了對於缺氧情況的耐受度下降，接著增加了壓瘡形成的機會。

病理生理學

壓瘡與其他的慢性傷口，是無法照著一般傷口癒合時的步驟而恢復到原本的結構與功能。實驗室發現，皮膚上的纖維母細胞（fibroblasts）與上皮細胞（epithelial cells）約三天後就能覆蓋約八成的皮膚表面。但是，在壓瘡情況下生長卻很緩慢，在第 14 天才覆蓋了 70% 的體表面積。在慢性傷口，因爲缺乏血液循環，使得一些傷口的癒合因子（wound healing factors）無法接觸傷口的組織表面，使傷口久久不能癒合。也使得血小板和纖維蛋白溶解作用（fibrinolytic activity）都會減少。最後，這些慢性傷口中會聚集多種微生物細菌（polymicrobial colonizations），導致了傷口癒合緩慢，所以治療這些慢性傷口可能拖上幾個月、甚至幾年。

診斷性評價

對一位醫療人員來說，懂得分辨壓瘡與其他慢性潰瘍是基本的重要知識，因爲不同類型的傷口需要用不同方式來給予治療。常用來判斷潰瘍類型的方法有傷口位置、傷口外觀及疼痛存在與否等。各種不同慢性傷口的發生位置有可能重疊，但仔細的病史及身體檢查通常是可以找出正確的病因。足夠的組織血液灌流（tissue perfusion with blood）對各種的傷口癒合都

是非常重要的，尤其是在四肢的傷口。測量脈搏（pulse）及腳踝手臂血壓指數（ankle-brachial blood pressure index）用來評估傷口癒合的預後。腳踝手臂血壓指數若小於 0.7 是不正常的，當指數小於 0.4 時會導致傷口的癒合不良。壓瘡是皮膚長期受到壓迫的結果，最常發生的位置為薦骨、腳後跟及股骨粗隆間一帶。

　　糖尿病潰瘍（diabetic ulcer）的形成經常是在已有糖尿病導致的神經性病發症的四肢（neuropathic extremities），受到反覆性壓迫所產生的。當小血管與大血管的血流變少時，病情會變得更複雜且嚴重。這些潰瘍時常發生在容易被壓迫的地方，尤其是腳底（plantar aspect of foot）和蹠骨頭（metatarsal heads）。因為糖尿病本身容易造成大血管（macrovascular）與微血管（microvascular）的併發症，所以糖尿病潰瘍患者常會發現亦有動脈缺血性潰瘍（arterial ischemic ulcer）。

　　動脈缺血性潰瘍則不一定要發生在受到壓力壓迫的地方，因為光是血流量的減少就可導致缺血性潰瘍。缺血性潰瘍常發生在減少血流供應的肢體遠端，尤其在把腿抬起來的時候會特別疼痛。

　　來自感染或膽固醇斑塊造成的微小血栓（microemboli）可引發突發性的疼痛和四肢遠端的膚色轉變。

　　下肢鬱血性潰瘍（venous stasis ulcer）是由於靜脈裡的瓣膜功能受損，常發生在小腿的外側。慢性期時會產生觀察到皮膚色素沈澱的變化。

壓瘡的臨床分期（Clinical Staging of Pressure Ulcers）

　　目前有好幾個評量方式來評估壓瘡的嚴重等級。最常用的是自 Shea scale 版本做修改而成的美國全國壓瘡諮詢小組（National Pressure Ulcer Advisory Panel）（參見表 26-1）。壓瘡可分為以下四個臨床分期。

表 26-1　美國壓瘡諮詢委員會

期別	症狀
I	皮膚呈現按了不會消失的紅斑（non-blanchable erythema）。此期皮層尚稱完整但還是有些變化：皮膚溫度（變得溫暖或冷）、組織完整性（變得較硬或軟）及感覺變化（痛或癢）
II	部分皮層喪失（partial thickness），皮膚初見損傷，在表皮或／和真皮層呈現表淺性潰瘍，臨床尚可看到擦傷（abrasion）、水泡（blister）或淺的火山口狀傷口（shallow crater）
III	全皮層的喪失（full thickness），傷口損傷侵入皮下組織，但尚未穿過肌膜（fascia），會出現硬結、焦痂組織及化膿感染，臨床上可見深的火山口狀傷口（deep crater），傷口通常不會痛
IV	全皮層的喪失，壞死深至肌肉層、骨骼、支持性結構（如肌腱、關節），外表像一個深的噴火口，亦會有化膿感染及瘻管（sinus tract）的形成

資料來源：1998 the NPUAP website: http://www.npuap.org.

　　表皮對壓力的第一反應是充血（hyperemia），所以第一期為充血期，定義為按了不會消失的皮膚紅斑（non-blanchable erythema），不會消失的皮膚紅斑是因為血液從微血管裡滲透出來，而會消失的皮膚紅斑（blanchable erythema）則是微血管的擴張，所以壓了再放開手，皮膚上的紅斑會消失，此期皮膚尚稱完整。第一期的壓瘡有時會令人低估其皮下的傷害程度，因為表皮是最後一個因缺血性損傷而產生症狀的組織。第二期為缺血期（ishemia），皮膚初見損傷，在表皮或真皮層呈現表淺性潰瘍，臨床尚可看到擦傷（abrasion）、水泡（blister），或淺的火山口狀傷口（shallow crater），有部分皮層可能喪失，但未到達皮下組織，傷口會痛。第三期為壞死期（necrosis），全皮層的喪失，損傷侵入皮下組織，但尚未穿過肌膜（fascia），會出現硬結、焦痂組織及化膿感染的情形、管形成，臨床上可見深的火山口狀傷口（deep crater），傷口通常不會痛。第四期為

潰瘍期（ulceration）組織被破壞或壞死深及肌肉層、骨骼等支持性結構，外表像一個深的噴火口，亦會有化膿感染及瘻管的形成。

　　以上的壓瘡臨床分期是有一些限制因素。最主要的難題為無法確認之期與期之間的進展程度。壓瘡的癒合也並非由第三期到二期到一期，而是經由傷口攣縮（contraction）及結疤（scar）的形成來促進癒合。因此，傷口的恢復或是惡化是不易判斷的。在色素沉澱很深的皮膚上診斷為第一期壓瘡是有困難的，因為看不到紅斑的情況；要診斷為第三期和第四期的壓瘡，則要移除傷口表面上的焦痂（eschar），才能辨識焦痂下的傷口。其他的分期系統，包括：滲液的描述、壞死組織或焦痂，亦可被用來診斷壓瘡的狀況。但是並不一定優於 Shea scale 系統。

　　要注意的一點是，此分期系統只適用於因壓力所造成的傷口。因血管性疾病、糖尿病或其他原因所造成的傷口適用部分皮層（partial-thickness）或是整個皮層（full-thickness）潰瘍（ulcer）來判別。

治療層面的考量

　　直至目前仍尚無預防或是治療這些慢性傷口，特別是壓瘡的黃金準則。傷口的治療上，整體的觀念在於提供傷口適當的癒合環境及增加幫助傷口癒合的因子。在實踐指南中，根據文獻，整理出接近 85 個治療壓瘡的具體建議（由美國衛生保健政策暨研究機構提出，Agency for Health Care Policy and Research）。其中的 14 項建議，經過文獻的考據，證實具有益處。其餘的建議，則是根據專家的意見。以下分點論敘：

疼痛控制

　　緩解疼痛一直是傷口照顧的主要目標之一。緩解傷口上的壓力就能減輕部分的痛。在取皮部位（donor site）和靜脈瘀血性潰瘍（venous stasis ulcer）給予覆蓋性敷藥（occlusive dressings）能使傷口減輕疼痛，至於在壓瘡上的效果目前還沒有定論。在傷口評估時若病人感覺不適或疼痛，當下就該先使用止痛藥。

營養

營養的狀態在傷口癒合過程中占有重大的角色。已有許多研究指出蛋白質的攝取對壓瘡的癒合有幫助。最理想的蛋白質攝取量目前還未定論，但應該比當前成人建議的 0.8g/kg/day 高出許多。超過一半以上有慢性病的老年患者可能沒有攝取到以上的標準。目前對於有慢性壓瘡患者合理的蛋白質需求量是 1.2～1.5g/kg/day。

維生素及礦物質的缺乏對傷口癒合也有重大的影響。但補充維他命及礦物質來促進傷口的癒合之成效卻是有爭議的。比如說高劑量的維生素 C 並不無證實會加速傷口癒合。

敷藥（Dressing）

在實驗室發現：傷口恢復速度在溼潤的環境裡比直接暴露在空氣中可快上 40%。密閉式的敷藥（occlusive dressings）的發明就是因為溼潤環境可使傷口恢復更好的理念而來的。密閉（occlusive）這名詞，用在這裡目的是要減少傷口中的溼氣揮發至空氣之中。密閉式敷料的做法已被證實可以減少慢性傷口的疼痛，增加清創的效果及減少細菌的感染。

研究指出傷口的滲液能提供纖維母細胞（fiBroBlast）是一個良好的培養環境。因為傷口的滲液含有許多對傷口癒合有利的生長因子如細胞介白素-1（interleukin-1）、表皮生長因子和血小板生長因子。在密閉式的敷藥使用下，傷口的滲液也能增加細胞生長能力和上皮細胞的移形能力。能使傷口乾燥的治療（如乾紗布、熱燈、空氣暴露及液體制酸劑）不利於傷口癒合。以下為促進及延緩傷口癒合的敷藥材質（表 26-2）。

表 26-2　促進及延緩表皮細胞復生（epidermal resurfacing）的敷藥材質

- 促進表皮細胞復生
  DuoDerm
  Blisterfilm
  Benoyl peroxide 20%
  Bacitracin Zinc
  Silvadene（使立復乳膏）
  Neosporin
  Polysporin
  J&J first-aid cream
  Bioclusive
  Op-Site
- 減緩表皮細胞復生
  Neomycin sulfate
  Dakin's solution 1%
  Hibiclens
  Hydrogen peroxide 3%（雙氧水）
  Povidone iodine solution（優碘）
  Wet to dry gauze（溼或是乾紗布）
  Liquid detergent（清潔劑）
  含 Furacin 紗布
  Triamcinolone acetonide（皮質類固醇）

資料來源：Alvarez O. Moist environment: matching the dressing to the wound.

　　密閉式敷藥可以分為以下幾大類：多合物薄片（polymer film）、多合物泡沫體（polymer foams）、水膠（hydrogels）、水膠體（hydrocolloids）、海藻鹽酸（alginates），以及生物膜（biomembranes）。沒有單一材質是完美的，各種材質都有優缺點。這些敷藥材質不同點在於他們對水的滲透性和傷口保護性不同（請參見表 26-3）。

表 26-3 各種密閉式敷藥材質的比較

	溼紗	薄膜敷料	泡棉敷料	水膠	水膠體	海藻膠	生物膜
疼痛緩解	＋	＋	＋	＋	＋	±	＋
浸潤周邊組織	±	±	－	－	－	－	－
透氣性	＋	＋	＋	＋		＋	＋
透水性	＋	＋	＋	＋		＋	＋
吸收力	＋		＋	＋	±	＋	
上皮細胞傷害性	±	＋	－	－	－	－	－
抗菌性	－	－	－	－	＋		
使用的便利性	＋	－	＋	＋	－	＋	－

資料來源：Occlusive dressings and wound healing.Clin Dermatol 1994;12: 121-127.

　　所有密閉式敷藥均有止痛的效果，只有某些聚合物無法減輕疼痛。使用閉合用傷口敷料可以減少護士更換敷料的次數，所以會比傳統的敷料更省錢。

1. 溼紗布：可使用於任何傷口，紗布常爲傷口最外層敷料，可吸收少量的傷口分泌物，但需時常更換，且更換時容易造成上皮損傷，導致疼痛。

2. 薄膜敷料：是一種透明的半通透性敷料，允許氧氣及少許水蒸氣通過，可達到保溼的效果，並可有效防止細菌及異物通過，且不需第二層敷料包紮，但它不吸收傷口流出物且容易滲出，移除時也易傷及上皮細胞，且少數人會有過敏反應。

3. 泡棉敷料：可吸收大量滲液；不會沾黏皮膚；不會浸潤周圍組織，但不透明，且乾燥傷口不適用。

4. 水膠：有三層親水性聚合物因此可吸收液體物質，但不具抗菌性，可降低傷口表面溫度達到疼痛控制並減少免疫反應，此類敷料也需第二層敷料以保護傷口。

5. 水膠體（人工皮敷料，如 Duo-derm）：組成可分主體膠、吸水性物質、防水透氣膜等三層，可達到吸附傷口、吸收傷口分泌物並保護傷口不讓水蒸氣及氣體通過，雖然吸附傷口、但並不會沾黏傷口組織而傷到上皮細胞。然而這類敷料無法通透氧氣，且不可用於跨過肌腱或有焦痂形成的傷口。部分這類敷料有含一層泡棉層可減輕對傷口的壓力。

6. 海藻膠敷料：可提供傷口溼潤的環境，促進傷口癒合，並可協助去除感染及去除結痂的物質及具有止血效果。可吸收大量滲液，不會沾黏皮膚，但不適用於乾燥性傷口，且需第二層敷料。

7. 生物膠：較貴且不易取得；只有水膠體及生物膜可提供抗菌效果。

清瘡（Debridement）

　　壞死的組織碎片會增加細菌感染的機會並會延遲傷口癒合，但目前在壓瘡的清瘡處理上，仍無一致的意見。清瘡種類可選擇的方法分為SAMEB：

　　S：surgical/sharp debridement（外科性清創）。

　　A：autolytic debridement（自溶性清創）。

　　M：mechanical debridement（機械性清創）。

　　E：enzymatic（chemical）debridement〔酵素性（化學性）清創〕。

　　B：biologic debridement（生物性清創）。

1. 外科性清瘡：為移除壞死組織傷口最快最有效的方法，並適用於傷口感染上。

2. 自溶性清瘡：使用自體自然酵素（自體滲液）浸潤壞死組織，由巨噬細胞分解，此方式不適用在有感染的傷口，且需一段時間達到效果。

3. 機械性清瘡：用外力去除壞死組織。此方式無選擇性所以會損壞健康組織。

4. 酵素性清瘡：需一段時間才能達到效果，可使用於有感染的傷口上；當遇到有焦痂形成的傷口，需先軟化或用外科方式先清瘡，才能達到它的效果。

5. 生物性清瘡：放置蛆等的蛋白水解分泌物會分解壞死組織，並可去除細菌及刺激傷口癒合。

減壓輔具

用來將壓力均勻分散，以避免身體某部位過度受壓而產生壞死，利用各類減壓床墊或坐墊來分散壓力，常見的減壓床墊或坐墊，包括：氣墊式、凝膠式、液體式及泡棉式四種。每種形式的減壓墊都有其不同的壓力分散效果，適合具有不同罹患褥瘡危險因子的病人。一般來說，氣墊式的減壓墊有最有效的壓力分散效果，但是減壓墊本體及覆套的材質，亦會影響剪力及摩擦力的消除。臨床上使用減壓輔具治療壓瘡是有效的，但是相對來說是比較貴的。

外科處理壓瘡

透過外科處理壓瘡可以提供一個捷徑來快速處理傷口，但主要考慮的問題是壓瘡的再復發以及虛弱病人的忍受度。外科處理壓瘡在短時間上看似乎很有效，但在長期上來看是否有效仍很難評估。

菌血症及敗血症

院外病人因壓瘡導致菌血症的機率大約是 1.7/10,000，敗血症是壓瘡嚴

重的併發症且常常造成死亡。骨髓炎也是常發生在有壓瘡的糖尿病病人身上，用 X 光無法鑑別診斷骨髓炎，使用電腦斷層可較易診斷此併發症。

預防壓瘡

　　壓瘡相對上來說是比較難癒合的，壓瘡常常對許多醫療方式是有抗性，能完全癒合的病人大概只有 10%，因此若能有效預防壓瘡，將是醫療上更好的選擇。但能否有效預防壓瘡仍很難說，此外壓瘡常發生在具有許多慢性疾病病人身上，預防壓瘡往往不是這類病人的目標之一。骨科的病人也常需要身體固定不動，此時就需要常常翻身以及使用減壓式輔具。有可能產生壓瘡的病人都須早期預防，需要減輕病人接觸面的壓力。如果是臥床的病人，通常是每兩個小時就需改變姿勢，並且加上坐墊等分散壓力，這便可有效預防骨頭突出處的傷口產生。其他在預防壓瘡的策略上，包括了解壓瘡的危險、增加營養的攝取、避免長時間的臥床、保持皮膚的完整。表 26-4 為壓瘡危險因子及其處理方式。

表 26-4　壓瘡危險因子之介入治療

危險因子	介入方式	評　論
減少活動度及可動度	• 教導病患要時常更換姿勢 • 使用分散壓力式輔具 • 確實實行翻身技巧 • 評估病人姿勢所產生的壓力點	• 規律地降低床頭或椅背（小於 30 度） • 確實記錄翻身的次數及時間 • 特別注意腳後跟及手肘部
剪力及摩擦（導致減少可動度及活動度）	• 教導病患臥床時避免滑動（床頭搖低或提高） • 運用升降裝置幫忙擺位	使用吊架可以幫助病人翻身

（續）

危險因子	介入方式	評　論
營養及水分攝取不足	• 發展營養照護計畫 • 鼓勵增加三餐攝取量 　（尤其是蛋白質） • 監測液體的進出狀況 • 多樣的維他命攝取	體重減輕或飲食攝取不足或有白蛋白低下的狀況時，表示營養不足
皮膚暴露在潮溼環境	• 建立大小便的規劃並使用可吸收的產品保持皮膚乾燥 • 當失禁發生時溫柔的清洗並弄乾皮膚 • 運用可以提供皮膚屏障的產品考慮短暫使用尿管及糞便處理	• 大小便失禁時可能導致皮膚炎及皮膚破壞 • 使用中性的清潔液並避免摩擦

資料來源：Adapted from Pressure Ulcer Prevention and Care: Incorporating New Federal Guidelines for Assessment, Documentation, Treatment, and Prevention. Ostomy/ Wound Management, April 2005, used with permission.

結論

• 壓瘡會使病人的死亡率上升 4 倍。在住院病人之中，壓瘡最常發生的部位是在薦骨（sacrum）和腳後跟（heels）。

• 壓瘡與其他的慢性傷口，是無法照著一般傷口癒合時的步驟而恢復到原本的結構與功能。導致了傷口癒合緩慢，所以治療這些慢性傷口可能拖上幾個月、甚至幾年。

• 根據傷口位置、傷口外觀及疼痛存在與否等，可以用來判斷潰瘍類型。壓瘡是皮膚長期受到壓迫的結果，最常發生的位置為薦骨、腳後跟及股骨粗隆間一帶。

- 壓瘡可分為四個臨床分期：第一期為充血期；第二期為缺血期；第三
  期為壞死期；第四期為潰瘍期。
- 壓瘡的治療：緩解疼痛、補充營養、密閉式敷藥、適當的清瘡治療、
  減壓輔具。
- 最好是在壓瘡形成之前就做好預防措施，對於行動不便的病人要兩小
  時改變姿勢一次，使用減壓輔具也有效果，避免皮膚傷口的形成，
  營養的攝取方面都要注意。

參考文獻

1. Allman RM, Laprade CA, Nel LB, et al. Pressure sores among hospitalized patients. Ann Intern Med, 1986; 105:337-342.

2. Baxter CR. Immunologic reactions in chronic wounds. Am J Surg, 1994; 167: 12S-14S.

3. Bergstrom N, Bennett MA, Carlson CE, et al. Treatment of Pressure Ulcers. Clinical Practice Guideline No. 15 AHCPR Publication No. 95-0652. Rockville, MD: U.S. Department of Health and Human Services. Public Health Service, Agency for Health Care Policy and Research, December, 1994.

4. Bergstrom N, Braden B. A prospective study of pressure sore risk among institutionalized elderly. J Am Geriatr Soc, 1992; 40: 747-758.

5. Berlowitz DR, Wilking SVB. The short-term outcome of pressure sores. J Am Geriatr Soc, 1990; 38: 748-752.

6. Buchan IA. Clinical and laboratory investigation of the compositions and properties of human skin wound exudates under semi-permeable dressings. Burns, 1981; 7: 211-215.

7. Chernoff RS, Milton KY, Lipschitz DA. The effect of very high-protein

liquid formula (Replete) on decubitus ulcer healing in long-term tube-fed institutionalized patients. Investigators Final Report, 1990. J Am Dietetic Assoc, 1990; 90(9): A-130.

8. Coffman JD. Atheromatous embolism. Vasc Med, 1996; 1: 267-273.

9. Eaglstein WH, Mertz PM. New method of assessing epidermal wound healing. The effects of triamcinolone acetonide and polyethylene film occlusion. J Invest Dermatol, 1978; 71: 382-384.

10. Eaglstein WH. Experiences with biosynthetic dressings. J Am Acad Dermatol, 1985; 12: 434-440.

11. Fowler E, Goupil D. Comparison of the wet-to-dry dressing and a copolymer starch in the management of derided pressure sores. J Enterostomal Ther, 1984; 11: 22-25.

12. Freidman S, Su DWP. Hydrocolloid occlusive dressing management of leg ulcers. Arch Dermatol, 1984; 120: 1329-1336.

13. Geriatric Medicine: An Evidence-Based Approach

14. Gersovitz M, Motil K, Munro HN, et al. Human protein requirements: assessment of the adequacy of the current Recommended Dietary Allowance for dietary protein in elderly men and women. Am J Clin Nutr, 1982; 35: 6-14.

15. Gorse GJ, Messner RL. Improved pressure sore healing with hydrocolloid dressings. Arch Dermatol, 1987; 123: 766-771.

16. Handfield-Jones SE, Grattan CEH, Simpson RA, et al. Comparsion of hydrocolloid dressing and paraffin gauze in the treatment of venous ulcers. Br J Dermatol, 1988; 118: 425-427.

17. Helfman T, Ovington L, Falanga V. Olusive dressings and wound healing. Clin Dermatol, 1994; 12: 121-127.

18. Kaufman C, Hirshowitz B. Treatment of chronic leg ulcers with Opsite. Chir Plastica, 1983; 7: 211-215.

19. Kurzuk-Howard G, Simpson L, Palmieri A. Decubitus ulcer care:a comparative study. West J Nurs Res, 1985; 7: 58-79.

20. Lawrence WT, Diegelmann RF. Growth factors in wound healing. Clin Dermatol, 1994; 12: 157-169.

21. Lazarus GS, Cooper DM, Knighton DR, et al. Definitions and guidelines for assessment of wounds and evaluation of healing. Arch Dermatol, 1994; 130; 489-493.

22. Long CL, Nelson KM, Akin JM Jr, et al. A physiologic bases for the provision of fuel mixtures in normal and stressed patients. J Trauma, 1990; 30: 1077-1086.

23. May SR. Physiology, immunology and clinical efficacy of an adherent polyurethane wound dressing Op-site. In:Wise DL, ed. Burn Wound Coverings, vol2. Boca Raton, FL: CRC Press, 1984: 53-78.

24. Mertz RM, Marshall DA, Eaglstein WH. Occlusive wound dressings to prevent bacterial invasion and wound infection. J Am Acad Dermatol, 1985; 12: 662-668.

25. National Pressure Ulcer Advisory Panel. Pressure ulcers: incidence, economics, risk assessment. Consensus development conference statement. Decubitus, 1989; 2: 24-28.

26. Nemeth AJ, Eaglstein WH, Taylor JR, et al. Faster healing and less pain in skin biopsy sites treated with an occlusive dressing. Arch Dermatol, 1991; 127: 1679-1683.

27. O'Keefe ST, Woods BB, Reslin DJ. Blue toe syndrome: causes and

management. Arch Intern Med, 1992; 152: 2197-2202.

28. Odland G. The fine strcture of the interrelationship of cells in the human epidermis. J Biophys Biochem Cytol, 1958; 4: 529-535.

29. Sebern MD. Pressure ulcer management in home health care: efficacy and cost effectiveness of moisture vapor permeable dressing. Arch Phys Med Rehabil, 1986; 67: 726-729.

30. Seiler WO, Stahelin HB, Zolliker R, et al. Impaired migration of epidermal cells from decubitus ulcers in cell culture:a cause of protracted wound healing? Am J Clin Pathol, 1989; 92: 430-434.

31. Sporr M, Roberts A. Peptide growth factors and inflammation, tissue repair and cancer. J Clin Invest, 1986; 78: 329-332.

32. Vilter RW. Nutritional aspects of ascorbic acid:uses and abuses. West J Med, 1980; 133: 485.

33. Winder GD. Formation of scab and the rate of epithelialization of superficial wounds in the skin of the young domestic pig. Nature, 1962; 193: 293-294.

第二十七章　安寧療護

學習目標

當閱讀完這個章節之後，我們將會學習到：

1. 安寧療護的發展史。

2. 安寧療護的定義與理念。

3. 如何經營安寧療護。

前言

安寧療護（Hospice）的歷史發展最早在羅馬時代，原是供朝聖者或長程旅行者休養體力之中途驛站，同時也提供照顧給孤兒、窮人、病人與瀕死患者。約自 1960 年代始，西方歐美國家開始意識到為末期癌症病人的太積極治療，不但無法延長他的生命，反而增加許多痛苦，並且阻礙了他們平安尊嚴地死亡。此時有一種社會輿論興起，強調病人有權要求平安尊嚴的死亡，而醫護人員也應該幫助病人平安尊嚴地死亡，於是「安寧療護」（Hospice/Palliative Care）應運而生。至十九世紀晚期，西方許多國家設立安寧療護機構，專職照顧瀕死病人。而近代安寧療護始於 1967 年，由英國桑德絲博士（Dr. Dame Cicely Saunders）於英國倫敦成立聖克里斯多福安寧院（St. Christopher's Hospice），其目的是希望能結合中世紀收容所照顧病人的熱忱與現代醫學的成就，來減輕臨終病人與其家屬所遭遇的痛苦。而隨著照顧經驗與知識的累積，以及不斷發覺病人的需要，發展成由專科醫師、特別訓練的護士，以及社工、治療師與牧靈人員所組成的專業醫療團隊共同照顧病人。在 1987 年，緩和醫療（Palliative medicine）在英國正

式成為一個醫學專科，研究並照顧患有嚴重漸進性疾病且存活期有限的病人，其治療的重點是在維持患者的生命品質。今日，多數的西方國家都有設置安寧療護或是緩和醫療病房，當患者所罹患的疾病已經無法治癒時，緩和醫療的人性化照顧已經被視為理所當然的基本人權。從此以後，「聖克里斯多福」模式的安寧療護如雨後春筍般在歐美各國建立，亞洲的日本、新加坡、香港及臺灣也在九○年代開始發展了這項服務。

安寧療護的定義

世界衛生組織（WHO）對「安寧療護」所下的定義為：對治癒性治療已無反應及利益的末期病人之整體積極的照顧。此時給予病人疼痛控制及其他症狀的緩解，再加心理層面、社會層面，及靈性層面之照顧更為重要。安寧療護的目標是協助病人及其家屬獲得最佳的生活品質。

因為安寧療護著重在病人的生活品質之提升，因此隨著疾病的惡化，其所占的份量將愈形加重，WHO 對其所下的安寧療護的定義又做了更進一步的解釋：安寧療護肯定生命的意義，但同時也承認死亡為自然過程。醫療團隊協助病人緩解身體上痛苦的症狀，同時提供病人及家屬心理及靈性上的支持照顧，使病人達到最佳生活品質，並使家屬順利度過哀傷期。更清楚的說，緩和醫療照顧是肯定生命，不提早也不延後死亡，視死亡為一種正常的過程，提供疼痛及其他窘迫症狀的緩解，提供支持系統，幫助病人在往生之前可以盡可能過的有活力。

安寧療護的倫理考量

一般人對「自然死」（安寧緩和醫療）和「安樂死」名詞的概念常混淆不清，然而「安寧緩和醫療條例」中所提到的「自然死」觀念，與免除

病人痛苦，以加工的方式提早結束病人生命的「安樂死」是完全不同。對於罹患癌症末期的臨終病人而言，生活的品質可能優於生命的延長。從尊重病人的角度看來，病人有知的權利，亦有被尊重選擇醫療的方式，因此，尊重病人自主之意願選擇放棄以心肺復甦術施救的做法，讓病人安詳往生。國人常將安寧療護誤認為安樂死，就是等死、放棄治療；因而使得安寧療護的政策美意大打折扣。「安寧療護」反對「安樂死」，病人若尋求安樂死是因為他太痛苦，而希望早日解脫，「安寧療護」減除了病人的痛苦，提升了病人的生活品質，就沒有必要再尋求安樂死了。事實證明，英國自 1967 年創辦安寧療護醫院以來，沒有一位接受安寧療護的病人要求安樂死；原來要求安樂死的病人，在進入安寧療護醫院之後，由於痛苦減除，反而更珍惜存活的日子，好好善用每一分秒，直到自然離世為止。

　　安寧療護高人性化的照顧方式，是社會文化中重視個人價值及病人權益的一種覺醒，死亡不應被視為是一生的終結，而要採取另一種積極看法，把死亡當成圓滿生命意義的重要環節。安寧緩和醫療制度的建立，除了嘉惠癌症末期病人及其家屬外，更重要的是代表人類對生命的看法正在改變。

　　「安寧療護」絕非「安樂死」，它是一種醫療的理念及策略，提高病人生活品質，絕不縮短生命，但也不英雄式地用盡一切醫療設備去拖延臨終期。此種醫療答覆了醫學倫理上兩項重要的目標：保存並尊重生命及減輕痛苦。同時在倫理抉擇兩難的情況下，可視情形而平衡利弊，所涉及的倫理原則為：

1. 行善原則（Beneficence）：一切以病人的利益為前提。
2. 不傷害原則（Nonmaleficence）：將對病人的創傷減小到最低。
3. 自主原則（Autonomy）：尊重病人為一個人所該有的尊嚴與自主性。

4. 正義公平原則（Justice）：合理地分配醫療資源。

在「安寧療護」的實務運作上，若一位肺癌末期，且肝、腎、心臟功能已衰竭的病人，若併發肺炎而拒絕接受人工呼吸器的治療，或已接上人工呼吸器而病人要求拔除，此時不予或撤除人工呼吸器是符合醫學倫理的行為，並非安樂死。

另一例子，如一位胃癌末期已達臨終階段的病人，從食道、胃至腸已全部損壞，滴水無法進食，此時不予或撤除病人的全靜脈營養（TPN），亦是符合倫理的行為。

安寧療護的理念

病人是具有身體、心理、社會，及靈性各層面的需要，因此如果在疾病無法治癒，瀕死無法挽回的情況下，給予病人「全人照顧」，以成全他各層面的需要。最後，協助他平安尊嚴的死亡。同時，一人生病，他的家人必定也經歷一場風暴，家屬也極需協助，因此安寧療護提供「全家照顧」，包括家人的諮詢及協助，病人幼年子女的哀慟照顧，以及病人去世之後遺族的哀傷輔導（Bereavement Care）。延續性的哀傷輔導即「全程照顧」。安寧療護之「四全照顧」讓患者安詳且有尊嚴地走過生命的最後旅程，也讓家屬能順利地度過死亡所帶來的悲傷期，以達到平靜安寧、生死兩無憾。包括：

1. 全人照顧：即身、心、靈之完整療護。
2. 全家照顧：即關心病人，亦關懷家屬。
3. 全程照顧：即伴病人行至臨終，也輔導家屬度過低潮。
4. 全隊照顧：即結合醫生、護士、心理師、社工師、物理治療師、職能治療師、宗教人員及義工等，共同照顧病人及家屬。

安寧療護的「全隊照顧」是由一組受過良好訓練的專業人員，提供末

期癌症病人的全人及全家照顧，通常由醫師、護士、社工及宗教人士所組成的團隊，同時訓練義工加入陣容。

安寧療護的經營方式

獨立的「安寧療護醫院」（Free-standing Hospice）

　　英國的模式大都屬於此種，獨立的安寧療護醫院，其硬體設備極像家庭般的溫馨，而不像醫院般的嚴肅。病房如同家中臥室，還有如客廳般的會客室、安靜的祈禱室，以及美容院等。庭院設計更是花草茂盛，魚池鳥園可以讓病人徜徉於大自然中享受生活的品質。其優點為所有的硬體設計、每日醫療作業內容，以及軟體人員的訓練，皆針對末期病人的特殊需要，使病人在像家一般，甚至比家更美好的環境中善度餘生；其缺點是需要龐大的建院經費及昂貴的經營成本。一般獨立安寧療護醫院皆為小型，病人總數由十多床到六十床不等，小型較能品質管制，以保證病人得到最好的服務。

醫院中規劃出一個病房單位作為「安寧療護病房」（Hospital-Based Hospice）

　　這是在綜合醫院中規劃出一個病房單位，以作為「安寧療護病房」。其優點為較容易設立，可利用現成的病房設備，及現有的專業人員，再加以「安寧療護」訓練，就能開始作業；缺點是受制於原有的硬體結構，不一定能滿足末期病人的特殊需要，工作人員受制於整個醫院大體系的制度，有時也難實現安寧療護應有的理想，例如病床數與護理人員的編制數等，因為安寧療護所需的護理人員，常需比一般病房多出 2～3 倍，才能提供高品質的服務。

綜合醫院中成立「安寧療護小組」，協助照顧散住在各醫院病房的末期病人

此種方式的優點是不需要特定的病房，缺點爲很難眞正做到「安寧療護」。因爲病人散住在綜合醫院的各病房，接受一般的常規作息及治療，不易符合末期病人的醫護特殊需求。此外「安寧療護小組」只是被諮詢時才出馬協助，若病房的醫護人員不主動諮詢，病人也並不一定能得到安寧療護。

結論

生、老、病、死爲人類生命自然過程，近年來，以人性關懷爲出發點的安寧療護受到多方重視，其強調臨終是人類自然生命存在的一部分，但社會對「死亡教育」仍是非常缺乏的，人們常不知如何面對死亡。安寧療護的推動，期望能保障癌症末期病人能得到更完善的照顧，及減少不必要的介入性醫療。在精神面上，喚起我們正視死亡認識的問題，從而更能夠尊重生命，有助於回歸並落實人性化醫療的理念，提供了民衆正確面對死亡的機會。所以安寧療護服務的目的是爲癌症末期等病人及家屬提供專業服務，輔導其接受臨終事實，經由完整的身、心、靈之關懷與醫療，減輕或消除末期病人的身體疼痛、不適應症或心理壓力，對病人及家屬提供心靈扶持，陪伴病人安詳走完人生最後一程，並讓家屬敢於面對病人死亡，達到生死兩相安的境界。

參考文獻

1. 安寧療護雜誌。

2. Stethanser KE, et al. Factors considered improvement at the end of life by patients, family, physicians and caregiver JAMA, 2004.

第二十八章　老人旅遊保健議題

學習目標

當閱讀完這個章節之後，我們將會學習到：

1. 老人旅遊常見問題
2. 老年人外出旅遊的臨床照顧
3. 老年人外出旅遊的健康威脅

前言

世界地球村，老人旅遊是生活的一部分，但環境變化，熱帶高溫，寒帶溫差變化，再加上寒流一波波，天氣極不穩定，國內外旅遊的品質已成為最重要課題。以往老人經常只顧得山明水秀，鳥語花香，卻忽略了最重要的老人旅遊保健課題。「在家千日好，出外時時難」。纖維肌痛症、氣喘、慢性肺病、低溫症、流感、'暈動症、心臟病發作，再加上塞車、憋尿、腸胃不適等，均已成為老人國內外旅遊的六大症候群。假日出遊是一件美事，身心調適和保健叮嚀，仍是老人旅遊品質的最重要基礎。

慎防纖維肌痛症

出外旅遊，有些高齡女性常常會覺得全身酸痛，肌肉僵硬、頭痛、經痛、抽筋、大腸激躁、疲倦及睡眠障礙等。不管是打針、抽血還是照 X 光通通都沒有結果，惱人的疼痛仍然如影隨形，甚至被旁人當成無病呻吟，當心是纖維肌痛症上身！

　　突然發作的纖維肌痛症，推測與中樞神經痛覺傳導失衡，和神經不正常放電有關。由於不正常的放電造成痛覺神經的異常活化。目前顯示的相關因素非常廣泛，包括假日打牌睡眠異常、神經不正常活化或是受傷後、自主神經系統異常、物理及心理壓力過大等。根據統計，國內好發族群為中老年人，盛行率 2～5%，又以女性居多，約為男性患者的七倍。且絕大部分的患者往往會有高達九成被誤診成是骨骼肌肉或是風濕免疫相關的疾病。因此，如果你有符合下列症狀：1. 疼痛時間三個月以上並且排除其他器質性成因；2. 合併睡眠障礙或是過勞等症狀，你就有可能是纖維肌痛症的受害者，建議至疼痛科或是家庭醫學科求診，目前國內衛生福利部已有核准用於治療纖維肌痛症的有效藥物來幫你擺脫這惱人的疼痛。至於日常生活方面，適當的運動（每週至少 150 分鐘以上的有氧運動），及放鬆技巧是很重要的。飲食方面，避免過度的咖啡因、糖類攝取及過多的味精，可以減少發生率。最重要的，注意生活作息，減少睡眠障礙，才能克服這個惱人的纖維肌痛症！

慎防「氣喘、慢性肺病」

　　老人旅遊住的方面要注意容易呼吸道疾病的因子，大多數的民宿或旅館都有地毯和窗簾，而這些東西容易累積灰塵，也造成氣喘病人急性發作，可自行攜帶防蟎枕頭減少發作的機會。旅館內假如有暖氣的設備，在天氣冷的季節建議使用，因為冷空氣也是氣喘常見的誘發因子。此外，很多旅館都把房間分成吸菸和非吸菸，可以盡量要求住非吸菸的房間，以免前一個客人留下來的菸味刺激呼吸道，造成氣喘發作。

　　況且，平常固定使用的吸入型類固醇和乙二型交感神經擴張劑，尖峰流速測量計最好隨身攜帶。最好能在旅行前把氣喘控制穩定，若是控制不穩定則考慮取消旅行。

飛機上低氣壓會造成氧氣分壓降低，平地上氧氣的分壓大約是一百五十毫米汞柱，飛機在三萬八千英呎高空的時候，氧氣的分壓只有一百一十毫米汞柱，對於一個正常人沒什麼影響，但慢性阻塞性肺病合併血氧較低的患者，氧氣濃度降低將造成血氧濃度降低，甚至危及生命。

國際線飛機急救箱沒有準備吸入型支氣管擴張劑，只有一些腎上腺素和靜脈給予的茶鹼，一旦發生緊急情況，常常緩不濟急。吸入型的支氣管擴張劑一定要隨身攜帶，不可放在托運行李中。在長程飛行之前，可使用長效乙二型交感神經擴張劑做預防性使用，尤其很多飛歐美的長程飛機都選擇夜間飛行，而夜晚正是氣喘病易發作的時間，需注意急救藥物的準備得當。

慎防「老人低溫症」

氣溫變化，「陰、陽、風、雨、晦、明」六氣和人體健康密切相關。養生醫學指出，順應一年四季的氣候變化，預防低溫症是十分重要的，人體體溫在 35.6℃ 以下即為低溫症。再者，早晚溫差大，白天氣候剛剛轉暖，不要急急忙忙把棉衣脫掉，以免遇上刮風下雨，身體突然著涼而受到感染；或者，到了後半夜氣溫下降，可能受涼生病。不僅影響消化功能，且引起腹瀉。冬天風大轉寒，對於體弱的老人，保暖就更為重要了。

隨著高齡者的日常生活能力日趨低下，寒流來襲，老人身心均易受假期出遊因素影響而罹患低溫症。因此，對於慢性病老人，也不應因一次治癒而忽略照顧。否則，老年人可能會反覆患病，使身心受損，特別有嚴重疾病時，成為「臥床不起」的老人。如老年性高血壓病患者，血壓很高但天冷多變，一旦疏忽治療和血壓監護，可能導致腦出血，冠狀動脈心臟疾病患者因低溫而急性心肌梗塞猝死。所以，寒冬對老年人的照顧必須持之以恆。

再者，氣候突變，特別是寒流到來，人體在低溫環境下，必須時時保暖，容易罹患感冒；咳嗽、氣喘也易復發；而危及生命的主要疾病；腦中風及心肌梗塞，也極易在此時誘發。對於六十五歲以上的老人或心肺不全者，必須施打流行性感冒疫苗，以免併發肺炎而死亡；對於患有心臟病、高血壓及癌症者，感冒也往往使病情加重而使假期泡湯。

慎防季節「流感潮」

每次一至二月期間，都會爆發一波一波季節流感潮，當然是因為人多擁擠和流行性感冒所致。事實上，假期流感病毒可以經由眼睛、鼻子或嘴進入孩子的身體。用有病毒的雙手去摸臉是孩子得到感冒的主要途徑。老人都認為自己不會用手去摸臉，但事實上這也是老人的感染途徑。美國威斯康辛大學研究者觀察在同一屋子內的一群人，暴露在感冒病毒的環境下，發現這些人平均在一個小時內不自覺的觸摸自己臉部至少十五次以上，而且大部分的人因感染而致病；而在另一個實驗中也顯示，如果有任何衣物或手套可以減少手直接觸摸機會，得感冒的機會較少。出外旅遊，老人和他人碰觸的機會較多，但最好還是減少次數，拒絕感染。

老人旅遊突然感冒，可做4點處理，以減輕不舒適感。

1. 保持溫暖：

保持溫暖可幫助身體的能量直接用在免疫系統迎擊病原體的戰鬥中，而不單單只在禦寒。

2. 休息：

在免疫系統與病原體戰鬥的最初幾天，是很耗體力的，即使出遊仍應多休息，使身體有足夠能量，以幫助免疫系統正常運作。

3.漱口藥：

試試漱口藥，將頭向後仰，讓漱口藥深入喉嚨，使喉嚨得到短暫的紓解。或者將一茶匙的鹽巴溶於溫水中，每天漱口四次。且含有單寧酸的茶，可以使黏膜緊貼，減少喉嚨癢的感覺。

4.多喝開水：

發燒將使身體產生脫水，並且失去鹽分，因而需要補充足夠的水分。一般人每天至少要喝下八大杯（每杯二百五十 CC），但在感冒時，量還要更多。如果你的尿液呈現黃色，就表示你還沒喝夠水分，需多喝直到尿液清澈。用溫水擦洗身體，還可以給予皮膚適當的水分。

慎防「老人旅遊暈動症」

有的老人在旅遊中乘車、坐船、坐飛機會出現暈動現象，這是調整人體平衡的前庭器官超過適應能力，醫學上稱為「暈動病」。當旅客處於空腹、過飽、酒後、空氣混濁、過度疲勞、精神緊張特別容易誘發。預防的方法是途中不要吃得太飽，也不應挨餓，並少吃甜食和油膩；最好選擇較前的座位，以減少顛簸，車艙內注意通風，不要看近處移動快的景物。頭暈時可在額角處塗上少許清涼油，也可在上車前口含生薑片，預防噁心嘔吐。

況且，船渡或遊輪之旅，暈船是最令人難堪的，而暈船是由於腦部在環境中收到錯誤的訊息所致。為了使身體平衡，感覺器官不斷地收集外界的訊息，並送到內耳。猶如電腦一般，內耳會組織這些訊息，輸送至大腦。

船艇上的引擎煙味、冰桶裡的死魚腥味或從船艙內的沙丁魚三明治，皆可能使人嘔吐。此外，香菸會促使加速噁心。不抽菸者若感到噁心時，應趕快離開吸菸區。

顛簸的旅途中，可能使人不太適應某些食物。儘管船艙內提供的食物豐盛誘人，也勿食用過量。新鮮空氣可防止作嘔。若是在船艙內，不妨到甲板上吹吹海風。

「疲勞增加暈船的機會。」在出發前，必須獲得充足的睡眠。旅途中小睡片刻，也有幫助。倘若大腦已被船搖晃得不知所措，應避免再折磨，晃動的船行途中不閱讀，印刷字體也才不會跳動不定，若是非讀不可，應盡可能固定書本的距離。尤其是通風不良的船艙，更不宜久待，可到甲板或其他地方透透氣，這都是有效克制暈船的好方法。

慎防「心臟病」猝發！

老人旅遊中常有心臟病猝發，甚至引發生命危險，造成旅途遺憾。以下列舉心臟血管病患在旅遊中的禁忌和原則：

1. 急性心肌梗塞，不穩定型心絞痛及腦中風後六個月內不出遠門。

2. 高血壓患者若血壓不穩定，大於 180/120mmHg，不適合出國旅遊。

3. 心臟衰竭病患功能第三級以上者，不宜爬山涉水。

4. 時差之調適，注意焦慮不安、頭痛、倦怠、意識迷糊，也易猝發心臟病。

5. 高空飛行時，空氣稀薄，氣壓偏降，人體血液含氧量降低，肺部內膜穿透性改變，當肺動脈楔壓上升，可能發生高緯度肺水腫，故有心臟血管病禁忌者，不宜搭坐飛機。

6. 高血壓或有心絞痛病人，避免抬舉提重物，因為提舉是同位運動（isometric exercise）可致末梢血管阻抗增加，血壓升高，心臟負荷急增，對於心臟貯留功能（cardiac reserve）不多的病人傷害很大，易引起心臟病猝發，故減少心臟負擔，忌以單手提舉，可用雙手動作。

7. 提供病人旅遊之「病歷摘要」包括診斷與治療，必要時附上心
　電圖。

老人旅遊健康威脅

老人霾害久咳

　　中國空氣污染隨著強烈大陸冷氣團襲捲全台，台灣各地幾乎都能感受
到霾害威脅。我國標準 PM10（Particulate Matters, 顆粒直徑在 10 微米以下
的粒子的濃度）指數超過 150 就算空氣不良。以 4 日全台的 76 個監測站
紀錄中，就有 39 個懸浮微粒（PM10）破 200、甚至還有 9 個站超過 250，
情況可說是相當嚴重。受區域性天氣系統影響，空氣對流相對穩定，地面
風力較小，造成細顆粒物不易擴散，污染濃度上升；日夜溫差使得地面空
氣向上流動受阻礙，霾害就變得特別嚴重，老人旅遊期間，更是令人擔憂
不已。

　　「霾」在大氣科學上的定義是指懸浮於空氣中的顆粒或塵埃，因非常
細微，故肉眼無法辨識。當懸浮的顆粒或塵埃過多，影響到能見度時，就
形成了霾害。其形成的原因主要可分成兩類，一是由工業生產或汽油燃燒
過程中所釋放出的；另一種則是燃燒稻草、枝葉等農業廢棄物時所產生
的。若以季節來區分，東南亞地區於春季時較容易遭受霾害，而南台灣到
了冬季時會因受東北季風影響較小，使得霾害比北部嚴重。

　　根據世界衛生組織研究，當細懸浮微粒（Fine Particulate Matters, PM
2.5），也就是顆粒直徑在 2.5 微米以下的粒子的濃度提高，會直接影響呼
吸道系統，而且人體長期暴露下的死亡風險也會上升。除了過敏患者可能
會立即出現鼻子過敏、結膜炎、氣喘等症狀，支氣管炎或慢性呼吸道疾病
患者，也可能在吸入懸浮微粒的二十四小時內感到不適。霧霾侵襲可說是
病患咳嗽就診的高峰期！許多人這幾天一直咳嗽咳不停，甚至晚上咳到睡

不著，這可能都是這幾天的空氣汙染以及霾害所造成的，就怕延續到旅遊前後，久咳不已。

面對霾害，提醒民眾要及早做好防護工作。當環保署、中央氣象局預報空氣品質不良時，民眾應該避免從事戶外活動，必須要外出時則盡量配戴口罩。空氣污染嚴重時，室內的門窗則應保持關閉。至於過敏以及慢性呼吸道疾病病患為高危險群，務必要按時服藥，以預防症狀發作。

喝酒爆肝

喝酒過量導致肝功能受損，甚至急性胰臟炎的個案層出不窮，這些都是老人旅遊相關症候群。在門急診中相當常見。如果想要讓自己可以再續攤不爆肝、體力好、營養夠及飽食感，建議可以在應酬前先吃一些蛋白質食物，一來可以預防酒力不勝，再者也可以防止趕很多攤，吃不到任何好東西的遺憾。

事實上，酒精有 90% 都在肝臟內分解，代謝後會產生水與二氧化碳，人體每小時只能去除 7 到 10 公克的酒精，因此很多民眾愛喝的啤酒，小小一罐就必須花上 1 個小時才能代謝完，烈酒更要花 2 至 3 小時才能完全代謝。酒精進入人體後 5 分鐘就會出現在血液裡，血液中的酒精濃度、酒後的 1 到 1 個半小時內就會達到最高峰，尤其是濃度高的紹興、花雕與洋酒等酒類，酒精很快會被吸收而且容易酒醉，民眾旅遊喝酒時一定要秉持「空腹不喝酒，喝酒不貪杯」原則，以免大量喝酒造成肝臟發炎或急性胰臟炎。

除了肝功能受傷或導致肝硬化以外，高脂血症的代謝性疾病亦有可能會引發「急性胰臟炎」的合併症。血清三酸甘油脂顯著升高（尤其超過每百毫升 1000 毫克）時，較易引發「急性胰臟炎」，主要是由於脂質分解增加，引起胰臟毛細血管內脂肪酶活性增加，造成胰臟局部缺血。而接近一

半的急性胰臟炎病人在問診疾病史中，在發病前尾牙曾有過暴飲暴食，一攤趕一攤的喝酒情況，使得大量食糜在短時間內進入十二指腸內，引起乳頭水腫以及壺腹括約肌痙攣，並導致胰液分泌量增加和急性胰臟炎。

旅遊血栓

「旅行血栓症」或者也稱之為「經濟艙綜合症」，簡單說就是長時間駕駛或乘坐飛機、火車等遠途旅行的人容易罹患下肢深靜脈血栓，而深靜脈血栓可以引起肺栓塞而導致死亡。

在長途駕駛的過程中，車內空間狹小缺乏足夠活動，由於擔心高速公路塞車，上洗手間不方便，許多駕駛者都會選擇少喝水或者不喝水，缺乏飲水而導致脫水。還有便是高速駕駛途中，經常遇到的高溫、乾燥等環境因素，這些都是引起血栓症的罪魁禍首。

長時間在狹小的空間坐著靜止不動，會限制血液向心臟回流，雙下肢血流在靜脈瘀滯，瘀滯的血液在局部發生凝固，就容易形成深靜脈血栓。部分情況下，血栓會脫落並隨著血流到達肺部，阻塞肺動脈，即醫學上說的「肺栓塞」，肺栓塞者常有呼吸困難、胸痛、咯血等症狀，嚴重者發生暈厥、休克，甚至猝死。未經治療的DVT引發肺栓塞而導致死亡的機率是3%。

一般而言，四小時的短時間旅行皆可能引起血液栓塞的問題，但是此症大多數都是導因於長時間的旅行。除老人之外，過度肥胖、近期創傷或者手術史、心衰竭、肢體血栓病史、肢體癱瘓、腫瘤患者，以及體質因素，比如凝血異常、高同型半胱胺酸血症、吸煙的男性、口服避孕藥物及激素替代治療的女性，都是突發血栓症的高危人群，長途駕駛中需要格外提高警惕。

老人旅遊侷限空間時，必須採用「動態坐姿」。這是一種活動式的坐姿，可使用到全部骨骼的支持力量。重點是適當地協調你自己動動身子，

讓骨骼而不是你的肌肉和韌帶來支持你的身體。

乘客也可在座位許可的範圍內盡量伸直你的腳。用力緊縮你的大腿正面部位的肌肉，支持二到三秒，然後放鬆，以避免血栓。

春節症候群

提前備藥

旅途漫漫，環境飲食等都不能盡如人意，此時身體若有不適，高峰路途，高速公路塞車，經常無處就醫。為了緩解身體不適，我們可以提前備好以下藥物，以備不時之需。

1. 腸胃藥。
2. 防暈車藥物。
3. 抗過敏藥物。
4. 優碘、棉花棒。
5. OK繃。
6. 感冒藥。

小心春節感冒

春節返鄉，人群密度大、密切接觸頻率高、空氣不流通等都容易增加流感感染風險，建議乘客在車上多喝水，也可以戴口罩積極預防。中途靠站可以下車呼吸新鮮的空氣，盡量避免用手接觸口、眼、鼻等部位。

慢性病早治

慢性病普遍指高血壓、糖尿病、呼吸系統疾病與腫瘤，罹患這些疾病的患者在春節旅途中，應帶上治療慢性病的藥物，以達到控制血糖，避免血壓升高。出現頭暈、心悸等時，要打開窗通風透氣，若有不適，應向就近的親友求救。隨身攜帶急救藥品。

多喝開水

旅行途中，容易喝水不足，體內缺乏水分，不利於健康。長途旅行要多喝水，加快血液循環和新陳代謝，避免血液黏稠形成血栓。建議帶個水杯，及時補水。白開水是首選，最好每小時補充250毫升左右的水。不喝或少喝飲料，飲料含糖量高，不但不解渴，還會影響食欲。

備好輕糧

在路途中吃飯不能像在家裡那樣豐富，但也應該盡量做到食物多樣、乾淨衛生。除了車上性價比極低的便當之外，建議大家自備乾糧。可以購買一些速食麵、袋裝的麵包或者麥片、雞蛋牛奶等食物，隨時補充能量。另外，水果也是很好的選擇，水分適量、果肉飽腹，既可以補充維生素C，又可以填飽肚子。最好選擇蘋果，才不像梨子水多利尿、香蕉潤腸通便，讓人想上廁所。

長途多動

返鄉路途，少則幾十分鐘，多則十幾個小時，久坐已成為必然，嚴重還會導致下肢靜脈血栓。因此在久坐的情況下，建議大家做小幅運動，舒展筋骨。

- 肱三頭肌拉伸與肩膀肌肉拉伸

　　左手抱住右手肘關節，拉伸速度要慢，兩手交換相同動作。

- 頸部繞圈運動

　　腰背挺直，雙手自然下垂，自左向右緩慢繞頸。

- 聳肩或肩部繞圓運動

　　雙手自然下垂，肩部自前到後做繞圓活動。

- 背闊肌與背部運動

　　雙手靠後背合十，微曲往後拉伸的同時頭向上抬，後背肌肉放鬆。

- 髖關節活動與腿部肌肉拉伸

    雙手合十抱住膝蓋，身體自然後靠，臀部與肩膀呈45°傾斜。

- 坐姿體前曲運動

    臀部坐到椅子前端，腰背挺直，雙腳併攏，雙手伸直順大腿往腳背反覆延伸多組。

    溫馨提示：每隔一小時可以站起來運動一下，舒緩效率更高哦！

腸道塞車

　　老人旅遊前後，人體中最勞累的器官，可以說是腸胃，除了腸胃發炎和大腸激躁症外，連續五六天大吃大喝，飲酒熬夜，吃的油膩，身體機能受損，只進不出，便秘一族自然大增。腸內的細菌，可分為三類，一是有益菌，二是有害菌，三是伺機菌，隨著腸胃負荷增加，有益菌將愈來愈少，有害菌愈來愈多，腸道就逐漸地老化，如果能保持腸內的有益菌不減少，將有害菌趕出，才能使腸胃暢通，像高速公路一樣不塞車。基本上，出生五天左右，腸道的菌幾乎全是 bifidus 菌。斷奶後，嬰兒腸內有害菌逐漸壯大，但是彼此之間尚能平衡，但如果失去平衡，疾病就產生了。感冒、腹瀉、便秘、消化性潰瘍、肝硬化等病人，均可發現其腸內之 bifidus 菌減少而有害菌增加，所以老人旅遊前喝一兩瓶優酪乳，有助於消化功能。

　　況且，糞便在腸腔內滯留過久，大量水分被腸壁吸收，致使糞便干擾，堅硬，不易解出，稱為便秘，功能性便秘的原因為排便動力缺乏，久坐不動或腹肌衰弱（多次妊娠、過度肥胖、年老體弱、懷孕等）提肛肌衰弱等；結腸痙攣（多數表現為腹瀉或腹瀉與便秘交替，而單純便秘者較少見）；水分缺乏或食物缺乏纖維素；直腸排便反射遲鈍或消失，缺乏定時解便的習慣，因而影響排便反射。

　　診斷老人便秘不難，但確定原因則比較複雜，如果便秘不是持續或進行性加重者多無嚴重性。如排便習慣一向正常的中年或老年人，有其他原因而有頑固性或進行性便秘，糞便變細或混有血液時，就應考慮腸阻塞或直腸癌的可能。便秘伴有急性腹痛、腹脹、嘔吐者，應考慮腸阻塞。慢性便秘和腹瀉交替，並伴有腹痛、發熱、消瘦者，常由腸結核所致。直腸指檢、胃腸道內視鏡檢查和胃腸 x 光檢查，對確定或鑑別老人便秘者的病因才能準確。

　　老人便秘機率較高，是因為油脂多，運動少。但是，正常情況下，每天的食物經過消化、吸收以後，餘存的廢物變成大便排出體外，這是人體的正常代謝功能。如果大便在腸中停留太久，超過兩天以上未解，就稱為便秘。食物殘渣久留腸道，會發酵腐敗，產生有害氣體及毒物，引起胃腸不適及功能失調，並提早衰老。所以，保持大便通暢，不但可長保腸胃、身心舒暢，並可達到抗老防癌的效果，多方面著手，可使大便暢通。

　　老人便秘的處理，有器質性病因者，應作相應的病因治療，而便秘則對症處理，功能性便秘者應多食含纖維素食物，多飲開水，養成按時排便的習慣。全身衰弱或腹肌衰弱者，應加強運動和體育鍛練，一般不宜經常使用瀉藥，治療初期可用輕瀉藥，強瀉藥或灌腸通便應盡量少用。如糞便硬結，並停滯在直腸內近肛門口處，糞便乾燥或年老體弱、排便動力較差或根本缺乏者，可應用潤滑性瀉藥，如甘油等。糞便乾燥而體質較好者，可應用稀釋性瀉藥，如硫酸鎂、鎂乳或氧化鎂等。

腰肌勞損

　　又叫「動能性腰痛」，老人長時間做家事，趕工勞動造成習慣性姿勢不良引起，病人抱怨長期腰背痛，過年氣候濕冷時，痠痛加劇，原因包括：急性扭傷、長期久坐、久站、手持重物。若腰椎間盤突出症會壓迫神

經導致勞損，疼痛放射到臀部、大腿、小腿，最好做理療、熱敷或牽引等方法。

　　治療方法包括抗炎鎮痛藥、復健治療、針灸、中藥外敷，康復鍛煉等方法，旅遊前後，就千萬別錯過及早治療的最好時機。

第二十九章 老人醫學新趨勢

老年衰弱症

什麼是老年衰弱？

老年衰弱是指一種由於機體退行性改變和多種慢性疾病引起的機體易損性增加的老年綜合症。

衰弱是指老年人在神經肌肉、代謝及免疫系統方面的衰退，其核心是老年人生理儲備減少和健康缺陷的累積。

衰弱不是一種病，它是一種疾病前狀態。衰弱是介於健康和疾病的中間狀態，能夠客觀的反應老年人慢性健康狀況，涉及到多系統生理學改變，從而使老年人對抗應激反應的能力下降。

衰弱的老人可以沒有失能和多種疾病，而僅表現為衰弱，但其發生不良事件的風險顯著增加，經不住風吹草動，外界較小的刺激即可引起負性臨床事件的發生。一般來說，65歲以上的老年人老年衰弱患病率為11～14.9%，80歲以上老人達20～40%，90歲以上老年人為30～40%。

衰弱帶來的危害

衰弱使機體維持恆穩狀態的能力減退，它可影響多種器官系統，使機體由較小的損害導致顯著的和不成比例之健康狀況的改變，例如生活從自理到依賴他人，從能動到不能動，從姿態穩定到傾向於跌倒，或者從頭腦清楚到精神錯亂。

這些老年人中普遍存在著認知障礙、失能、抑鬱、衰弱、跌倒等老年綜合症，衰弱和老年人的失能、癡呆、肌少症、多重用藥、活動功能下

降、睡眠障礙等老年綜合症關係密切。衰弱狀態增加了心腦血管意外、肺部感染、死亡、譫妄及跌倒等負性事件的風險。

衰弱的表現有極度疲勞、無法解釋的體重下降和反覆的肺部感染或者泌尿系統感染，還有跌倒的表現。老年人的平衡功能及步態受損既是跌倒的危險因素，也是衰弱的主要特徵。

老年人在衰弱狀態下，即使是輕度疾病也會導致肢體平衡功能受損，不足以維持步態的完整性。當視力、平衡和力量與環境變化不一致時，老人會自發性跌倒。譫妄也是老年衰弱的臨床表現，即老人可能表現為認知的波動性變化，精神異常如幻覺、妄想、狂躁等。

衰弱的評估

衰弱評測還沒有統一的標準，目前最常使用的是表型評估，衰弱的診斷常採用Fried標準。衰弱綜合症在臨床上應具有以下5項中的3項或以上：

1. 不明原因的體重下降（沒有主動節食、鍛煉或外科手術）。
2. 疲勞感。
3. 無力。
4. 行走速度下降。
5. 軀體活動能力降低。

這種定義法是把衰弱綜合症作為臨床事件（如殘疾、跌倒損傷及死亡）的前驅狀態，可說明診斷老年人衰弱綜合症，便於採取措施預防不良事件。

老年衰弱的原因及相關因素

種族或遺傳

衰弱在不同人種之間發生率不同，這可能歸結於篩查衰弱的原則不

同，有研究強調人種對衰弱的影響。

生長發育

　　機體在發育成熟前的蓄積對老年期的衰弱發生意義重大，生長發育期的營養供給，體力活動（勞動、體育鍛煉）等尤為重要，如果生長發育不良，則「資產」累積不足，在老年時期可能會發生老年衰弱。

營養

　　較低的營養攝取也被認為是促進衰弱進展重要的生物學機制，研究發現每日攝入熱量太多，肥胖情況快速發生，目前已經被證實是衰弱的核心。

如何干預老年衰弱發生

　　輕、中度衰弱的老年人對干預反應良好，而重度衰弱患者對干預效果不佳。對衰弱的治療和預防藥物尚處於初步探索階段，特異性的干預衰弱之臨床實驗較少。一般來說，要從以下幾個方面採取措施預防衰弱：維持進食量、阻力性訓練、預防動脈粥樣硬化、控制疼痛、運動、定期檢查性激素水準等。

干預措施

鍛煉

　　鍛煉對大腦、內分泌系統、免疫系統及骨骼肌等均有影響，是提高老年人生活品質最有效的方法。鍛煉獲益包括增加活動靈活性和日常生活能力、改善步態、減少跌倒、增加骨密度及改善一般健康狀況。研究顯示，平衡訓練、家庭及社會支援的自我鍛煉、適量的太極拳運動對衰弱有較好影響，對預防跌倒也有積極的效果。

血管張力素轉化酶抑制劑（ACEI）

血管張力素轉化酶抑制劑（ACEI）可以改善骨骼肌功能及結構，並能阻止或者延緩老年人肌容量減少，從而提高運動耐量和生活品質，提高行走速度。ACEI類藥物如培哚普利可能為衰弱老人的治療提供幫助。

營養補充

營養干預可能改善衰弱老人的體重下降和營養不良，補充蛋白質，特別是補充富含白胺酸等必需胺基酸混合物，可以增加肌容量進而改善衰弱狀態。另外，補充維生素D聯合鈣劑，能提高神經、肌肉的功能，並能預防跌倒、骨折和改善平衡功能。研究顯示，維生素D在衰弱治療中可能具有重要地位。維生素D缺乏在老年人中很常見，這可導致肌肉無力，每天補充800IU維生素D，可以改善下肢的力量和功能。

老年人多病共存的用藥和管理

老年人共病是衰弱的潛在因素，如抑鬱、心臟功能衰竭、糖尿病、老年性癡呆、視力和聽力問題等，都是衰弱的發生和發展的促進因素。衰弱的預防和治療要積極預防和管理好現患疾病，尤其重視處理可逆轉的疾病如老年抑鬱症的治療。要評估老年人的多重用藥，避免藥物不良反應對老年人造成的損害。

衰弱是可防、可控、可逆的疾病，控制體重、合理地攝取營養和科學鍛煉可以幫助逆轉衰弱。

對於如何防控「老年衰弱」，來自謝瀛華教授的專業愛心提示——三少兩多，絕對不能錯過！

預防老年衰弱

「三少兩多」叮嚀

三少：少跌倒，少感冒，少失眠。

兩多：多活動，多攝取蛋白質。

老人流行性感冒

什麼是流感

流感是流行性感冒的簡稱，是流感病毒引起的急性呼吸道感染，是一種傳染性強、傳播速度快的疾病。其主要透過空氣中的飛沫、人與人之間的接觸或與被污染物品的接觸傳播。該病是由流感病毒引起，可分為A、B、C、D四型，A型病毒經常發生抗原變異，傳染性強，傳播迅速，極易發生大範圍流行。本病具有自限性，但在嬰幼兒、老年人和心肺疾病的患者容易併發肺炎而導致死亡。

流感與普通感冒的差別

很多人常把流感和普通感冒混為一談，其實兩者在症狀和病因上是有區別的。

普通感冒

1. 早期症狀有咽部乾癢或灼熱感、打噴嚏、鼻塞、流鼻涕，2～3天後變稠，伴有咽喉疼痛。

2. 一般沒有發熱及全身症狀，或僅有低熱、頭痛。如無併發細菌感染，一般在5～7天後可痊癒。

3. 成人普通感冒多為鼻病毒引起，其次還有冠狀病毒、呼吸道合胞病毒等。

流行性感冒

突發高熱，頭痛不適，全身症狀或呼吸道症狀較重。初始即可表現為畏寒、寒顫、高熱，體溫可達39～40℃，同時伴有頭痛、全身酸痛、軟弱無力，且常有咽喉痛、乾咳、鼻塞、流鼻涕、胸骨後不適等。

流感有哪些分類

輕型流感

起病急、病情輕，症狀為全身酸痛、軟弱無力與呼吸道症狀，如喉嚨痛、流鼻涕、咳嗽、鼻塞、流眼淚均較輕。

典型流感

開始可表現為畏寒、發熱，體溫可高達39～40℃，同時感到頭痛、全身酸痛、軟弱無力，也伴隨著眼睛乾澀、喉嚨乾燥、輕微的喉嚨痛。除了上述症狀，部分可能會出現打噴嚏、流鼻涕、鼻塞，有時也會伴隨有胃腸道症狀，加噁心、嘔吐、腹瀉等。發熱與上述症狀一般於1～2天達到高峰，3～4日內熱退，症狀亦隨之消失，乏力與咳嗽可持續1～2週。

流感病毒肺炎

即流感病毒性肺炎，24小時內病情迅速加重，表現為高熱、乏力、煩躁、劇咳、呼吸困難、發紺，雙肺密布濕囉音和喘鳴，脈快細弱，病死率較高。主要常見於小兒、免疫力低下者。起病時與單純型流感相似，出現高熱不退、劇烈咳嗽、呼吸困難、咯血、紫紺等症狀。病程可延長3～4週。少數可因心力衰竭而死亡。小兒病死率較高。

中毒性流感

以中樞神經系統及心血管系統損害為特徵。表現為高熱不退，血壓下降，譫妄（急性腦病狀態）特點是伴隨著意識和認知功能障礙，在發病和軀體功能紊亂時會造成驚厥、腦膜刺激症等腦炎、腦膜炎症狀。

腦炎型流感

起病驟急，一開始就非常嚴重，常表現為高熱、神志不清，頸項強直，由於支配頸部肌群的神經受到刺激後，引起頸部肌肉發生痙攣性收縮和疼痛，頸部僵直、抽搐等腦炎的症狀。發病年齡以3個月至3歲的嬰兒為

主，因爲2個月以內的嬰兒體內有來自母體的抗體，故較少患病。

腸胃炎型流感

除發熱外，以嘔吐、腹痛、腹瀉爲顯著特點，兒童多於成人，2～3天即可恢復。

其他類型

小兒流行性感冒：是小兒嚴重的呼吸道傳染性疾病；特別是嬰幼兒，容易併發肺炎和腦膜炎。

副流行性感冒：副流感病毒爲RNA病毒，5歲以下兒童主要爲下呼吸道感染，且發病率最高。

高致病性禽流感病毒感染：是由禽甲型流感病毒的亞型毒株引起急性呼吸道傳染病，病情輕重不一，嚴重者可致敗血症、休克、多重器官功能衰竭，以及Reye綜合症等併發症而致死。

流感高危人群

流感高危險群包括：兒童和青少年、50歲以上的人群和老人、慢性疾病患者、孕婦，以及醫護人員。

流感治療措施

流感的治療方法通常包括使用能減輕症狀的非處方藥，或專門爲抵抗流感而設計的抗病毒處方藥。儘管有許多有效的治療措施可以使用，但實際上大多數人能在一週內適當醫學干預而自然恢復。但是請注意：如果流感引起了併發症，就可能需要住院治療，比如嚴重時引起的肺炎。

如何有效預防流感

勤洗手

　　保持良好的個人及環境衛生，勤洗手，使用肥皂或洗手乳，且用流動水洗手，不用污濁的毛巾擦手。打噴嚏後應立即洗手，流感患者在家或外出時佩戴口罩，以免傳染他人。

注射疫苗

　　及時接種流感疫苗，以增強體內對流感的免疫力。流感疫苗接種後，需要2週左右的時間體內才會產生抗體（兒童和老人會更晚一些），因此在流感流行高峰期，也就是每年10～12月期間接種，才能更有效的發揮疫苗的保護作用。若發現流感症狀加重，仍要及時入院就醫。

多休息

　　均衡飲食、適量運動、避免過度疲勞。平時多運動，增強免疫力。

不去人群擁擠場所

　　少去人群密集的公共場所，擁擠處往往伴隨著傳染病源，空氣流通性差，較易被攜帶流感病毒者感染致病。

不接觸禽類

　　勿直接餵食禽類、不食用來路不明的禽類。食用禽類時，應充分炒熟，不吃生蛋。

不拖延病情

　　莫硬撐，單純的流感並不可怕，但對於體質差、有慢性疾病的人群而言，一旦出現嚴重的流感症狀，必須及時就醫治療。

「流感」疫苗知多少

　　接種流感疫苗是預防流感病毒感染及其嚴重併發症的最有效手段。衛

福部宣布，自108年度起公費流感疫苗全面轉換成四價流感疫苗，且四價流感疫苗目前已爲世界衛生組織（WHO）疫苗組成之優先建議，亦爲全球使用趨勢，如歐、美、日、澳等先進國家均已跟進使用四價流感疫苗。

疫苗接種人群

　　爲降低高危人群罹患流感及感染後發生嚴重臨床結局的風險，推薦6月齡～5歲兒童、60歲及以上老年人、慢性病患者、醫務人員、6月齡以下嬰兒的家庭成員和看護人員、孕婦或準備在流感季節懷孕的女性爲優先接種對象。首次接種流感疫苗的6月齡～8歲兒童應接種兩劑次，間隔 ≥ 4週；2017～2018年度或以前接種過一劑或以上流感疫苗的兒童，建議接種一劑；9歲及以上兒童和成人僅需接種1劑。建議各地在疫苗供應到位後盡快安排接種工作，最好在10月底前完成免疫接種；對10月底前未接種的對象，整個流行季節都可以提供接種服務，建議懷孕或備孕女性接種流感疫苗須和醫生確認後實施。

各人群接種注意事項

• 6～23月齡的嬰幼

　　患流感後出現重症的風險高，流感住院負擔重，應優先接種流感疫苗。

• 2～5歲的兒童

　　流感疾病負擔也較高，但低於2歲以下兒童。該年齡組兒童接種流感疫苗後，其免疫應答反應通常優於2歲以下兒童。

• 60歲及以上的老年人

　　患流感後死亡風險最高，是流感疫苗接種的重要目標人群。雖然較多證據表明，現有流感疫苗在老年人中的效果不如成年人，但疫苗接種仍是目前保護老年人免於罹患流感的最有效手段。

- 特定慢性病患者

心血管疾病、慢性呼吸系統疾病、肝腎功能不全、血液病、神經系統疾病、代謝性疾病（包括糖尿病）等慢性病患者，患有免疫抑制疾病或免疫功能低下者，患流感後出現重症的風險很高，應優先接種流感疫苗。

- 醫務人員

是流感疫苗接種的重要優先人群，不僅可保護醫務人員自身，維持流感流行季節醫療服務的正常運轉，同時可有效減少醫務人員將病毒傳給流感高危人群的機會。

- 6月齡以下嬰兒的家庭成員和看護人員

由於現有流感疫苗不可以直接給6月齡以下嬰兒接種，該人群可透過母親孕期接種，和對嬰兒的家庭成員和看護人員接種流感疫苗以預防流感。

- 孕婦或準備在流感季節懷孕的女性

國內外大量研究證實孕婦罹患流感後發生重症、死亡和不良妊娠結局的風險更高，國外對孕婦在孕期任何階段接種流感疫苗的安全性證據充分，同時接種疫苗對預防孕婦罹患流感及通過胎傳抗體保護6月齡以內嬰兒的效果明確。為降低我國孕婦罹患流感及嚴重併發症風險，經審慎評估，建議孕婦或準備在流感季節懷孕的女性接種流感疫苗，仍須和醫生確認後實施。

老人中暑和空調症候群

何謂中暑

在生理學上，中暑是指人在高溫高濕的環境下內生性熱源排出的困難，造成體溫調節機轉的障礙，通常合併體液、電解質代謝異常的症狀。中暑特別容易發生在嬰幼兒、老人、運動員、肥胖者、軍人及心血管疾病患者等族群身上，長期過度勞累生活的人也必須更加小心注意。

中暑三大症狀

1.體溫過高（40℃以上）、皮膚溫熱無汗。

2.呼吸微弱或困難、虛弱、臉色蒼白、心跳急促、頭暈或視力模糊等非特異性症狀。

3.嚴重者會有神智不清、幻覺，甚至熱痙攣等現象。

中暑急救之道

1.將病人移至陰涼和通風處，採將雙腳抬高的臥姿，以增加回到心臟的血液供應量。

2.鬆開過緊的衣服，用冰毛巾冷敷，增加散熱。

3.如果病人意識清楚、沒有嘔吐情況，可以給予含鹽的飲料以補充流失的水分。

4.如果患者有體溫特別高（40℃以上）、皮膚乾燙、心跳又快又急及意識不清的情況，應立即送急診就醫。學理上指出氣溫達到38℃以上，超過人體正常體溫，排汗不良，心肺功能受影響，被稱為人體的「危險溫度」；氣溫達到39℃是「魔鬼溫度」，容易引起心血管受損、汗腺功能破壞甚至人體的汗腺功能衰竭，病人面臨生命考驗；40℃以上高溫危急生命和人體中樞反應，影響呼吸、血液循環和代謝功能。

涼爽衣、多喝水、少日曬

1.穿著涼爽寬鬆的淺色系衣服及戴帽子，材質可選擇穿透氣性好的棉質衣服，長時間騎乘機車最好穿長袖襯衫並使用防曬霜。戶外活動也要盡量避免正午期間（早上10時至下午2時），減少正午日曬量，而且勿將幼兒或寵物遺留在汽車內。

2.飲用充足的水分，但含酒精及咖啡因或大量糖分飲料較不適合（高血壓、洗腎和肺積水病人要根據醫生的指示飲用水分）。

3. 除水分外，也要補充鹽分和礦物質，要避免選擇過熱的食物和進食過量。

4. 如果家裡溫度過高，打開窗戶使新鮮的空氣可以在室內流通。

三瓜兩湯消暑秘方

學理上，想要正確的消暑解熱，除了涼爽衣、多喝水，少日曬，還可以靠「三瓜、兩湯」，三瓜分別為「冬瓜、西瓜、苦瓜」，有豐富的維他命C，能夠生津解渴；兩湯則是「綠豆湯、薏仁湯」，從吃的方面由體內消火，另外也要補充鹽分和礦物質。

何謂空調症候群

夏日炎熱，高溫難受，人人汗流浹背，空調變成了夏天最常用的家電，不僅需要預防中暑，還需預防「空調病」。一般而言，空調病的反應因人而異，最常見的是下肢酸痛無力、頭痛、頭昏、失眠疲勞、噁心便秘、口乾鼻癢、注意力不集中、血壓升高、心跳加快、白血球減少、易患傷風感冒、關節炎、咽喉炎。

「空調病」也極易在慢性病患身上發生，而又反過來進一步加劇原來存在的慢性病。此外，裝上空調之後，室內外存在一定的溫差，離開空調場所，會全身冒汗，帶有汗水的皮膚可能沾染細菌；而當返回空調場所時，皮膚遇冷突然收縮，細菌便進入體內，容易得病。盛夏以來，多數人貪圖涼爽，整晚吹著空調入睡，就更容易產生空調病。

如何預防和減少「空調病」

1. 室內要多利用自然風降溫。

2. 使用時間不可過長，不宜通宵開機睡覺。

3. 使用空調時，室內溫度不要調得過低或過高，以免與外界氣溫相差過大。

4. 空調和房間要保持清潔衛生，以減少污染源。

5. 房間要定期打開窗戶通風對流，以調節室內空氣。

預防「空調病」三要＆三不要

三要：

1. 要保持通風對流。

2. 要維持室內清潔。

3. 要多喝開水。

三不要：

1. 不要通宵開空調。

2. 不要低於24℃。

3. 不要怕開窗戶，讓自然風進來。

老人節日飲食

中秋保健

柚子是中秋節日裡最為常見的水果，酸酸甜甜的味道受到人們的喜愛。

但是，要提醒老人的是，在服用以下藥物時是不能吃柚子的，否則可能會出現不良後果。

柚子忌與降脂藥同服

如果在服用降脂藥期間吃柚子，患者發生肌肉疼痛、橫紋肌溶解的可能性增加，嚴重時還可能發生急性腎衰竭。

柚子忌與降壓藥同服

由於柚子本身也有降壓功效，加上它還能使降壓藥的血氧濃度增高，

服用硝苯地平、尼莫地平、維拉帕米等降壓藥期間吃柚子或喝柚子汁，好比用藥過量，使血壓驟降，輕則引起頭暈、心慌、乏力，重則誘發心絞痛、心肌梗死或腦中風。

柚子忌與鎮靜安眠藥同服

柚子會使藥物引起眩暈和嗜睡的可能性，熬夜值班、高空工作者和司機開車期間尤其要注意。

柚子忌與抗過敏藥同服

柚子可能誘發抗過敏藥的不良反應，引起頭昏、心悸、心律失常等症狀。

柚子忌與免疫抑制劑同服

柚子可使環孢素等免疫抑制劑的血藥濃度增高，增大肝腎毒性。若這類藥長期與柚子同吃，有誘發腫瘤的危險。

最「高甜」殺手——月餅

中秋節不能不提到月餅，中國傳統文化源遠流長，中秋吃月餅更是家人團圓的象徵，可以說少了月餅的中秋節是不完整的。

中秋節時期月餅市場種類豐富，口味眾多。但是，月餅高熱量、高脂肪、高膽固醇和高糖分，如果中秋節吃大量的月餅，造成肝臟的負擔加重，還容易造成脂肪堆積，引起肥胖，甚至胖成月餅臉，讓人既愛又恨。

糖尿病人和兒童不宜過量食用月餅，月餅含糖量極高，對糖尿病患者健康損害較大；兒童脾胃比較脆弱，食用月餅過量或造成食欲不振甚至不能進食；成年人過量食用月餅也會對腸胃造成較大負擔。一般情況下，每人每天不吃超過半塊月餅，兒童和老人酌情削減。品嘗月餅最好泡一杯熱茶或備一杯白開水，可幫助去油膩，同時由於茶所含熱量低，相較於同樣含糖高的可樂、咖啡等飲料就更為合適。半顆月餅，一杯熱茶，是中秋之

樂。

　　燒烤因「互動性強、選擇性多、操作簡單」成為眾多家庭在中秋佳節首選的聚餐方式，醃製好的食物在高溫的烤製下，香味四溢，此時再撒上孜然與烤醬，簡直美味不可擋。

　　但是，需注意的是燒烤類食材本身脂肪含量就高，又使用大量油來烤製，容易造成肥胖。食物經過長時間的醃漬，過程容易產生亞硝酸鹽；烤製、煎炸這類高溫烹飪方式，也會產生致癌物質，過量食用容易增加患上食道癌、胃癌、結腸癌等消化道癌症的風險！

　　盡量避免食用烤焦、烤黑的燒烤，並減少燒烤中的調味料添加，如鹽、孜然、辣椒、醬料等。盡量不要吃海鮮類燒烤，海鮮容易被弧菌污染，最易導致腹瀉。若胃腸道能耐受的話，燒烤時搭配吃點生蒜，生蒜中的大蒜素有殺菌的作用。晚上吃完建議走走，盡量以運動消耗掉多餘熱量的同時，也減少胃腸道的負擔。

端午節預防胃食道逆流

多吃粽，小心胃食道逆流

　　攝入太多脹氣食物和生活習慣不良，易加重胃食道逆流，再加上端午小長假，假期間各種朋友聚會導致生活作息大亂，又吃多了粽子，造成消化不良，從而誘發或加重胃食道逆流病情！

　　現代人不注重飲食，喜歡喝酒、喝咖啡、吃甜食、品嘗油炸或辛辣食物。小心了，這些看似無礙的生活習慣，與胃食道逆流息息相關。容易打嗝、脹氣、胃酸過多……其實都是胃食道逆流的表現。此外，經常暴飲暴食會增加胃部負擔、影響胃排空，如果用餐後沒多久就躺下，亦可能使胃部內容物更容易回流至食道。

　　那麼，到底什麼是胃食道逆流呢？當胃部內容物反流回食道，帶酸性

的物質便會造成心口灼熱、胸悶、打嗝等症狀，這種情況稱為胃食道逆流，俗稱「火燒心」。

也許你會納悶食物怎會倒流呢？事實上，在正常情況下（例如用餐後），胃袋中的物質有可能短暫地流回食道，然而，這種情況卻不會造成不適。但是，若逆流現象在一週內出現兩次以上，且持續數週，就可能構成胃食道逆流。

胃食道逆流症狀主要表現為胸口有悶痛，伴有灼熱感，時間可持續數小時。除此之外，以下情況也可能是胃食道逆流：

1. 脹氣、打嗝。

2. 噁心。

3. 口腔散發酸苦味。

4. 吞咽困難。

5. 早晨聲音沙啞。

6. 喉嚨疼痛、有異物感。

7. 咳嗽、容易喘。

8. 胃部酸性物質回流至口腔。

肥胖和糖尿病，息息相關

熱量太高、吃太多粽子、缺乏運動，都容易帶來肥胖，甚至引發糖尿病。糖尿病患者冠心病死亡率比無糖尿病者高2～3倍，且女性糖尿病患者更容易發生冠心病，需要藥物治療和營養諮詢。肥胖者在增加體重時，膽固醇和血壓常升高，而且肥胖者比正常者增加心輸出量及心肌耗氧量，易發生勞力型心絞痛，及早控制體重才是正確方法。

血脂和飲酒，影響久久

迎接端午假期，好友相聚，難免把酒言歡，喝多了酒，三酸甘油酯變高。作者謝瀛華院長提醒，少量飲酒可能對心血管有一定的保護作用，但

長期飲酒，反而使血脂、血壓升高，增加肝硬化、胃癌、心肌損傷及意外災害的死亡率，造成經濟、精神、家庭和社會問題，仍需及早防治。此外，大口喝酒又大口吃肉，當膽固醇超過200毫克／100毫升，冠心病危險則隨膽固醇升高而增加，低密度脂蛋白可導致血管動脈粥樣硬化；當LDL-C/HDL-C其比值大於5時，冠心病發病率明顯增加3～4倍。

挑好粽端午安康

　　為牟取利潤，現在許多不法商家為了降低製作成本，製作過程缺乏安全性，例如為使粽子外觀色澤鮮豔、使用工業化工原料將粽子回染製成鮮綠色等，食用後會影響人體健康。因此學會挑一個好粽，是健康吃粽大法的第一步。

看外觀

　　「返青粽葉」色澤青綠，但是包的粽子煮後水變綠，且粽香味不濃，反而有淡淡的硫磺味，人體過量或長期攝入會引起中毒。而正常粽葉在製作過程中經過高溫蒸煮，顏色發暗發黃，挑選時應盡量避免挑到返青粽葉。

看形態

　　粽角端正、紮線鬆緊適當、無明顯露角、粽體無外露，這樣的粽子蒸煮完畢才能保留濃濃的粽香，讓你盡享美味。

看標籤

　　標籤上應標明產品名稱、淨含量、配料表、生產日期、保存期限、廠名、廠址，盡量購買知名品牌的帶有食品安全標章的粽子。

看營養成分

　　營養標籤上標示每100克所含的熱量、蛋白質、脂肪、碳水化合物與鈉的含量，這並不代表一個粽子的營養成分，要根據粽子的實際重量去換

算，購買符合個人需求的粽子。

算好熱量端午安康

一個優秀的粽子，總是添足好料，肉、鹹蛋、海鮮乾貨，簡直人間美味，愛吃甜的人更是少不了紅豆、蓮蓉、栗子。可是美味過後，高得驚人的熱量，你準備好迎接即將到來的幾斤肉肉了嗎？心裡算好熱量帳，長成「plus」也好有個心理準備！

粽子一般就拳頭大小，那熱量是多少呢？

- 粿粽子：210～250大卡／個
- 紅豆粽子：338大卡／個
- 蜜棗粽子：592大卡／個
- 肉粽子：450～600大卡／個
- 豆沙粽：500～600大卡／個
- 湖州粽：600～800大卡／個

不宜吃粽者應忌口

高脂肪、高熱量以及高糖分對於一些特殊人群已經不只是漲點體重的事情了，嚴重的會影響身體健康。提醒以下五類人群：該忌口時就忌口！

心血管疾病患者

某些粽子含有肉、蛋黃、海鮮等，這類粽子屬於高脂肪、高蛋白、高膽固醇的食品。患有心血管病的人食用，可增加血液黏稠度，影響血液循環，加重心臟負擔和缺血程度，誘發心絞痛和心肌梗塞。

建議此類人群選擇少油、少肉、少鹽的粽子，量不宜多，吃時搭配蔬菜、水果一起吃（注：避免含水分多的寒性瓜果類）。

胃腸道病患者

粽子蒸熟後會釋放出一種膠性物質，吃後會增加消化酶的負荷。進食粽子後，糯米會在胃裡停留很長的時間，刺激胃酸分泌，容易導致有慢性胃炎、食道炎的患者舊病復發。

建議此類人群選擇非糯米粽子，即以粗糧、雜糧、薯類爲主料的粽子。盡量少吃，吃時搭配蔬菜水果，細嚼慢嚥，便於消化。

糖尿病患者

粽子裡的糯米血糖指數高，血糖不穩定的人吃了易導致血糖升高，加重病情。如果粽子中加入了紅棗、豆沙則含糖量更高，對於糖尿病病人而言，應少食或禁食。

建議此類人群選擇什錦水果粽子，或者含有粗糧、薯類，少油、少鹽的粽子，吃時搭配蔬菜一起食用，以平衡食物的血糖生成指數（GI）。

痛風病患者

某些粽子成分有魷魚、干貝、鮑魚等海鮮類食材，這類粽子屬於高嘌呤的食品，痛風患者應避免食用。

建議此類人群選用不含海鮮、魚、肉類的粽子，同時要多喝水，使尿液得以稀釋，促進尿酸的排出。

老人和小孩

粽子含有許多糯米，黏性大，老人和兒童的腸胃功能相對較弱，如過量進食，極易造成消化不良以及由此產生的胃酸過多、腹脹、腹痛、腹瀉等症狀。

建議此類人群選擇小粽子，尤其是含有粗糧、薯類，少油、少肉的粽子，吃時可搭配一杯紅茶或薑糖水，既可暖胃，又可解膩。

老人慎防荔枝病

什麼是「荔枝病」

荔枝病指某些人進食大量鮮荔枝後，出現頭暈、出汗、面色蒼白、乏力、心慌、口渴、饑餓感等症狀，重者可有四肢厥冷、脈搏細數、血壓下降，甚至抽搐和突然昏迷等症狀。

荔枝中的甜味是由大量果糖提供的，果糖必須由肝臟內的轉化酶轉化爲葡萄糖才能被人體吸收、利用。如果短時間內進食大量荔枝，大量果糖聚集在血管裡面，就會出現轉化酶「供不應求」，不能及時將果糖轉化爲葡萄糖的情況。

爲何老幼更易得「荔枝病」

相比成年人，兒童體內肝糖較少，在出現低血糖症狀時，沒有足夠的肝糖轉化爲葡萄糖供給腦部，所以更容易出現低血糖性休克。我們的腦組織的能量供應主要是靠葡萄糖，出現低血糖時，供給腦的能量減少，影響腦代謝，進而出現嚴重的腦損傷，年齡越小，腦功能損傷越明顯，特別是荔枝病還是一種高胰島素血症和低血糖並存的疾病，腦損傷更爲嚴重。

牢記荔枝病「三現象」

1. 吃多了荔枝上火三症狀：咽喉炎、口舌燥、牙齦腫。

2. 「含糖量16.6%」爲果糖，會刺激胰島素分泌，引發低血糖症狀，包括臉發白、饑餓感、心慌慌、頭暈暈。

3. 兒童脂肪酸代謝異常：幼童由於肝糖儲存不足，大量吃容易低血糖，破壞抗體脫氫酶，引起脂肪酸代謝異常。

瞭解「柳葉刀效應」

2017年根據權威的柳葉刀全球健康雜誌報導，小孩吃多了荔枝，低血糖休克風險上升而死亡案例，轟動全球，令人震驚。又證實了未成熟荔枝，含有較多次甘胺酸A和MCPG化合物，容易導致血糖降低，再加上沒有正常用餐，自然產生問題。

吃荔枝後之「營養調整」

由荔枝病得知，飲食與內分泌、化合物變化密切相關，如何健康飲食也是極其重要的。大腦中的系統資訊傳遞物質，主要化學成分是乙醯膽鹼。食物中的亞油酸是合成卵磷脂的主要成分，而卵磷脂使大腦產生大量的乙醯膽鹼，因此多吃富含亞油酸的食物，便可促進腦部血液循環。所以堅果類、核桃、芝麻、豆製品、蛋類、金針菇、木耳等對健康有良好的幫助。

至於兒童吃荔枝後的營養調整，應補充之礦物質包括微量元素，在食物中分布很廣，除鈣、鐵、碘外，一般都能滿足身體的需要。每日需供應礦物質的鈣爲800～1000mg，可以從乳製品中獲得；鐵爲10mg，可以從蘑菇、香菇、豬肝、豆類中獲得；碘可以從海帶中獲得。兒童缺鐵不僅會造成貧血，影響身體發育，還會使大腦的運轉降低速度，所以，正確飲食才能常保安康。

國家圖書館出版品預行編目資料

老年醫學／謝瀛華等著. -- 三版. -- 臺北
市：五南, 2019.10
　　面；　公分
　　ISBN 978-957-763-652-2（平裝）

1. 老年醫學

417.7　　　　　　　　　　　108014984

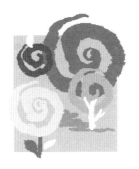

5J35

老年醫學

總 校 閱 — 謝瀛華（399.1）

作　　者 — 謝瀛華　高明見　林忠順　李汝禮　陳永煌
　　　　　　林芳仁　洪啟文　村上理美　馬兆強
　　　　　　張瓊文　張瑞欽　方廣恆　陳柏臣　蘇修達
　　　　　　陳建翰　詹曉雯

發 行 人 — 楊榮川

總 經 理 — 楊士清

總 編 輯 — 楊秀麗

副總編輯 — 王俐文

責任編輯 — 金明芬　許子萱

封面設計 — 斐類設計工作室　王麗娟

出 版 者 — 五南圖書出版股份有限公司

地　　址：106台北市大安區和平東路二段339號4樓

電　　話：(02)2705-5066　　傳　　真：(02)2706-6100

網　　址：http://www.wunan.com.tw

電子郵件：wunan@wunan.com.tw

劃撥帳號：01068953

戶　　名：五南圖書出版股份有限公司

法律顧問　林勝安律師事務所　林勝安律師

出版日期　2011年11月初版一刷
　　　　　2014年 3 月二版一刷
　　　　　2019年10月三版一刷

定　　價　新臺幣450元

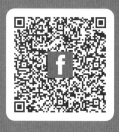

經典永恆・名著常在

五十週年的獻禮——經典名著文庫

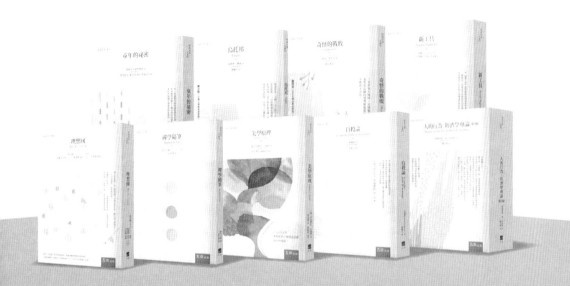

五南，五十年了，半個世紀，人生旅程的一大半，走過來了。

思索著，邁向百年的未來歷程，能為知識界、文化學術界作些什麼？

在速食文化的生態下，有什麼值得讓人雋永品味的？

歷代經典・當今名著，經過時間的洗禮，千錘百鍊，流傳至今，光芒耀人；

不僅使我們能領悟前人的智慧，同時也增深加廣我們思考的深度與視野。

我們決心投入巨資，有計畫的系統梳選，成立「經典名著文庫」，

希望收入古今中外思想性的、充滿睿智與獨見的經典、名著。

這是一項理想性的、永續性的巨大出版工程。

不在意讀者的眾寡，只考慮它的學術價值，力求完整展現先哲思想的軌跡；

為知識界開啟一片智慧之窗，營造一座百花綻放的世界文明公園，

任君遨遊、取菁吸蜜、嘉惠學子！